Ansgar Rank

Schau auf deinen Körper und fühle, wer du bist

Ansgar Rank · Dietlinde Rank

Schau auf deinen Körper und fühle, wer du bist

Körperausdruck und Charakterstrukturen in der Bioenergetik

Unter Mitarbeit von Ingeborg Singendonk

Illustriert von Dietlinde Rank

Kreuz

Alle in diesem Buch enthaltenen Angaben, Daten, Ergebnisse etc. wurden vom Autor nach bestem Wissen erstellt und von ihm mit größtmöglicher Sorgfalt überprüft. Gleichwohl sind inhaltliche Fehler nicht vollständig auszuschließen. Daher erfolgen die Angaben etc. ohne jegliche Verpflichtung oder Garantie des Verlags oder des Autors. Beide schließen deshalb jegliche Verantwortung und Haftung für etwaige inhaltliche Unrichtigkeiten aus, es sei denn im Falle grober Fahrlässigkeit.

Die Deutsche Bibliothek – CIP-Einheitsaufnahme

Rank, Ansgar:
Schau auf deinen Körper und fühle, wer du bist. Körperausdruck und Charakterstrukturen in der Bioenergetik.
Illustriert von Dietlinde Rank
Stuttgart: Kreuz-Verl., 1994
ISBN 3-7831-1332-6

1 2 3 4 5   97 96 95 94

© by Kreuz Verlag GmbH, Stuttgart 1994
Breitwiesenstraße 30, 70565 Stuttgart, Tel. 07 11 / 78 80 30
Die Rechte der Abbildungen liegen bei Dietlinde Rank
Umschlaggestaltung: Atelier Reichert, Stuttgart
Umschlagillustration: Dietlinde Rank
Gesamtherstellung: Präzis-Druck, Karlsruhe
ISBN 3 7831 1332 6

Für Gertrud und Ingeborg in Liebe

Inhalt

Vorbemerkungen 9

Einleitung:
Der Charakter – wie er entsteht, was er ermöglicht –
was er verhindert 13

I Der schizoide Charakter
Bejahungsdefizit in allen Lebensvollzügen 23
1. Überleben statt leben 31
2. Sich einigeln und isolieren 40
3. Angst vor der Nähe 44
4. Mit sich und der Welt uneins sein 52
5. Mißtrauen 56
6. Sinnverlust durch Entsinnlichung 58
7. Zweifel und Verzweiflung 65
8. Cool sein 74
9. Mit der Panik aus dem Gefühl kommen 77

II Der orale Charakter
Unlust sich das Notwendige zu nehmen 81
1. Unverkraftete Versagenserlebnisse 89
2. Sehnsucht 92
3. Keine Lust um was zu bitten 97
4. Vieles ist unangenehm 106
5. Begehrlichkeit und Unzufriedenheit 113
6. Es ist immer zu wenig 115
7. Depression 120
8. Sucht 125

III Der psychopathische Charakter
Machen und Haben über Sein und Werden stellen ... 139
1. Der funktionalisierte Mensch 143
2. In die Vollen gehen, schnell mal was erleben 146
3. Der Alleskönner und Selfmademan 154
4. Mächtige müssen manipulieren 164

5. Was Besonderes sein 169
6. Viel Outfit, wenig Infit 175
7. Verführte und Verführer 176
8. Fallangst, die verleugnete Angst 191
9. Paranoia, der ganz alltägliche Verfolgungswahn 194
10. Neid und Eifersucht 198

IV Der masochistische Charakter
Zu vieles zu lange *behalten* 207
1. Die Lebendigkeit in Fesseln legen 212
2. Perfekt und ordentlich sein 220
3. Anpassung, sich Leistungszwängen unterwerfen 224
4. Dulden und Ertragen 229
5. Alles richtig machen müssen 231
6. Sich schwertun und Beschwerden 237
7. Aus Spaß leiden müssen? 246
8. Sammeln und Behalten 249
9. Hemmungen und Schamgefühle 254
10. Schuldgefühle 261
11. Ärger und Rechthabereien 269

V Der rigide Charakter
Mit *Hingabe* zurückhalten 275
1. Genitalität 281
2. Wenn Hingabe zurückgewiesen wird 286
3. Zurückhaltung aus Angst vor neuen Verletzungen 291
4. Sexuell verwirrt sein und Verwirrung stiften 302
5. Hysterie 309

Hinweise, um die Thematik zu vertiefen –
durch Lesen, durch Selbsterfahrung, durch Therapie 315

Vorbemerkungen

Leider ist es so, daß viele Menschen sich nicht mit ihrer Lebendig-keit zur Verkörperung bringen, sondern ihr Gefühl hinter geschön-ten Fassaden oder imageträchtigen Masken verborgen halten. Die äußerliche Lebenskraft läßt manchmal wenig von dem erahnen, was an lebendigen Kräften hintergründig am Werk ist. Aufgabe der Charakterarbeit ist es, immer wieder aktuell zu überprüfen, inwie-weit die „Errungenschaften" aus früheren Tagen heute noch erhal-tenswert sind. Es ist notwendig, alle Haltungen, die jemals im Leben bezogen wurden, auf den Prüfstand zu stellen und sie zu hin-terfragen, inwieweit sie noch dem Leben dienlich oder als Relikte überholt sind. Zu entdecken gilt, daß es nicht nur widrige Umstän-de sind, sondern auch selbstbezogene Haltungen und verinnerlichte Maßnahmen, die sich zum Gegenspieler gegen das Leben auf-schwingen können.

Dieses Buch wendet sich an alle, die der Lebendigkeit zum Durchbruch verhelfen wollen, was nur zu haben ist, wenn man auch bereit ist, Verkrustungen aufzubrechen und Blockierungen beiseite zu räumen. Das Buch läßt sich von *zwei* Fragestellungen her gut durchforsten: *1. Was steckt in mir und gehört entbunden? 2. Was ist mit mir los?* Lassen Sie sich von der Antwort inspirieren: „Alles, was nicht angebunden ist", dann wird es Ihnen Spaß ma-chen, hinter dem Gebundenen das Ungebundene, hinter Blockaden das Dynamische, hinter den Staus das wuchtige Gefühl, hinter den Krämpfen die freiheitlichen Strebungen und hinter Hemmungen die ungebremste Lebenskraft aufzuspüren. Das Leben ist Prozeß. Die schwunghafte Komponente liegt leider nicht immer so offen zutage, wie es wünschenswert wäre, aber sie kann wiederentdeckt und zu weiterer Entfaltung gebracht werden. Lassen Sie den Kör-per mehr sein als nur ein Objekt der Eitelkeiten oder als Nistplatz von Beschwerden. Lernen Sie von ihm, wie sich Ihr weiteres Leben gestalten läßt. Das Buch zeigt Ihnen, wie Sie dem körperlichen Er-scheinungsbild Hinweise Ihrer Lebensgeschichte entnehmen kön-nen, ohne einem anklagenden Selbstmitleid verfallen zu müssen. Entwickeln Sie Neugierde, und spüren Sie im Körper den Lebens-

erfahrungen nach, seien Sie von Wohl und Wehe, Liebe und Leid
oder von Lust und Frust bestimmt.

Daß Seelisches im Körper seine Entsprechung hat und im Körper
zum Ausdruck kommt, ist Thema der *Bioenergetik*. Die in diesem
Buch vorgestellte *Charakteranalyse* hat ihre Wurzeln in Wilhelm
Reich und Alexander Lowen. Ihnen sei vor allen gedankt. Reich
und Lowen haben im Gefolge der Psychoanalyse Freuds erkannt,
daß der Körper die große Unbekannte ist, und spürten in körperlichen Verspannungen seelische Konflikte auf. Ich danke Alexander
Lowen und seiner Crew für die exzellente Ausbildung und Jan Vel-
zeboer sowie John van Lier dafür, daß mir diese Methode zum persönlichen Erlebnis wurde. In 25 Jahren Berufserfahrung habe ich
meinen Stil bioenergetischen Arbeitens gefunden. Das sage ich voller Dankbarkeit gegenüber meinen Lehrern. Sie lehrten mich, daß
man alles, was man bekommen hat, verinnerlicht und ins eigene Erleben übersetzt. Zu bioenergetischem Verständnis gehört, daß man
nichts Unverdautes von sich gibt, sondern seine naturgebundenen
Stoffwechselkräfte nutzt, um Tradiertes in Fleisch und Blut übergehen zu lassen. Mit diesem Bekenntnis erweise ich meinen Vorfah-
ren mehr Referenz, als wenn ich sie nur in Zitaten aufleben ließe.

Das vorliegende Buch ist eine *grundlegende Einführung* in die
Charakterarbeit der Bioenergetik. Was hier seinen Niederschlag gefunden hat, ist Produkt meiner 25jährigen Tätigkeit im Jugendhof
Vlotho. Dem Landschaftsverband Westf.-Lippe in seiner Institution
des Jugendhofes Vlotho kommt das Verdienst zu, die Bioenergetik
seit den Anfängen gefördert zu haben. Daß eine öffentlich-recht-
liche Institution zur Wiege einer solch tiefgreifenden Innovation
wird, dürfte einmalig in der Welt sein. Ich bin dafür überaus dankbar. Das Buch basiert auf meiner trainerischen Arbeit im Jugendhof
Vlotho. In es Eingang gefunden haben 16 Fortbildungskurse mit
einer Laufzeit von vier Jahren zum Thema „Charakteranalyse in
Beratung und Krisenintervention". Gedankt sei an dieser Stelle
auch Martruij van der Linden, Gerti Graf, Rosa Said-Locke, Ingeborg Singendonk, Heiner Steckel und Reinhard Bartsch für ihre
freundschaftliche Zusammenarbeit und viele anregende fachliche
Dispute.

Meine Frau und ich haben acht Jahre an der Konzeption dieses
Buches gebastelt. Bewußt ließen wir die Illustrationen an die Stelle

von Fallberichten treten. Die Bilder wollen berühren, nicht Anlaß geben, darüber zu sinnieren, was der andere für einer ist. Die
Vollendung des Buches wäre ohne die Unterstützung von Ingeborg
Singendonk und Gertrud Konjer nicht denkbar gewesen. Ingeborg
Singendonk hat die ersten Kürzungen aus einem über 1000 Seiten
starken Manuskript vorgenommen und wertvolle Anregungen zur
systematischen Aufbereitung des Textes geliefert. Ihrer Unterstützung ist es in erster Linie zu verdanken, daß das Buch fertig wurde.
Auch Gertrud Konjer brachte als Graphikdesignerin sinnlich-ästhe-
tischen Dampf in das Unternehmen, indem sie sich die Gestaltung
unseres Buches zum Examensthema wählte und ein Gestaltungs-
konzept entwickelt hat, von dem wir so angetan waren, daß es meiner Frau Dietlinde bei der Erarbeitung ihrer Bilder Pate stand. Meinem Sohn Manuel sei Dank, daß er mir in der Endphase Zeit ließ
und mit seinen Bedürfnissen zurückstand.

Vlotho, im Januar 1994

Einleitung:
Der Charakter – wie er entsteht, was er ermöglicht, was er verhindert

Der Charakter manifestiert die Lebensgeschichte, er zeigt auf, wieviel Förderung wir erfahren haben und inwieweit es uns gelungen ist, Lebendigkeit in uns Gestalt werden zu lassen. Unter ungünstigen Bedingungen konnte das Leben im Körper nur wenig Platz nehmen. Die Seele verkümmerte, der Körper weist dies auf seine Art aus. Die Bioenergetik nimmt das Erscheinungsbild in den Blick und untersucht, inwieweit Lebendigkeit ausgeblieben ist und wieder zurückgebracht werden kann.

Die meisten Menschen sind weit davon entfernt, in Übereinstimmung mit sich und der Einheit von Körper und Seele zu leben. Die Folge ihrer inneren Verwirrung ist, daß sie genug mit sich selbst zu tun haben und wenig Lust auf Verständigung mit anderen Menschen verspüren. Ist man nur teilweise nach innen lebendig verleiblicht, so ist man zu gleichen Teilen nach außen hin in seiner Mitteilsamkeit blockiert.

Für die Bioenergetik gilt es, das Leben aus Befangenheit und Gebundenheit zu befreien. Bioenergetik fördert immer das Leben als Prozeß. Dem Prozeß kommt es zugute, wenn Energien, die in Anspannungen und Krampfhaltungen festgesetzt wurden, wieder flottgemacht werden. Wenn Menschen ihre Energielosigkeit beklagen, dann liegt diesem Befinden meist nicht zugrunde, daß zu wenig Energie da wäre. Es ist in der Regel genug vorhanden, aber die Energie ist in Verspannungen fehlinvestiert. Energie, die in Schutz- und Verteidigungshaltungen eingebracht wurde und in Blockierungen ihre Verwendung findet, steht für freie Entfaltung der Gefühle nicht mehr zur Verfügung. Verteidigungs- und Abwehrhaltungen tragen dazu bei, daß nur noch kleine Ausschnitte von Lebensmöglichkeiten wahrgenommen werden. Ein Großteil des Lebens bleibt ungelebt. Statt fließender Lebendigkeit erleben die Menschen Unzufriedenheit, Streß, Depression und dunkle Getriebenheit.

Bioenergetisch gesehen, ist es tröstlich zu wissen, daß die Lebendigkeit – so wenig von ihr noch in Erscheinung tritt – im Kern dennoch vorhanden ist und auf Erlösung drängt. Das macht Mut zu erkennen, wo man steht, um von da aus Perspektive zu gewinnen, wie es weitergehen kann. Die Bioenergetik sieht das Leben als einen andauernden Prozeß, dem Blockierungen im Weg stehen mögen. Der Lebensprozeß kann wieder in Gang gebracht werden, wenn man es versteht, die Gefühle aus den Fixierungen und Zwängen, worin sie zu lange „inhaftiert" waren, zu lösen. Das vorliegende Buch thematisiert die bioenergetische Typik der Charaktere.

Der Charakter spiegelt, wie Erfahrungen, Kämpfe und Kompromisse zu Lasten des Subjekts gingen, das zum Ereigniszeitpunkt dem Druck der Verhältnisse nicht gewachsen war. Das Subjekt bekam Angst. In seiner Not entwickelte es Lebenskonzepte, die mehr Behelf sind, d. h. nicht aus voller Interessensvertretung vitaler Antriebsimpulse getroffen wurden. Im folgenden werde ich das vierphasige energetische Modell des Vollzugs von Lebensprozessen darstellen. Dieses Modell beschreibt den Optimalverlauf, sowohl den energetischen Reifungsprozeß eines Menschen im Laufe seiner Entwicklung als auch die energetische Struktur jedes einzelnen Gefühlsverlaufs und aller Lebensprozesse. Die fünf Charaktere der Bioenergetik werden auf dem Hintergrund dieses Wunsch-Modells von Entwicklung ausgewiesen als Störungen der Persönlichkeitsentfaltung in ihrem Energiehaushalt in einer der vier Phasen. Dem bioenergetischen Energiekonzept zufolge brauchen wir sowohl Ladung als auch Entladung. Energetisch betrachtet bedarf es vieler Akte der Bejahung und des Nehmens, damit genügend Ladung für den Lebensvollzug zur Verfügung steht. Die Bejahung bewirkt die Initialzündung. Mit ihr kommt jeder Lebensprozeß in Gang. Im Nehmen speisen wir uns das benötigte Quantum an Energie ein, damit wir gut bei Kräften sind. Die produktive Seite, die Qualität der Entladung hängt wesentlich davon ab, inwieweit es gelungen ist, die einkommenden oder hereingeholten Energieträger zum Aufbau einer guten Spannung zu nutzen. Die angesammelte und verdichtete Energie wird im Haltevermögen auf ein bestimmtes Niveau gebracht und steht zum Geben, zur Hingabe bereit. Haben die Ladungsvorgänge unser Ichgefühl aufbauen helfen, so wird in der entladenden Hingabe das Ich immer wieder entäußert und zur Disposition gestellt. Bejahen, Nehmen, Behalten (als konzentrierte Verdichtung) und Hingabe bilden den energetischen Viertakt jeglichen Lebensprozesses.

Diese grundlegenden Vorgänge werden im Laufe der Kindheit gelernt und in den verschiedenen Altersstufen akzentuiert. Die Natur macht es uns zur Aufgabe, in jedem Entwicklungsabschnitt ausgiebig zu verweilen, bis sich ein Grundzug gut etabliert hat und die anderen darauf aufbauen können.

1. Bejahen

Das Baby braucht viel Bejahung, um von der Freundlichkeit der Welt so durchdrungen zu sein, daß es sich und der Welt vertrauensvoll und freundlich begegnen kann. Das *Ja* erfüllt die Rolle der Sonne in der Natur. Am Anfang des Lebens muß es viel davon geben. Ohne Sonne, ohne *Ja* fängt nichts Neues an. Ohne sie verkümmert bereits gewachsenes Leben. Hat das *Ja* Wurzeln gefaßt, dann ist ausreichend Selbstvertrauen da, und das Verhältnis zur Welt ist vertrauensvoll. Das Ausbleiben von Bejahung, von Wärme und Sonne, läßt erkalten. Ist die Kälte zu groß, dann kristallisiert sich das Leben, klirrt und zerspringt bei Erschütterungen. Im Prozeß des Erfrierens ist der Schmerz noch spürbar, gefroren bist du entrückt, außer dir, scheinbar gerettet. Vielleicht auch zersplittert, ohne es gemerkt zu haben, zersprungen und zerrieben im Packeis einer gefühlskalten Gesellschaft.

2. Nehmen

Wird das Kind in seiner Lebendigkeit bejaht, dann *nimmt* es das Leben in vollen Zügen. Es fühlt sich auch angewiesen, ausreichend zu bekommen, was immer es benötigt. Bedürfnisse holen die Energien in das Leben ein. Ohne Bereitstellung alles Notwendigen von seiten der Welt und ohne daß der Mensch sich nimmt, was er braucht, gibt es keine Befriedigung. Den Frieden der Befriedigung braucht das Leben, damit sich die Bedürfnisse nicht dauernd gierig verschärfen, sondern auch einmal gestillt zur Ruhe kommen.

3. Halten (speichern, zu eigen machen, sammeln, integrieren)

Das Genommene wird zu *halten* und *behalten* gelernt. Das Eingenommene wird als bekömmlich und erbaulich erkannt und soll
zunächst einmal verbleiben. Die Energie wird gesammelt, um sie in
ausreichender Weise lebenswichtigen Funktionen zur Verfügung
stellen zu können. Die eingenommenen Energien dienen dem
Wachstum, damit das Kind, wie es so schön heißt, groß und stark
werden kann. Aber auch die schier unermüdliche Agilität des Kindes verbraucht Energie. In dieser Phase ist es wichtig, daß sich
Autoritäten aus dem inneren Leben heraushalten. Nur in Ruhe können die inneren Kräfte sich organisieren und die Organe erstarken.

4. Geben

Wenn die Lebensimpulse bejaht werden, der Mensch genug bekommen hat, wenn er Kräfte gesammelt und genug gespeichert hat,
dann kann er teilen, abgeben. Er ist potent, weil er aus dem Ja, dem
Nehmen und Behalten sich genügend zu eigen gemacht und ausreichend Substanz gebildet hat. Jetzt kann er freigebig sein (= freiwil-
lig-gebend, d. h. ohne moralische Nötigung oder ethischen Druck).
Er gibt, weil er die anderen liebt. In der ausgeprägtesten Form ist
das Geben die Hingabe seiner selbst.

Der Lebensprozeß und der Gefühlsablauf sind vierphasig

Für die Gefühle gilt im wesentlichen dasselbe, was für die Entwicklung im Ganzen ausschlaggebend ist. Die Bejahung muß immer am
Anfang stehen. Die Bejahung sorgt dafür, daß ein Gefühl überhaupt
in Gang kommt. Ohne ausreichende Bejahung kommen Gefühle
nicht so deutlich auf, daß man sie in ihrem Wesenszug zu erkennen
vermag. Ohne Bejahung werden Gefühle leicht unangenehm, d. h.
wörtlich: Sie werden nicht angenommen. Setzen wir einmal voraus, daß die Bejahung gegeben wurde, dann bedürfen die Gefühle
als nächstes energetischer Ladung. Es wird wichtig, daß wir von
außen so viel einvernehmen, daß sie vollumfänglich, d. h. substan-

tiell werden können. Das Gefühl hat sein Fassungsvermögen erreicht, wenn es zu voller Weite gelangt ist und dabei den Körper gut zu erfüllen wußte. Alles fühlt sich voll und prall an. Jetzt kann man von einer guten Ladung sprechen. Sie wird nur so lange sinnvoll zu halten sein, bis der ganze Körper von dem Gefühl durchdrungen und von den Energien erfaßt ist. Dann ist Entladung angesagt. In der Entladung gibt die Person ihre Energien ab. Das Beste ist, wenn die Entladung zugleich mit dem Ausdruck der Hingabe an eine andere Person verknüpft werden kann.

Auch was Gefühle anlangt, so vollziehen wir im Laden und Entladen den Austausch von Nehmen und Geben. **Bejahen, nehmen, halten und geben – das ist der Vier-Takt jeglicher Entwicklungsdynamik und auch der Vier-Takt des Fühlens.** Jedes Gefühl setzt sich aus diesen vier Momenten zusammen und weist in seinem Verlauf diese vier Phasen aus.

Im Konflikt zwischen Triebstruktur und Gesellschaft, zwischen Außenwelt und Innenwelt kommt es je nach Entwicklungsverlauf zu spezifischen charakterlichen Festlegungen, spezifischen Blokkierungen und Muskelverspannungen. Diese zu erkennen ist Ziel der Charakteranalyse. Die Bioenergetik unterscheidet fünf Charaktere: den *schizoiden,* den *oralen,* den *psychopathischen,* den *masochistischen* und den *rigiden.* Jeder dieser fünf Charaktere ist eine spezifische energetische Fehlentwicklung, die einen Mangel in einem der Entwicklungsabschnitte oder auch eine übertriebene Entwicklung bezüglich eines Phasenmoments aufzeigt.

Die schizoide Charakterstruktur

Das Ausbleiben einer eindeutigen Bejahung am Anfang des Lebens produziert eine Persönlichkeit, die in sich nicht richtig zu Hause ist. Sie kommt sich bruchstückhaft und bodenlos vor. Der Körper zieht sich aus Angst zusammen. Die äußere und innere Einheit zerfällt aufgrund übergroßer Spannungen, die nicht mehr zum Aushalten sind. Äußeres und inneres Gespaltensein zeigt sich in einem fragmentierten und unproportionierten Körperbild. Aufgrund vieler Zweifel ist die Person des öfteren mit sich und der Welt uneins. Sie entfaltet sich nicht mehr in die Welt hinein, sondern nur noch in die

Phantasie. Die Phantasie geht mit ihr durch. Sie macht sich ängstliche Gedanken und entwickelt bisweilen geradezu horrible Phantasien. Die Phantasie ist Weg-von-Flucht (Weltflucht) vor einem Leben, das so schrecklich ist, und eröffnet zugleich die Zuflucht in eine eigene, ungestörte Welt. Das Zerwürfnis mit sich und der Welt zieht eine Entfremdung von Körper und Seele nach sich.

Die orale Charakterstruktur

Wer als Kind nicht genug bekommt, bei dem zeichnet sich Mangel ab und schreibt sich im Körper fest. Der Orale läuft hinter allen erdenklichen Befriedigungsmöglichkeiten her und kann sich seine Bedürfnisse dennoch kaum erfüllen. Die Organe, mit deren Hilfe er sich das nehmen könnte, was er braucht, sind blockiert. Sein Bedürfnis und Verlangen drückt er schwach aus. Was er kriegt, ist immer zu wenig. Er fühlt sich fast immer zu kurz gekommen. Weil sich die Sehnsucht für ihn als äußerst unergiebig darstellt, zieht es ihn mehr in Illusionen hinein. Damit ist die Basis für die Entstehung von Süchten gelegt. Seine Schwäche veranlaßt ihn, sich mit der Bemerkung *„Ich kann das nicht"* jeglicher Anstrengung und oft auch jeder Verantwortung zu entziehen.

Die psychopathische Charakterstruktur

Da jedes Kind den inneren Wunsch hat, erwachsen, d. h. groß werden zu wollen, ist es verführbar, wenn ihm eine erwachsene Rolle angetragen wird oder wenn es hochgejubelt wird. Das Kind wird seine Entwicklung in Richtung Erwachsenwerden in dem Maße beschleunigen, als es zurecht befürchten muß, sonst übersehen zu werden oder der Bedeutungslosigkeit anheimzufallen. So beeilt es sich, einem fremden Wunsch zu entsprechen, und wird zu früh, zu schnell, etwas, was Wachstumszeit benötigt hätte. Auf diese Weise wird das Kind um sein Kindsein betrogen. Ihm wird sofort volles Erwachsensein zugetraut. Es überzieht sich und sein Konto, wenn es etwas zu sein vorgibt und sich kräftemäßig verausgabt, ohne genug angesammelt zu haben. Es gibt zuviel von sich her und fühlt sich leer und sinnlos. Aber wegen des Lobes fühlt es sich zugleich geschmeichelt, baut sich oben mächtig auf und legt sich die Attribute der Erwachsenenwelt zu. Alles wird zu einer Frage des Outfits, des erfolgreichen Außenanstrichs.

Weil das innere Wachstum nicht mithalten konnte, sieht es im Inneren bisweilen arg leer aus. „Frühreif-sein-zu-Müssen" wie „Zu-schnell-zuviel-erreichen-zu-Wollen" können organismische Reifung nicht ersetzen. Psychopathen können kaum Schwächen zulassen; es verträgt sich nicht mit ihrem Image. Das Idealbild, das sie von sich zurechtgelegt haben, diktiert ihnen, groß, stark und eminent bestimmend sein zu wollen.

Es gilt fürs ganze Leben: Wenn wir nicht zu kriegen und zu nehmen verstehen und uns in Ruhe konzentrierend versammeln können, dann sind wir *außerstande,* großzügig zu sein. Wir stehen bei allem Großgetue außer oder neben uns, nicht in uns.

Die masochistische Charakterstruktur

Durch äußere Unterdrückungsmechanismen und innere Selbstbeherrschungsversuche wird spontaner Ausdruck beträchtlich eingedämmt. Die Person ist immerzu bestrebt, es vorab den anderen recht zu machen. Die Welt mit ihren strengen Maßstäben bezüglich dessen, wie man sich betragen soll, macht massiv Druck auf die Persönlichkeit. Diese versucht, dem Druck zu entsprechen, paßt sich an und riskiert damit die Unterdrückung eigener vitaler Antriebe. Verklemmungen, Hemmungen und viel Schamgefühl etablieren sich im Organismus. Die Autonomiebestrebungen werden einer braven Lebensart geopfert. Wer sich an Zwangslagen gewöhnt hat, sieht im Leben oftmals nur das Gesetz des Muß und läßt sich unablässig in Pflicht nehmen, anstatt selbstverantwortlich zu werden.

Die rigide Charakterstruktur

Aus Furcht vor Zurückweisungen und in Anbetracht befürchteter diffamierender Äußerungen bezüglich des eigenen spontanen Ausdrucksverhaltens wird die innigliche Hingabe an eine geliebte Person mit Vorsichtsmaßnahmen beantwortet. Die Person hält sich zurück aus Angst, sich etwas zu vergeben. Würde sie sich vorwagen, kriegte sie möglicherweise eins drauf. Das ist besonders peinlich, wenn es um Gefühle der Liebe und Hingabe geht. Da scheint es der Person ratsam, immer etwas zurückzuhalten. Vornehme Zurückhaltung, Stolz und Unnahbarkeit sollen vor Verletzlichkeiten schützen. Sie machen das rigide Verhaltensmuster aus.

Mischtypen

Die Charaktere der Menschen, mit denen wir es in der Realität zu tun haben, sind in der Regel Mischungen dieser bioenergetischen Charakterstrukturen. Es ist sehr unwahrscheinlich, daß ein Kind in nur einer Entwicklungsphase beeinträchtigt wurde und schwerwiegenden Mangel erlebt hat oder daß die Umwelt nur in einer Hinsicht widerlich, ansonsten aber in allen anderen Hinsichten nur förderlich war. Meistens aber wird eine der bioenergetischen Charakterstrukturen deutlich im Vordergrund der Lebenseinstellung eines Menschen erkennbar sein.

Alle diese Charakterstrukturen sind Ausdruck einer Lebenshaltung, die das Überleben auch da noch garantiert, wo die Lebensumstände zu wünschen übrigließen. Strukturen stellen Beschränkungen der Lebendigkeit des Menschen dar. Der Entfaltungsprozeß ist gestoppt worden, und Entwicklungen wurden versäumt. Die betroffene Person fühlt sich blockiert und versteht sich nicht mehr darauf, sich von dieser Blockierung zu lösen. Sie beginnt, sich darin einzurichten, und beschränkt sich auf das, was dann noch möglich ist. Die Selbstbegrenzung wird weiterhin leider nicht wie eine Durchgangsstation, sondern wie ein unabänderliches Schicksal hingenommen, mit der Folge, daß das Leben nur zum Teil gelebt wird. Ein mehr oder weniger großer Teil bleibt ungelebt. Da sich aber ehemals wirksame Lebendigkeiten nicht einfach abwimmeln lassen, auch wenn sie bei gegenwärtiger Bewußtseinslage chancenlos sind, machen diese Kräfte über Störungen des Normalbewußtseins auf sich aufmerksam, um die Person zu veranlassen, sich mit den unbewußten körperlichen Antrieben zu beschäftigen. Leider hat sich die Vernunft des Normalsterblichen unserer Kulturen abgewöhnt, auf den Körper und seine noch nicht entschlüsselten Botschaften achtzugeben. Sie verhält sich wenig empfänglich gegenüber dem, was vom Körper und aus dem Körper kommt. Sie hält es für besser, wenn der Körper dem Ich mit seinem Willen und seinen Vorstellungen folgt und gefälligst keine Schwierigkeiten macht. Tut er es dennoch, dann beginnt man oft, sich über ihn zu beschweren. Die Beschwerden über körperliche Unstimmigkeiten nehmen in Empfinden und Ausdruck anstelle von Lustempfinden zuviel Raum ein.

I. Der schizoide Charakter
*Bejahung*sdefizit in allen Lebensvollzügen

Die Verlaufgestalten des Lebensprozesses sind vier-phasig: Bejahung, Ladung, Spannung und Entladung sind die Etappen, die immer wieder zu durchlaufen sind. Die wichtigste Funktion zu Beginn ist

BEJAHEN

und damit zum Aufbruch kommen, etwas anfangen, etwas beginnen. An eine positive Ausgestaltung dieser Funktion ist die Wirktatsache geknüpft, daß wir immer wieder etwas mit uns anzufangen wissen und zu einem Neubeginn bereit sind.

Bedrohung und schockierende Erfahrungen zu Beginn des Lebensprozesses oder die massive Störung anfänglichen Wachsens durch die Permanenz des Aufrufs, anders sein zu sollen, führen zum schizoiden Charakter. Das spezifische Verspannungsmuster, das sich in diesem Lebensabschnitt etabliert, ist eine ängstliche Lebenseinstellung. Aufgrund übergroßer Kontraktionen zu Beginn werden warme fließende Gefühle in einen festen Aggregatzustand, in eine gefrorene Qualität des Lebens verwandelt. Mit dem Wegfall von intensiver Atmung und belebender Wärme wird dem Menschen in seinem Körper der Gefühlsboden entzogen. Ist ein solcher Gefahrenzustand chronisch, dann lernt man, sich definitiv von seinen Gefühlen zu trennen. Bei großer Bedrohung geht es nur noch ums Überleben. Die Gefahr versetzt den Körper in einen Alarmzustand. Es gibt keine Zeit mehr für Gefühle. Die Person vermittelt den Eindruck, geistesabwesend, nicht richtig dazusein. Schizoide fühlen sich in der Welt oft fremd und erleben sich befremdlich. Sie wissen oft nicht, was sie tun sollen. Um ihre Angst zu entladen, können Schizoide Schreckliches tun, gar das, was sie immer aus Angst vermeiden wollten. Schizoide machen sich auch oft genug zu Erfüllungsgehilfen dunkler Ahnungen; ihre Angst entlädt und löst sich, indem sie genau das tun, was ihnen angst machte. Fremde Stimmen, Fremdbestimmungen, Wahrsagungen finden einen guten Boden. Keine Verrücktheit wird ausgelassen.

Die Illustrationen zeigen, welche Bewältigungsweisen in einem Leben voller Angst unternommen werden. Sie sind mehr als nur Außenansicht. Sie laden ein, tiefer hinzusehen auf die verschiedenen Verdichtungsgrade, die Extremspannungen, die spezifischen Blockierungen und den körperlichen Niederschlag von Angst unter Bedrohung. Die Bilder sind in den Text integriert. Da sie zu einem großen Teil für sich selbst sprechen, geht der Text nicht immer auf sie ein.

Bedrohung

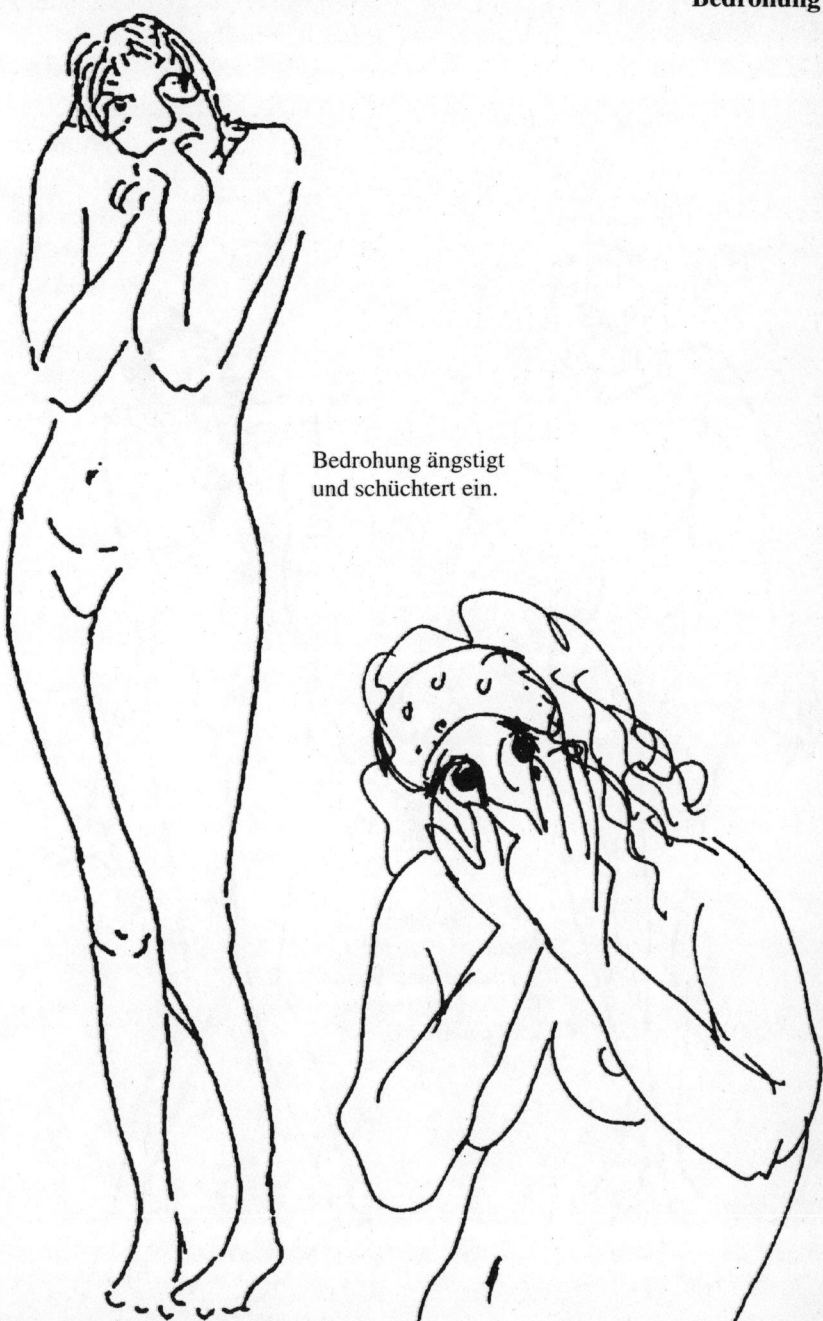

Bedrohung ängstigt
und schüchtert ein.

Angst schnürt ein

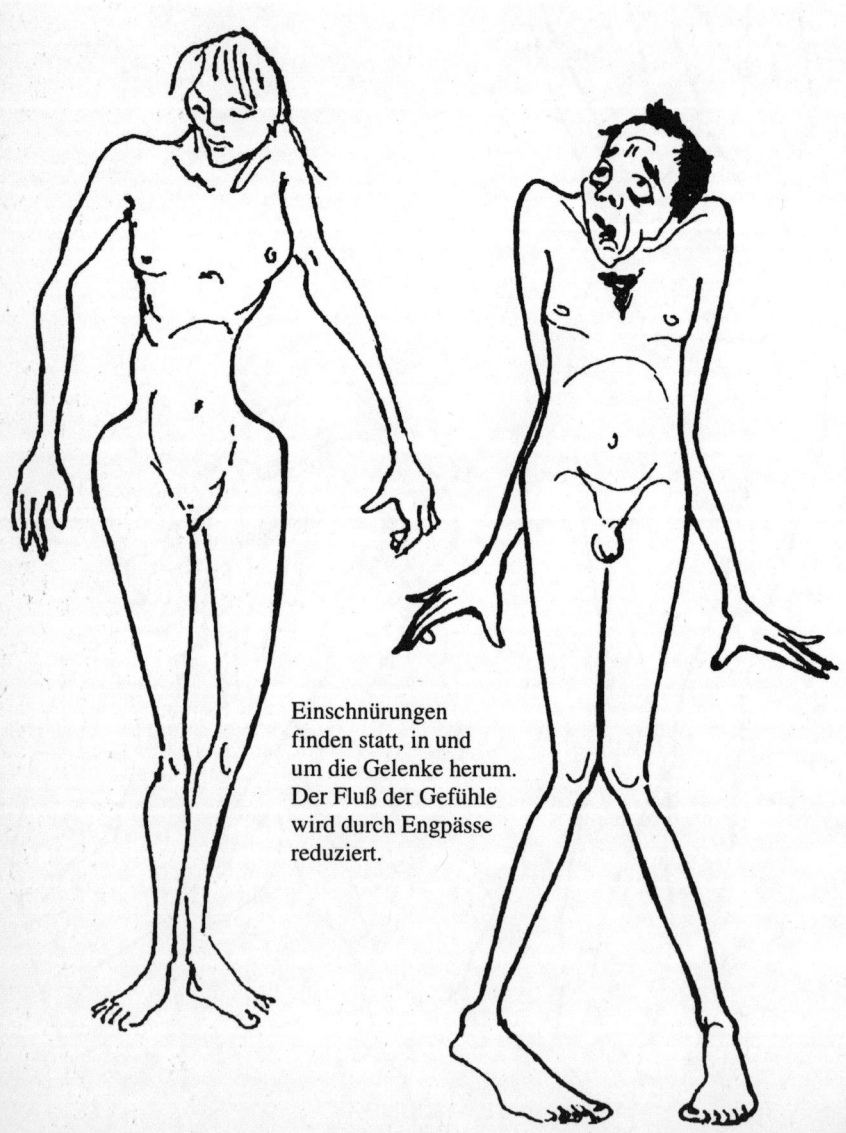

Einschnürungen
finden statt, in und
um die Gelenke herum.
Der Fluß der Gefühle
wird durch Engpässe
reduziert.

Horror

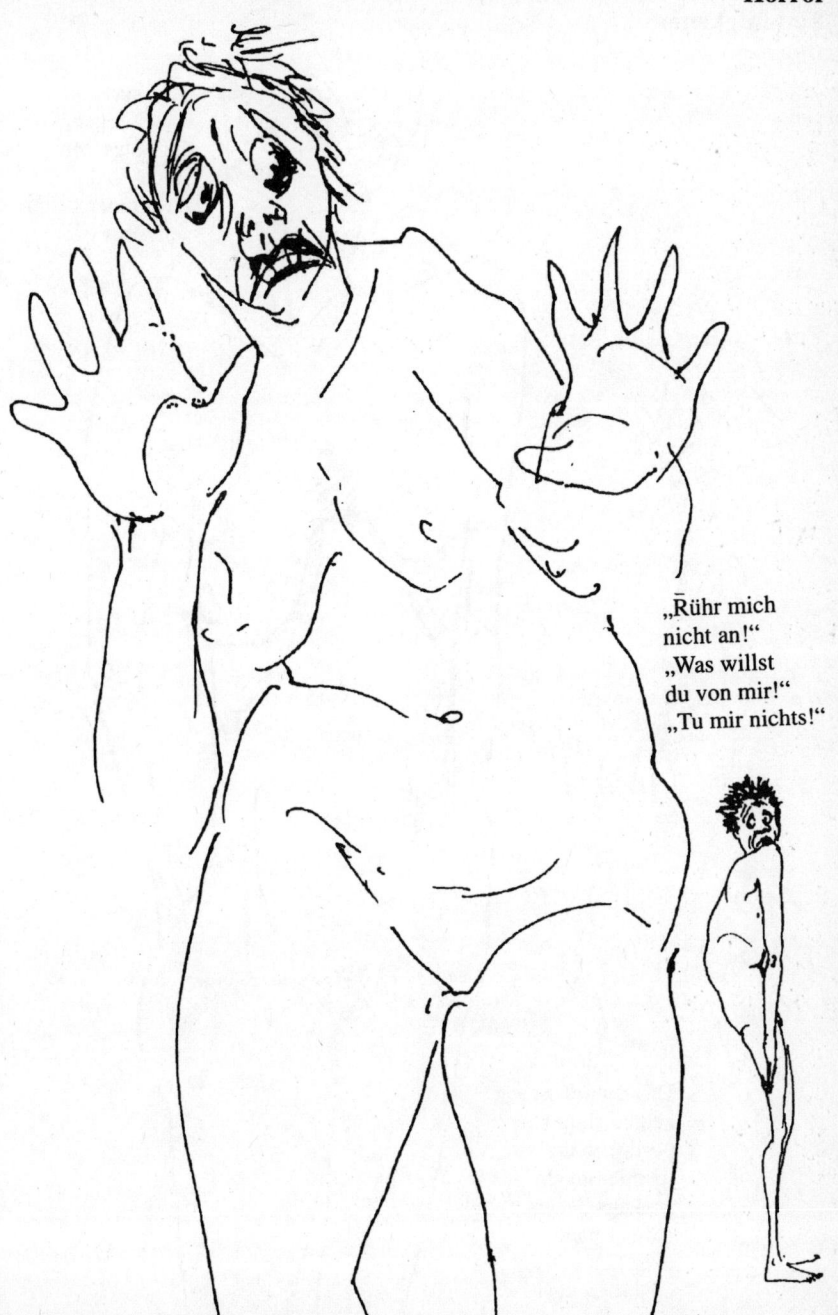

„Rühr mich
nicht an!"
„Was willst
du von mir!"
„Tu mir nichts!"

Schlagseiten, Halbseitigkeiten, Einseitigkeiten

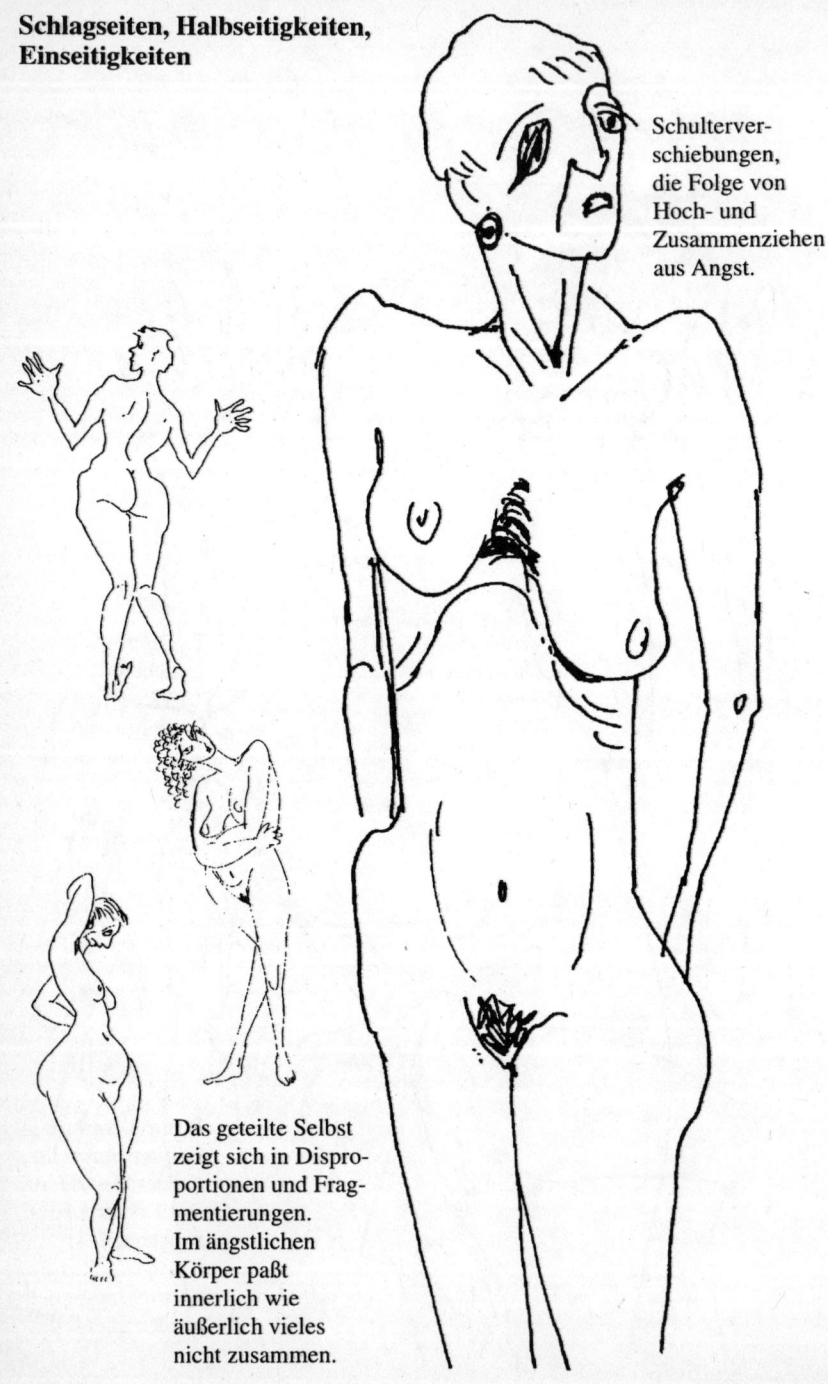

Schulterver-
schiebungen,
die Folge von
Hoch- und
Zusammenziehen
aus Angst.

Das geteilte Selbst
zeigt sich in Dispro-
portionen und Frag-
mentierungen.
Im ängstlichen
Körper paßt
innerlich wie
äußerlich vieles
nicht zusammen.

Disproportionalität

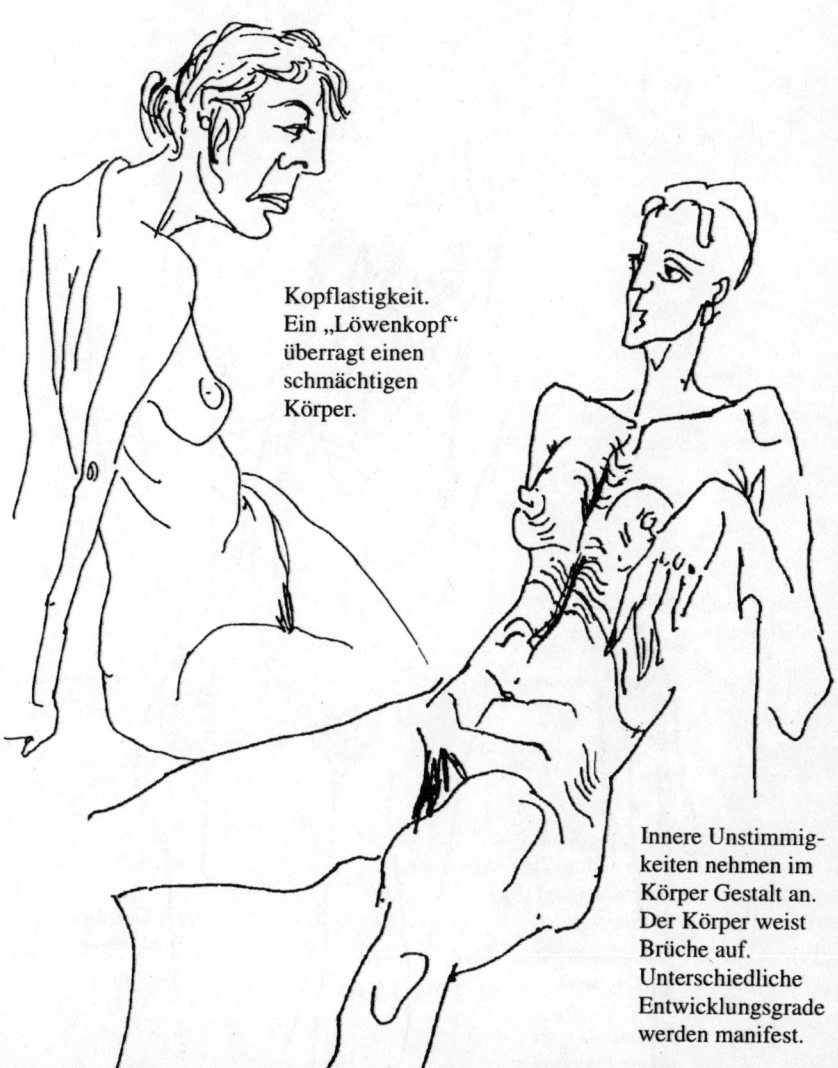

Kopflastigkeit.
Ein „Löwenkopf"
überragt einen
schmächtigen
Körper.

Innere Unstimmig-
keiten nehmen im
Körper Gestalt an.
Der Körper weist
Brüche auf.
Unterschiedliche
Entwicklungsgrade
werden manifest.

Extreme

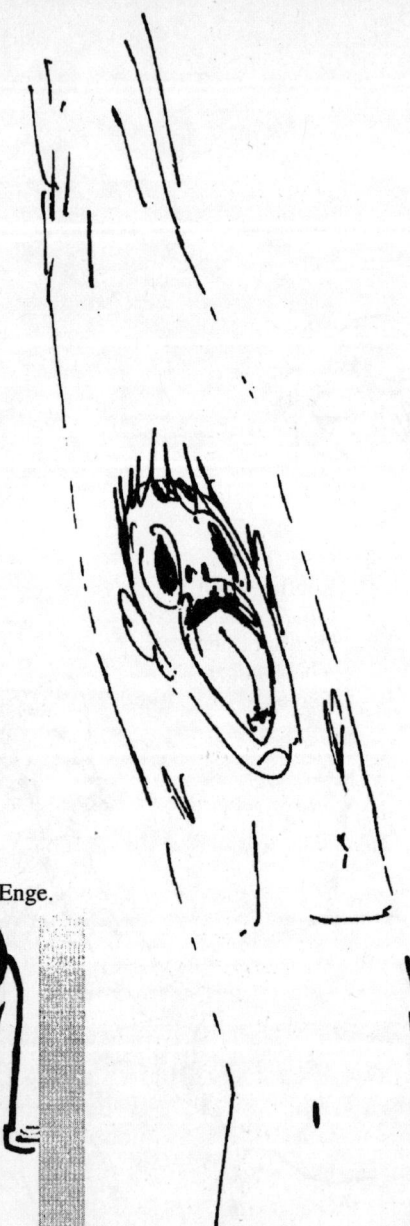

Angst heißt Enge.

Das Gefühl ist
ein einziger
Aufschrei: „Ich
könnte aus der
Haut fahren!"

1. Überleben statt leben

Am Anfang jeder Entwicklung muß ein klares Ja stehen, sonst kommt sie nicht in Gang. Sind von vornherein Bedenken vorhanden, die nicht ausgeräumt werden können, dann wird der weitere Verlauf sehr störanfällig sein. Sind wir zu gleichen Anteilen dafür und dagegen, dann wird aus dem begonnenen Vorhaben nur eine halbe Sache. Um so eindeutiger das Ja am Anfang steht, desto klarer verläuft ein Prozeß in die gewünschte Richtung.

Bejahung des Lebens sollte eigentlich eine Selbstverständlichkeit sein. Ein eindeutiges Ja ist die beste Startbedingung für den Lebensprozeß. Dieser nimmt die Züge eines Überlebenskampfes an, wenn nichts mehr selbstverständlich ist, wenn alles erstritten sein muß. Kampf und Krampf reichen sich die Hände, wenn frühe Ängste als Antwort auf Bedrohungen die Lebensbasis zu schmälern beginnen. Das Lebewesen rettet sich dann nur noch ins Überleben, anstatt über sinnvolle Kontakte seine volle Lebendigkeit entwikkeln zu dürfen. Es gibt Anstrengungen, die widersinnig sind. Der früh aufgetragene Überlebenskampf gehört dazu.

Halt gewinnen durch Fixierung

Warum es zu Fixierungen kommt, kann man sich leicht klarmachen, wenn man sich vorstellt, wie ein Kind mit einer total verworrenen Situation klarkommen soll. Das auf dem Weg der Entwicklung befindliche Kind hat sich noch nicht genügend Form und Fassung gegeben. Die Informationen, die zur Bildung des Ichs beitragen sollten, richten nur Verwirrung an. Das Verhalten der Umwelt läßt das Kind das eine ums andere Mal immer nur perplex sein. Gezwungen, in dem Wirrwarr des Angebotenen ein klein bißchen zurechtzukommen, fixiert das Kind irgend etwas, woran es Halt finden könnte. Die Eindrücke der Welt können aber nicht mehr in Ruhe einen Weg zu seinem Inneren bahnen, weil es sich angesichts des unmöglichen Verhaltens der Umwelt dauernd vor den Kopf gestoßen fühlt. Es verliert die Geistesgegenwart. Das Bewußtsein hat sich vor lauter Entsetzen zurückgezogen, was zur Folge hat, daß die Sinne sich von ihm verlassen vorkommen müssen. Ohne die Unterstützung und Begleitung durch das Bewußtsein lassen sich die Sinne leicht verwirren und verstricken. Die Person wechselt von einer Perplexität in die andere. Vermittels willkürlicher Fixierungen versucht sie, dem Chaos einen Bezugspunkt abzugewinnen, was nur zeitweilig gelingen kann, weil diese mutwillige Stabilisierung im allgemeinen nicht mit der organismischen Organisationsstruktur übereinstimmt.

Das aufs bloße Überleben reduzierte Lebenskonzept schizoider Charaktere zeigt sich auch in ihren Grundannahmen über die Welt, die trotz in der Realität veränderter Verhältnisse beibehalten werden. Der Schizoide reagiert immerzu, als ob er sich in Not, in Gefahr oder gar im Krieg befände. Er wird zu einer tragischen Figur. Für einen dramatischen Menschen hat sich die Außenwelt definitiv als schädlich, feindlich oder falsch erwiesen. Sie hat ein für alle Mal ihren Kredit verspielt. Fragt man einen Schizoiden, was mit ihm los ist, wird er sagen: Nichts, und meinen: nichts, was dich etwas anginge. Der Außenwelt wird nur eine öde, wüste Leere offeriert. Mehr will jemand, der total auf Abschottung geht, auch nicht von seinem Innenleben zu erkennen geben.

Eine dermaßen fixierte Außenwelt bringt auch die Innenwelt in Not. Als erstes wird mal kurzerhand die Neugier gebremst. Mit gefrorener Aufmerksamkeit wird auf die immer gleiche Gefahrmöglichkeit gestarrt. Das Lebewesen weiß sich unablässig in Gefahr und findet so gut wie nie zur Lockerheit eines entspannten Fühlens zurück. Es hat sich dergestalt festgelegt, damit ihm unter keinen Umständen etwas passieren kann. Eine extreme Verhärtung scheint gut geeignet, nichts durchkommen zu lassen. Nicht bis zum Erweis des Gegenteils wird Vertrauensvorschuß gegeben, nein, die Vermutung steht zunächst einmal dafür, daß das Draußen von feindlicher Qualität ist. Selbst wenn sich die Außenwelt anders darstellt, kann dies als interessantes Tarnmanöver hingestellt werden. Das Außen vermag einen in den seltensten Fällen vom Gegenteil zu überzeugen. Die Augen werden wie Radarsysteme benutzt. Sie sollen möglichst früh warnen. Der Dramatiker entwickelt seinen eigenen Sinn mit Vorahnungen vom möglichen bösen Ende. Er ist nicht mehr an allgemein verständlicher Kommunikation interessiert.

Wenn Lust im Keim erstickt

Ohne Lust kann niemand leben. Auch wenn man sie nicht aufkommen lassen will, ist sie dennoch da. Die Frage ist allerdings, wie eine Lust aussieht, die noch in den Kinderschuhen steckt, schlimmer noch: die sich nicht über Anfänge erhebt? Lust, die in den Startlöchern hängenbleibt, ist ein schizoides Problem. Der Lust stellt sich von Anfang an die Angst in den Weg. Die Lust muß sich tief innen hinter ganz viel Verzweiflung versteckt halten. Hin und wieder lugt sie hervor. Es ist wie ein Wetterleuchten. Eine blitzschnelle Freude überzieht das Gesicht, um alsbald wieder zu verschwinden. Wollte jemand auf sie eingehen, dann wäre sie schon längst um die Ecke. Sie hat schon lange verlernt, sich geduldig präsent zu machen. Deshalb ist sie überwiegend nicht da; und wenn sie da ist, sagt sie sich nur zu einem kurzen Besuch an, aus Angst, ihr würde wiederum so wie früher Schlimmes widerfahren.

Die Angst, die den Schizoiden beherrscht, hat eine entgegengerichtete Tendenz zu jeglichem Gefühl mit lustvoller Tendenz. Während sich die Person im Banne der Angst hält, kann ganz viel in der und um die Person passieren, ohne daß sie es mitkriegt. Bekommt sie aber mit, was vorgeht, dann ist ihr ganz schnell alles zuviel, auch Gutes, das sich anbietet. Solange die Angst noch nachwirkt, verfügt die Person nur über einen geringen Ausdehnungsradius. Ihre Aktionen tragen den Stempel des Kurzfristigen und Sporadischen. Ihre Gefühle benutzen ein luzides Intervall, das kurz danach die Dunkelheit der Angst wieder auf den Plan ruft. Dann werden Lebensregungen wieder im Keim erstickt. Schließlich lernt man aus Angst, daß man sich selber Gewalt antun muß, will man andere nicht gegen sich aufbringen.

Lustäußerungen zu ignorieren oder „wegzumachen" wird immer dramatische Folgen zeitigen. Ein kleines Kind setzt Lust mit dem Guten gleich; Unlust hält es für böse. Kann es seine Lust nicht anbringen, dann dringt es nicht vor, dann bringt es sich nicht vor, dann steht ihm kein guter Vollzug offen. Darf es sich bei Unlust nicht einmal lauthals Beanstandungen hingeben, dann zieht es sich einen zweifachen Nachteil zu: Es erlebt, daß ihm böse mitgespielt wird, und muß auch noch dieses ungute Empfinden, womit es eigentlich nur auf die äußeren Verhältnisse reagiert, für sich behalten. Wenn es ihm andauernd schlecht geht und sein restriktives Bewußtsein keine äußere Verursachung namhaft machen kann, dann legt sich der Verdacht nahe, daß das Böse in ihm selbst entstanden sein könne, möglicherweise aus Lust und Laune. Die Verteufelung der Lust wird zur Geburtsstunde eines absurden Schuldgefühls.

Das Lebenskonzept des Schizoiden spiegelt die frühen lebensfeindlichen Erfahrungen: Er verneint seine Lebensimpulse und bringt sich damit in Sicherheit gegen alle möglichen Bedrohungen. Einem Menschen, der sich schon vorsorglich mit seiner Lebendigkeit aus dem Staub gemacht hat, kann man ernstlich nichts anhaben. Soviel Sicherheit ist aber schlecht für Gefühlsentwicklungen; sie macht bewegungsunfähig. Das Gefühl lebt von einer zumindest teilweise vollzogenen Entsicherung. Gelingt diese nicht, dann wird die Sicherheit mit Gefühllosigkeit erkauft. Für die Rettung äußerlicher Existenz zahlt man dann einen zu hohen Preis, nämlich den der Spontaneität.

„Was soll's?"

Was soll's? Mit dieser Frage wird ein kleines, erst im Ansatz befindliches Gefühl kurzerhand abgewürgt, und zwar aus keinem anderen Grund als dem, daß es sich nicht in die gewohnten Raster einordnen läßt. Wir bringen oft nicht die Geduld auf, ein Gefühl erst einmal so groß werden zu lassen, daß es sich eindeutig identifizieren läßt. Wir geben dem Keim anfänglichen Fühlens keine Chance. Schade. 80 % der Gefühle sind anfänglich noch sehr ungenau. Sie zeigen vorweg keine eindeutige Richtung des weiteren Verlaufes an. Man könnte sie so herum oder andersherum differenzieren oder spezifizieren, wenn man etwas für sie übrig hätte. Man könnte etwas aus ihnen machen. Statt dessen werden sie verhindert. Man gefällt sich darin, den Anfängen zu wehren, weil die Unsicherheit einer offenen Entwicklung bedrohlich ist. Man glaubt, damit richtig und gut zu handeln, etwas im Keim zu ersticken, ohne dessen Wachstumsbestimmung zu kennen. Wer von uns könnte allen Ernstes einem Samen seine spätere ausgewachsene Gestalt entnehmen? Warum sind wir nicht so geduldig und warten erst einmal die weitere Entwicklung ab? Was veranlaßt uns immer sofort zum Schaffen klarer Verhältnisse, wo uns doch nichts im Geringsten klar ist? Warum verbauen wir uns Entwicklungen?

Bejahung als Starthilfe für Lust und Sex

Alles, aus dem etwas werden soll, muß sich gut anlassen. Wer es an der nötigen Bejahung missen läßt, handelt sich über kurz oder lang ungute Gefühle ein. Das gilt insbesondere für die sexuellen Gefühle. Sexuelle Regungen sind im Moment ihrer Entstehung von leichter Qualität. Sie haben es widersinnigerweise oftmals schwer, was ihre Entwicklung und ihren energetischen Ausbau anlangt. Was ihre sinnvolle Entfaltung so erschwert, sind Selbstzweifel und vor allem das Hin und Her zwischen Gutheißung und Verschmähung. Sexuelle Gefühle brauchen zu ihrem Wachstum eine durchgehende Befürwortung von seiten des erlebenden Subjekts. Die Bejahung sorgt dafür, daß man überhaupt in die Gänge kommt. Sie sorgt für eine gute Weiterführung dessen, was leise und zart begonnen hat, und läßt eine Kraft daraus werden. Nur wenn die Bejahung gegeben ist, gibt es auch ein leichtes Vorankommen. Viele wünschen sich das bezüglich der Sexualität, aber sie gehen die „Sache" schwer an. Sie stecken voller Bedenklichkeiten. In übergroßer Vorsicht denken sie voraus und greifen der Entwicklung vor. Wie oft ist die eigentliche Ursache für manch eine „Murkserei", daß man mit viel Vorstellung und wenig Elan zur Tat geschritten ist.

Folge einer guten Bejahung ist, daß man nicht über das hinausgeht, was man im Augenblick kann. Das, was man kann, ist das, was sich wenigstens einmal soweit entwickelt hat und das zur Grundlage von weiterem werden kann. Indem ich dem Gefühl auch weiterhin folge, klärt sich im Prozeß, wie es weitergeht.

Der Rücken und das Selbstvertrauen

Ob wir im Rücken steif oder flexibel sind, das besagt etwas über unsere Lebenseinstellung. Der Rücken kann mannigfaltige Verspannungen aufweisen. Selbst die besten Massagen können oft nur kurzfristig Linderung erwirken. Die Verspannungen halten sich meist hartnäckig. Wenn wir die ursprüngliche Funktion des Rückens verstehen, dann nimmt es uns nicht mehr wunder. Der Rücken kann sich nur geschmeidig entwickeln, wenn uns in frühen Tagen genügend Rückhalt gegeben war. Ein Kind, für das die Liebe genügend Entfaltungsraum zur Verfügung gestellt hat, kann sich ganz in Ruhe im Schoß seiner Familie verorten. Es bringt sich mit Stimme und Gewicht heraus. Seine Schwerkraft darf sich in jedem Moment voll zur Geltung bringen, da jemandem zur Last zu fallen noch kein Problem ist. Es gelingt ihm, sich geschmeidig wie ein Kätzchen in die Arme der Bezugsperson zu schmiegen. Es braucht sich nicht ängstlich zu versteifen, weil ihm für Angst kein Grund geliefert wird, und wenn es mal aus Spaß in die Höhe geworfen wird, dann kann es sich dessen erfreuen, weil es immer wieder die Erfahrung macht, daß liebende Arme es auffangen und Geborgenheit vermitteln.

In einer feindlichen Umgebung zieht sich der Körper zusammen oder versteift sich z. B. urplötzlich im Gefolge unvermittelten Erschreckens. Droht keine Gefahr und hält sich im Kind auch keine Erinnerung daran fest, dann kann es sein soziales Umfeld genießen. Es wird sich lustvoll recken und strecken, wie wir das meist nur noch von Tieren her kennen. Es wird vor allem aus dem Gehirn herauskommen und sich in den Körper und die Gliedmaßen ausrollen. Nimmt im Körper des Kindes Gefühl und nicht erschwerendes Denken Platz, dann wird der Rücken beweglich wie eine Ziehharmonika werden. Die Lust ist die Kraft der Erweiterung. Sie wirkt immer der Tendenz ängstlicher Zusammenziehung entgegen. Das Kind kommt aufgrund dieser günstigen Entfaltungsbedingungen zu seiner vollen Länge und wird auch ganzkörperlich von Wohlbehagen durchstimmt sein. Der Rücken des Kindes wird im selben Umfang entspannt sein, wie die Körperschwere – ungehindert von Angst – durchkommen darf. Ein solchermaßen gestärkter Rücken wirkt sich später als guter Rückhalt bei allen Unternehmungen aus.

Hat sich der Rücken elastisch entwickeln können, dann werden die Körperbewegungen Ruhe atmen. Die Schwerkraft wirkt beim auf dem Arm gehaltenen Kind auf den Rücken ein und läßt Hände und Arme als Grundlage fühlen. Später, wenn das Kind auf eigenen Beinen steht, wirkt die Schwerkraft nach unten zu den Füßen und läßt guten Bodenkontakt nehmen.

Verspannter Rücken

Verspannungen
lassen sich in
Regionen
nieder, die
höchste
Beweglichkeit
beanspruchen.

Ein verspannter
Nacken hält
Neugier in
Grenzen.

Hexenschuß
stoppt den
Antrieb.

Verdrehungen, Spiegelungen innerer Tortur

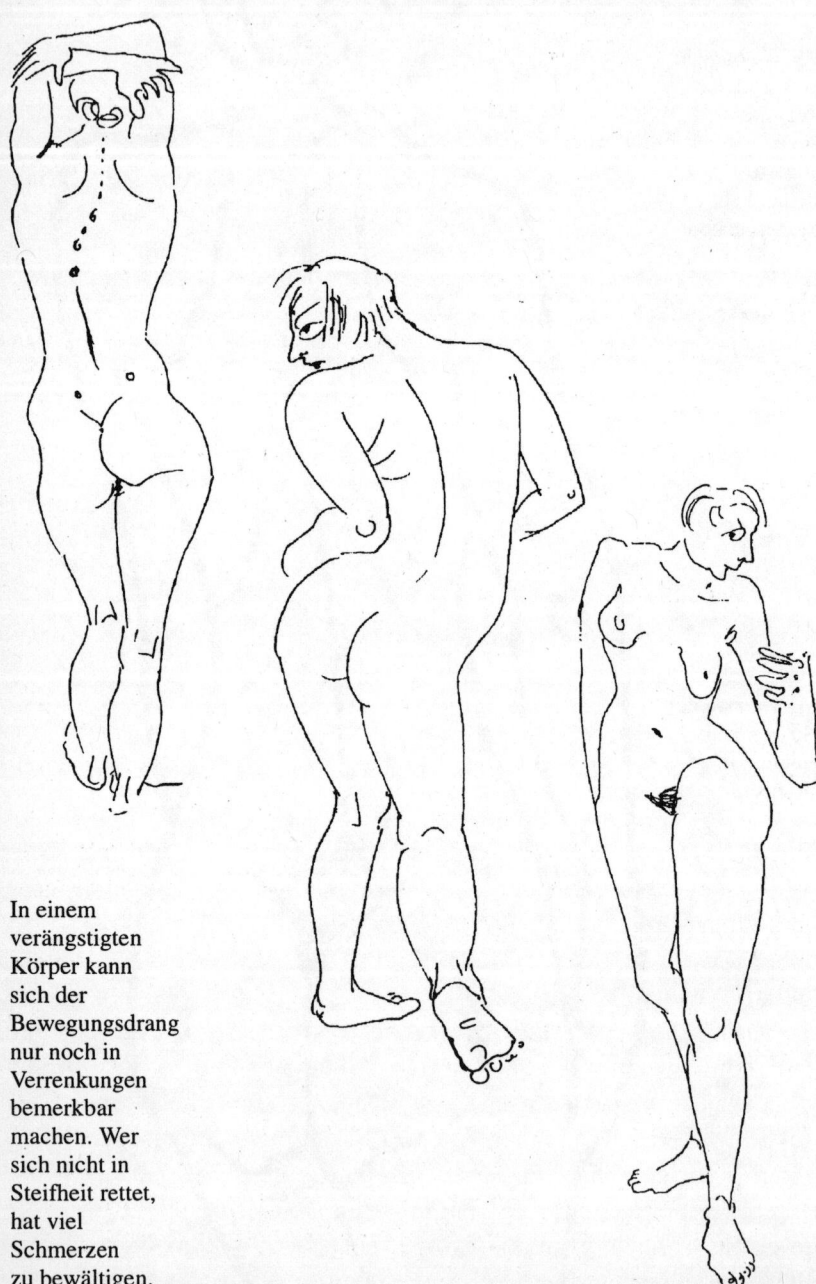

In einem
verängstigten
Körper kann
sich der
Bewegungsdrang
nur noch in
Verrenkungen
bemerkbar
machen. Wer
sich nicht in
Steifheit rettet,
hat viel
Schmerzen
zu bewältigen.

Bejahung bedeutet Entwicklung

Wir tun uns schwer, uns selbst, unseren Körper, aber auch andere Menschen zu bejahen. Wir neigen dazu, die Bejahung an Bedingungen zu knüpfen: Wenn du so und so bist und dich entsprechend verhältst, dann kann ich mit dir einverstanden sein. Der Weg in die bedingungslose Liebe ist von vornherein durch Auflagen verstellt. Unser Körper findet auch nicht so ohne weiteres unser Einverständnis. Er soll zuerst einmal schmerzfrei sein, und die Verspannungen müssen von ihm weg. Ja dann, wenn er locker und entspannt ist, können wir ihn erst vorbehaltlos bejahen. Sollte er nicht unserem Wunsch zu Willen sein, dann ignorieren wir ihn.

Absichten gefährden die Bejahung. Man merkt die Absicht und ist verstimmt, weil man sich eben nicht vorbehaltlos akzeptiert fühlt. Bejahen muß frei von Absichten sein, mit denen man etwas Bestimmtes bezwecken will. Absichten erwecken Widerstand, weil man spürt, daß man dem Vorstellungsbild eines anderen gerecht werden soll oder in seinem Verhalten fremdbestimmt nach der Pfeife eines anderen tanzen soll. Absicht nimmt vorweg, legt die Marschroute fest. Wenn wir bejahen, achten wir das, was ist, wie es ist. Trotzdem ist Bejahung nicht mit Bestätigung zu verwechseln, mit jener Haltung, die Ja und Amen zu allem sagt. Achten heißt: Respekt geben. Wenn ich jemanden respektiere, dann stelle ich die Bejahung nicht in ferner Zukunft nach entsprechendem Wohlverhalten in Aussicht, sondern ich erweise ihm die Ehre, so wie er jetzt ist. Einmal davon abgesehen, daß sich eine hochgestellte Person bedanken würde, wenn wir ihr Vorschriften bezüglich der Verbesserung ihres Verhaltens machen wollten, sind wir schon von dem Moment an nicht mehr ehrerbietig, wo wir den anderen zu verändern trachten.

Unser Körper verdient Beachtung, so wie er ist. Wir bejahen ihn erst dann, wenn wir seiner umfassenden Weisheit, die in einem wunderbar funktionierenden Organismus Gestalt angenommen hat, mit Ehrerbietung gegenüberstehen. Das Verhältnis zwischen Kopf und Körper ist analog zu sehen zu einer guten Partnerschaft. Weil sich beide Seiten getrauen, sich mit allen Beweggründen zum Ausdruck zu bringen, kommt Bewegung zustande. Schmerzen sollten nicht einfach erst mal eliminiert werden. Sie sind nicht grundlos da.

Sie müssen Gegenstand der Verständigung werden und verdienen dieselbe Beachtung wie Schönheit oder Stärke. Die Verspannungen gehören auch nicht einfach nur über Bord geworfen, um das Leben in gewohnter Manier fortsetzen zu können. Auch sie haben respektable lebensgeschichtliche Gründe, warum sie überhaupt da sind. Vorbedingungen zu stellen geht nicht, wenn man die Verspannungen als Schutz- oder Verteidigungsmaßnahmen sieht, hinter die sich ein schüchternes Wesen verkrochen hat.

Schmerzen und Erfahrungen könnten uns eine Lehre sein. Alles, was da ist, hat seinen aus sich selbst sich begründenden Sinn. Ihn gilt es zu verstehen. Bejahung gibt der Verständigung, auf lange Sicht gesehen, immer eine positive Wendung. Sie schafft den Nährboden für Lust, Liebe und Geselligkeit.

2. Sich einigeln und isolieren

Das ursprüngliche Bedürfnis nach Kontakt

Der Entfaltungsprozeß ist an einem ungehinderten Vollzug interessiert. Er nimmt seinen Weg auf, indem er sich in Freiräume hineinerstreckt. „Freiräume" meinen nicht „Leere". Ein aktives Lebewesen will Kontakte knüpfen und nicht ins Leere laufen. Selbst die Neugier als eine der vorzüglichen auswärtsgerichteten Bewegungen will nicht nur endlos schweifen, sondern sich irgendwo festmachen und für einen Augenblick niederlassen. Das Auge sucht Halt, Aufenthalt. Dies gilt für alle Bewegungen als Lebensäußerungen: Jegliche Bewegung kennt ein sinnvolles Ziel. Hat sie dieses gefunden, ist die Bewegung zur Berührung geworden. Dasjenige, auf das man trifft, und derjenige, dem man begegnet, kann ins eigene Leben einbezogen werden. Freudvoll kann festgestellt werden: Da ist was für mich; da stellt sich jemand auf mich ein und ist für mich da.

Kontaktbedürfnis ist etwas Ursprüngliches. Sein Ausdruck richtet sich nach den Möglichkeiten, die dem Lebewesen zur Verfügung stehen. Am Anfang des Menschenlebens sind alle Kontakte darauf ausgerichtet, in den Besitz der Grundversorgung zu kommen und sich in Ruhe aufbauen zu können. Auch das Selbstbewußtsein muß heranwachsen. Es ist das Produkt vieler Wahrnehmungen, die zunächst einmal auf das senso-motorische Geschehen im Inneren bezogen sind und sich im Laufe der Zeit immer mehr nach außen richten. Das Interesse an der äußeren Welt ist dann am lebhaftesten, wenn die inneren Verhältnisse einigermaßen geklärt sind, d. h. wenn man über ein gerüttelt Maß Grundsicherheit verfügt. Alles, was man unternimmt, braucht eine gute Basis, von der aus es seinen Weg nehmen kann. Früher Frust, unzumutbare Beanspruchungen, turbulente Lebensumstände und zuviel Verunsicherung führen dazu, daß man fast ausschließlich und voll damit beschäftigt ist, sich zur Ruhe zu bringen und Ordnung in die inneren Verhältnisse eintreten zu lassen.

Horror und Terror

Sich in die Welt hinauszubewegen und keinen Kontakt finden oder mit Liebesentzug bestraft werden, das ist bereits Horror. Dem Kontaktsuchenden den Kontakt verweigern und das Lebewesen damit kontaktlos sein zu lassen, das ist wie Isolierhaft. Solches geschieht leider schon sehr früh, ganz zu Beginn eines Menschenlebens. Das Kind macht sich auf und holt sich nur schlechte Eindrücke ein: versteinerte Gesichter, sprachlose Gestalten, humorlose Strenge, barsche Abfuhren, Masken, überhaupt Gesichter, in denen sich wenig Leben spiegelt, Gesichter, die nicht einmal zurückzustrahlen vermögen, wenn das Kind sie vertrauensvoll anlächelt.

Dem Horror im äußeren Anblick folgt der Terror im Inneren. Der Terror ist die seelenlose, brutale Antwort auf eine Welt, die nur Schrecken und Angst einzuflößen wußte. Weil kein ansprechendes Lebenszeichen auf einen zukommt, zieht man sich auf seine eigene Phantasie zurück. Man beginnt, sich etwas auszumalen. Das Produkt ist nicht die Verinnerlichung eines freundlichen Gesichts, sondern die Hereinholung eines starren Ausdrucks, der vermittels der übriggebliebenen wenigen Lebendigkeit wie eine Computerfigur in Bewegung versetzt wird. Der Blick, der keinen beseelten Ausdruck im Gesicht des anderen vorfindet, sieht nur das Äußerliche, eine Form, etwas Formalisiertes. Mit einer Figur kann er Formspiele treiben. Das ist der Hintergrund, wenn gesagt wird: Du siehst aber *komisch* aus. Man stellt etwas *Komisches* fest; es ist aber nicht zum Lachen. Es ist eher *bizarr,* surreal. Die lebendig gebliebene Wahrnehmung erlaubt sich einige Verzerrungen vorzunehmen, so kommt wenigstens ein bißchen Lebendiges auf einen zu.

Der Rückzug

Wer sich zurückzieht, tut es meist aus Angst. Strukturell gesehen muß man davon ausgehen, daß sich der Zurückziehende außerstande sieht, einer Situation standzuhalten oder sich aktuell mit ihr auseinanderzusetzen. Der Zurückziehende sieht weder eine Möglichkeit zu handeln oder sonstwie zu reagieren, noch ist er bereit, sich den Strapazen größerer Leiden zu stellen. Weder agierend noch leidend fühlt sich das Ich der Welt gewachsen. Dann gibt es nur noch eine Handlungsalternative: Er wendet sich ab und zieht sich auf sich selbst zurück. Damit es nicht immer wieder zwischen Zuwendung und Abwendung hin- und hergeht, versteift es sich, gibt sich kalt nach außen und konversiert mit Kälte seinen einmal eingenommenen eingeigelten Standpunkt nach innen. Jetzt ist es zwar isoliert, weiß sich aber auch sicher, daß ihm nichts passieren kann, weder von außen noch von innen.

Beobachtet man den Rückzug genauer, dann stand an seinem Beginn Scheu. Die Furcht überwog das Interesse, es mit einem Menschen oder einer Situation aufzunehmen. Was mag passiert sein, wenn jemand es nicht mehr mit lebendigem Kontakt halten will? Ich meine, wer sich zu einer solchen Maßnahme entschließt, muß maßlos enttäuscht oder schrecklich behandelt worden sein. Wieso soll man noch einen Finger rühren und sich ins Zeug legen, wenn das dabei herauskommt: totales Unverständnis und Null-Interesse. Wer für sich einmal herausgefunden hat, daß der Rückzug ein ausgezeichnetes Mittel ist, um seine Ruhe zu haben angesichts einer unerquicklichen Welt, wird noch öfter im Leben auf diese „Methode" zurückgreifen. Im Rückzug aus Angst klinkt man sich aus dem Kontakt aus. Man will nichts mehr wissen. Man will nichts mehr sehen und hören, da ohnehin nur Unfreundliches vermutet wird. Mit dieser Maßnahme verabschiedet man sich für einige Zeit

Einsamkeit, Abgeschnittensein vom Kontakt

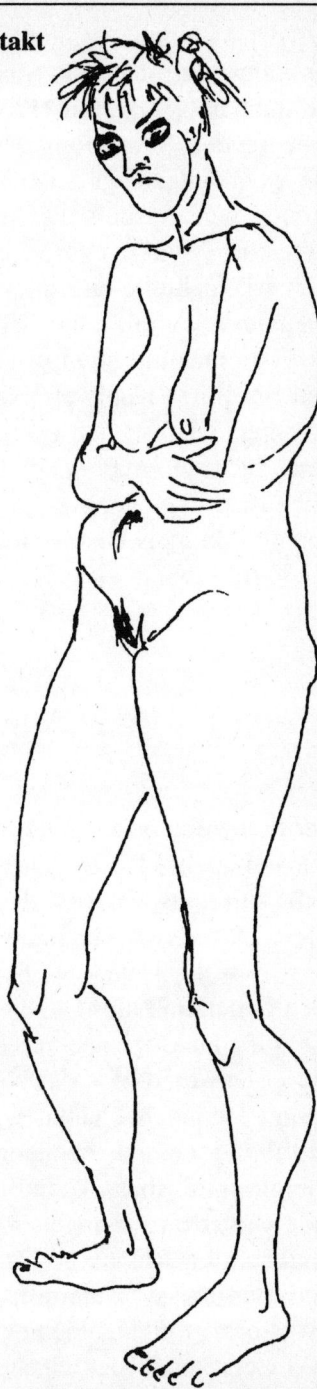

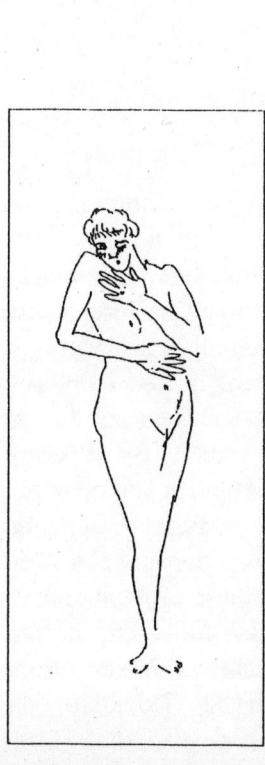

Die Augen leer,
die Körper
verschlossen,
hausen sie in einer
Welt, in die
nichts eindringt
und aus der nichts
herauskommt.

aus der Möglichkeit sinnlicher Wahrnehmung. Das weitere Ergebnis kann sein, daß man Sinnlichkeit durch Denken, Bedenken und Mutmaßen ersetzt. Anstatt wahrnehmungsoffen zu sein und in entscheidenden Momenten zuzupacken, zieht man zigmal alles durch die „Umwälzanlage" langwieriger Überlegungen. In der Angst nimmt man das in Kauf. Man will ja allein sein, ungeschoren und ungestört. Wer sich auf seine Angst zurückzieht, handelt sich noch weitere Nachteile ein: Im Weggehen von der kommunikativen Bezugnahme kommt man auch von seiner Ausdrucksfähigkeit ab und wird stumm und stumpf nach außen. Man denkt sich seinen Teil und bekommt Kopfweh. Nach einiger Zeit stellt man mit einigem Erschrecken fest, daß es einem selbst am emotionellen Ausdruck gebricht, wenn man in den Kontakt zurückkehren möchte. Man hat sich etwas abgewöhnt, was man hin und wieder durchaus brauchen könnte. Mangels Übung steht aber keine differenzierte Artikulation zur Verfügung.

3. Angst vor der Nähe

Der Schizoide bekommt Angst, wenn die geringste Sache im Kontakt unklar ist. Zu Beginn eines Kontaktes weiß man meist noch nicht so recht, was sich daraus entwickeln kann. Die Situation ist offen. Das verursacht beim Schizoiden eine so starke Verunsicherung, daß die Devise heißt: Wie werde ich nur diesen unerträglichen Druck und diese wahnsinnige Ungemütlichkeit los? Jeder von uns wird zu Beginn eines Kontaktes ein bißchen Bammel haben. Dieser Umstand wird uns zögern lassen und uns zur Vorsicht veranlassen. Dennoch bleiben wir daran interessiert, dem anderen näherzukommen, ihn kennenzulernen. Die zur Verfügung stehende Energie wird überwiegend dazu verwendet, sich den unbekannten anderen vertraut zu machen. Beim Schizoiden läuft die Dynamik in umgekehrter Richtung: Der andere wird beim längeren, starren Hinsehen immer unheimlicher. Die eingespeicherten Vorerfahrungen haben im Schizoiden eine Position befestigt, die jeden Kontakt als äußerst gefährlich einstuft. Vom anderen ist nichts Gutes zu erwarten. Der andere kann leicht zur Bedrohung werden. Vor diesem Hintergrund wird der andere von Anfang an mit Argwohn beguckt. Der auf negative Züge hochspezialisierte Blick wird bei jedem irgend etwas finden, was zum Mißtrauen berechtigt. Die Panik kann ihre Dynamik nach zwei Seiten hin entfalten: weg von oder hin zu. Die Person wird abhauen, verschwinden, einen plötzlich stehen lassen, abrupt den Kontakt einstellen. Das ist die eine Möglichkeit. Die andere ist, die ganze Energie schnell zu bündeln und affektgeladen auf den anderen loszustürmen.

Unglücklicherweise distanziert sich der Schizoide mit seiner fixierenden Sehweise von der Wirkung der Freundlichkeit, die im allgemeinen die Kraft hat, Gesichter zum Aufhellen zu bringen. Wer schnell fixiert und dann nicht mehr des weiteren hinschaut, kann nichts von der Wärme eines Gesichts mitbekommen, und es bleibt ungeklärt, ob sein mißtrauisches Hinschauen nicht wesentlich dazu beigetragen hat, daß „die Sonne der Freundlichkeit" nicht aufging.

Erstarrung und Flucht nach innen

Bedrohung kann im ersten Moment eine Reaktion der Erstarrung hervorrufen. Leblos erscheinend glaubt der Organismus, die Gefahr zu bannen und keinerlei unerwünschte Aufmerksamkeit auf sich zu ziehen. Wenn man tot ist, kann man damit rechnen, daß einem weiteres Leid erspart bleibt. Wie leicht wird jemandem, der sich cool gibt, Gefühlskälte unterstellt. Man spricht davon, daß ein bestimmter Mensch die Ausstrahlung eines Kühlschrankes habe. Dabei friert dieser Mensch aus Mangel an Wärme. Man braucht nur mal ein ängstliches Kind an der Hand zu fassen. Die Hand wird sich kalt anfühlen, und das womöglich mitten im Sommer. Wenn wir nachvollziehen, daß der Kühlschrank bei uns zu Hause mit Stromenergie gespeist wird, dann können wir auch diese Energieumwandlung im Körper besser verstehen. Noch ehe man die Angst psychologisch nachvollzogen hat, kann sie bereits in den kaltfeuchten Händen zum Ausdruck gekommen sein.

Beide soeben beschriebenen Phänomene gelten nur für eine Zeitlang. Würden sie zu lange andauern, dann würde der Tod eintreten oder sich aufgrund der Unterkühlung eine Krankheit herausstellen.

Starre, Folge seelischer Unterkühlung

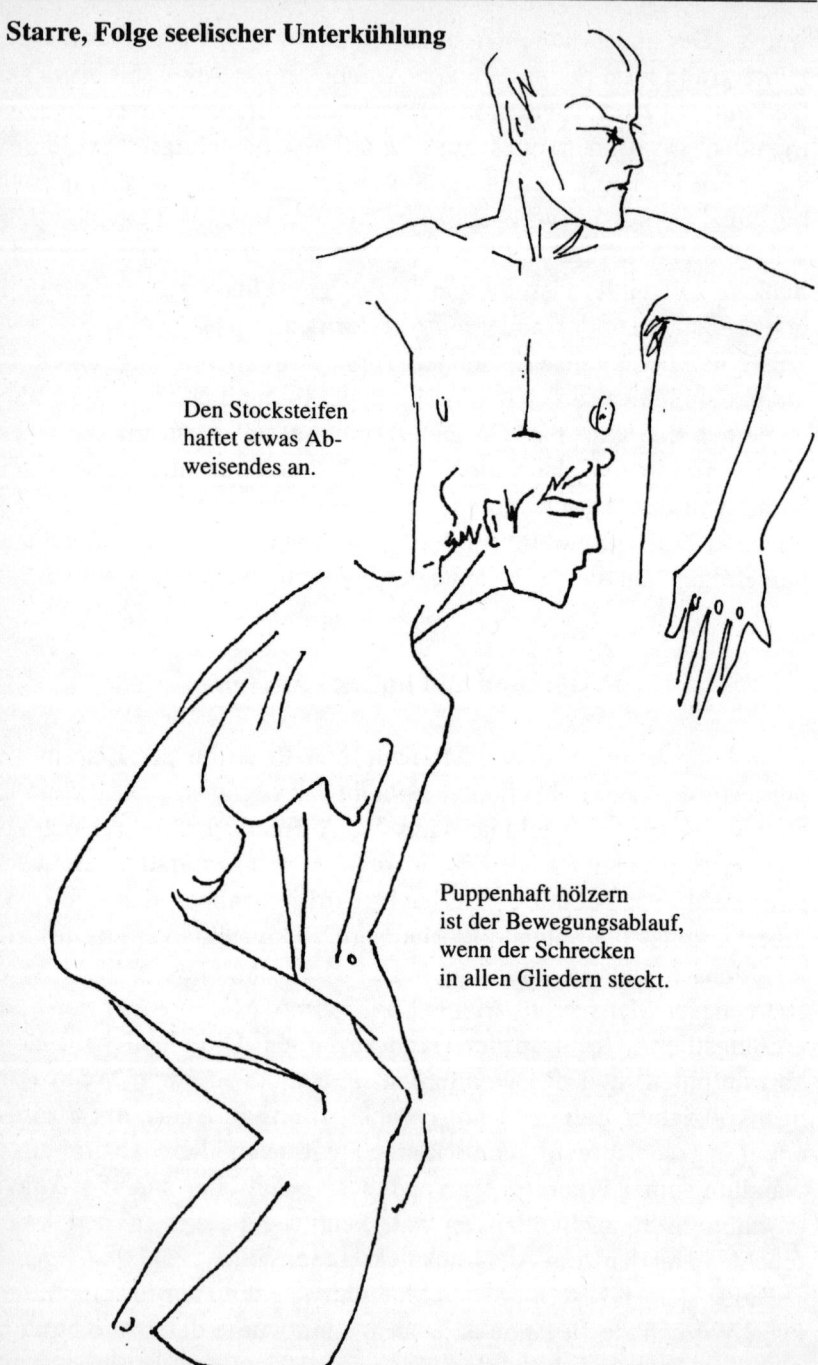

Den Stocksteifen
haftet etwas Ab-
weisendes an.

Puppenhaft hölzern
ist der Bewegungsablauf,
wenn der Schrecken
in allen Gliedern steckt.

Eiszeit

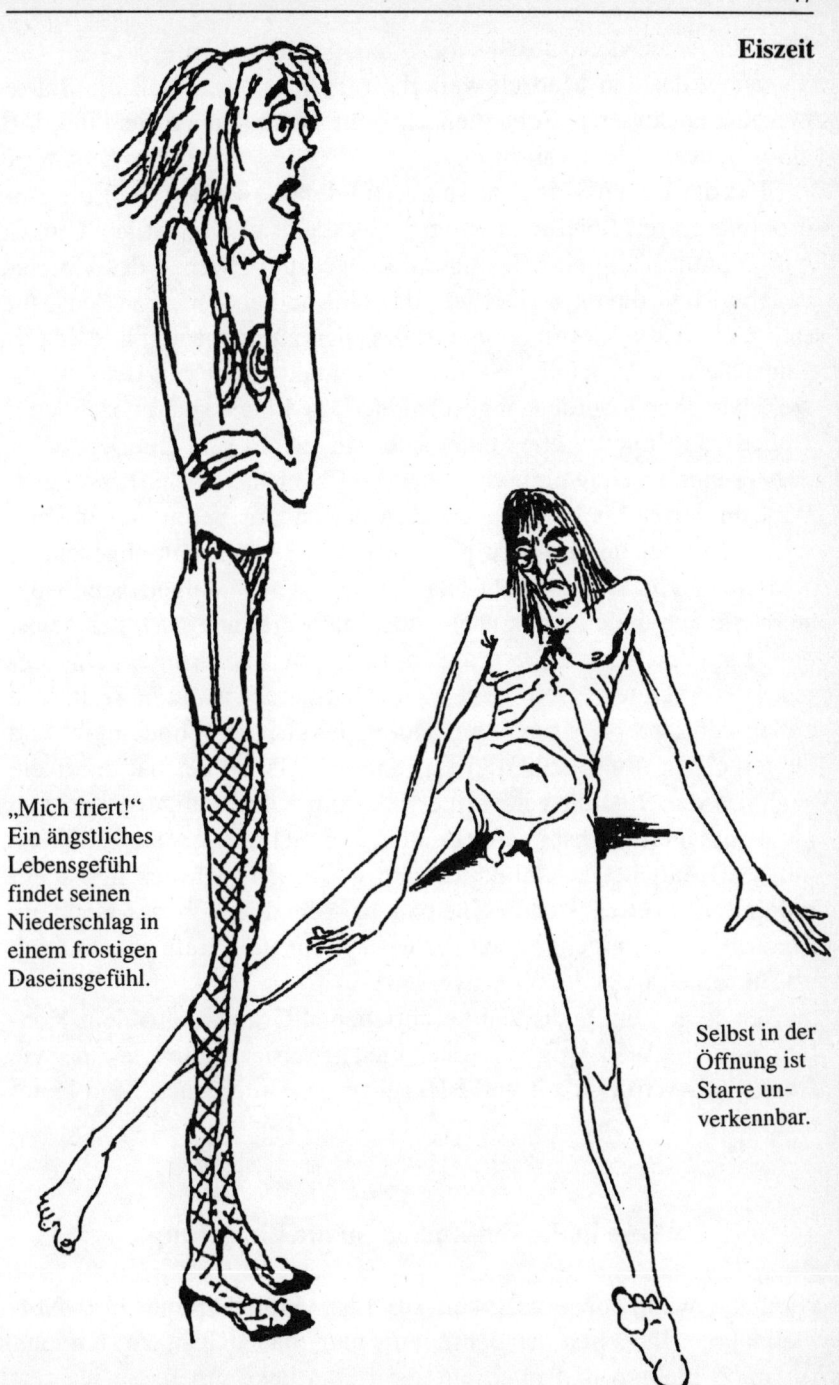

„Mich friert!"
Ein ängstliches
Lebensgefühl
findet seinen
Niederschlag in
einem frostigen
Daseinsgefühl.

Selbst in der
Öffnung ist
Starre un-
verkennbar.

Die Starre würde, wäre sie total, das ganze Leben ersticken. Die Tatsache, daß ein Mensch weiterlebt, spricht dafür, daß die Starre nur in den äußeren Schichten existent ist und dort die Funktion eines Schutzwalles wahrnimmt.

Sind die Lebensverhältnisse unerträglich geworden, hält die Bedrohung an, und bleibt es bei der Eiseskälte gleichgültiger Umgebung, dann macht sich das innere Leben zum Zwecke des Überlebens auf und davon. Äußerlich, das will heißen: „nach außen", tut sich nichts. Die Empfindungen haben sich zurückgezogen. Alle Organe, die ihre Lebendigkeit aus der Kontaktnahme mit der Außenwelt beziehen, werden abgeschaltet. Das Innen spaltet sich vom Außen. Das innere Leben rettet sich und sichert sein Überleben, indem es sich irgendwohin verzieht. Die Phantasie erschafft sich eine Welt, in der sich's leben läßt und in der andere Bedingungen herrschen. Mit der unerträglich gewordenen Welt hat man abgeschlossen. Das Haus Körper steht leer. Die Fenster (= Augen) sind trüb, starr. Sie geben den Blick nach außen nicht frei und gestatten selbst dem Licht nicht mehr, von außen nach innen zu dringen. Das Leben ist zurückgewichen. Lebt nunmehr in einer anderen Welt. Von außen betrachtet sieht man jemanden, der sich versponnen gibt und eingeigelt ist, total isoliert. Vom inneren Erleben her hat die Seele sich von der Realität gelöst und sich vom Körper abgespalten, um nicht andauernd unsägliche Leiden und Schmerzen aushalten zu müssen. Manch ein Kleinkind wäre gestorben, wäre es ihm nicht möglich geworden, sich in eine andere Welt zu begeben. Manch ein Mensch wäre umgekommen, hätte er nicht die Kraft gehabt, sich im Entsetzen woanders hinzuversetzen.

Wer lange genug aus den beschriebenen Gründen aus dem Kontakt mit der Welt weg war und wieder zurückkommmt, spürt, wie fremd ihm Wirklichkeit und Menschen geworden sind. Man kennt sich nicht mehr aus.

Wege in die Einsamkeit, in die Einigelung

Niemand wählt die Einsamkeit aus Lust. Sie ist immer eine Notmaßnahme. In Zeiten der Bedrängnis mag man sich sagen: Ich muß für mich bleiben und mich auf die Reihe bekommen. So reagiert man! Wird man nicht gelassen, wie man ist, kann man auch nicht in Ruhe seinen Standort im Bezugssystem finden, dann greift man zu Maßnahmen wie Abschirmung. Am Anfang wäre es nur ein kurzfristiger Rückzug gewesen. Man wäre auf Distanz gegangen, und damit hätte sich alles wieder eingerenkt. Ja, so wäre es gekommen, wenn man den Rückzug toleriert hätte. In Ruhe gelassen, hätte man selbst das Ausmaß des Abstandes bestimmen können, und sicherlich wäre man nur so weit wie nötig gegangen, nicht auf und davon bis ans Ende der Welt.

Was dem einen sein Bedürfnis, kann des anderen Ärger werden. Die den Rückzug mitkriegen, fühlen sich womöglich stehengelassen und glauben, daß sie sich das nicht bieten lassen sollten. So stellen sie dem Einsamkeitssucher nach und diktieren ihm eine Kommunikation nach ihren Bedingungen, was das Falscheste ist, was man machen kann. Ein Gespräch auf aussichtsloser Grundlage. Die ihm zuteilwerdende Kommunikation wird als Sturmlauf auf seine Positionsbestimmung verstanden. „Sei nicht bockig. Hab dich nicht so." Das sind nicht Töne, die ein Herz rühren könnten.

Einsamkeit als Selbstbestimmungsbehelf

Weil es solche und ähnliche Erfahrungen gibt, kann nicht ohne weiteres davon ausgegangen werden, daß jeder Einsame aus seiner Einsamkeit abgeholt und gesellschaftlich eingegliedert werden möchte. Wer dies verkennt, strebt einen Kontaktschluß zu einem Moment an, in dem das Bedürfnis danach noch gar nicht geweckt ist.

Jeder Mensch ist tief innen neugierig (= aufnahmebereit) auf die Wirklichkeit, wie sie gerade ist. Ebenso ist die Seele von sich aus mitteilsam bezüglich dessen, was in ihr vorgeht. Weil Wahrnehmen und Sich-Ausdrücken ihr Wesen ausmachen, behält die Seele diese Fähigkeiten immerzu, auch dann, wenn das blockierte Ich keinen Gebrauch von ihnen macht. Wenn jemand trotzig von sich behauptet, ohne die anderen auszukommen, dann wird die Seele mit ihren Grundfunktionen lediglich zugeschüttet. Diese Positionsbestimmung wird sich über kurz oder lang als unhaltbar erweisen. Bei allem Verständnis für die blockierenden Auswirkungen von Lebens-

Angst frißt Seele auf

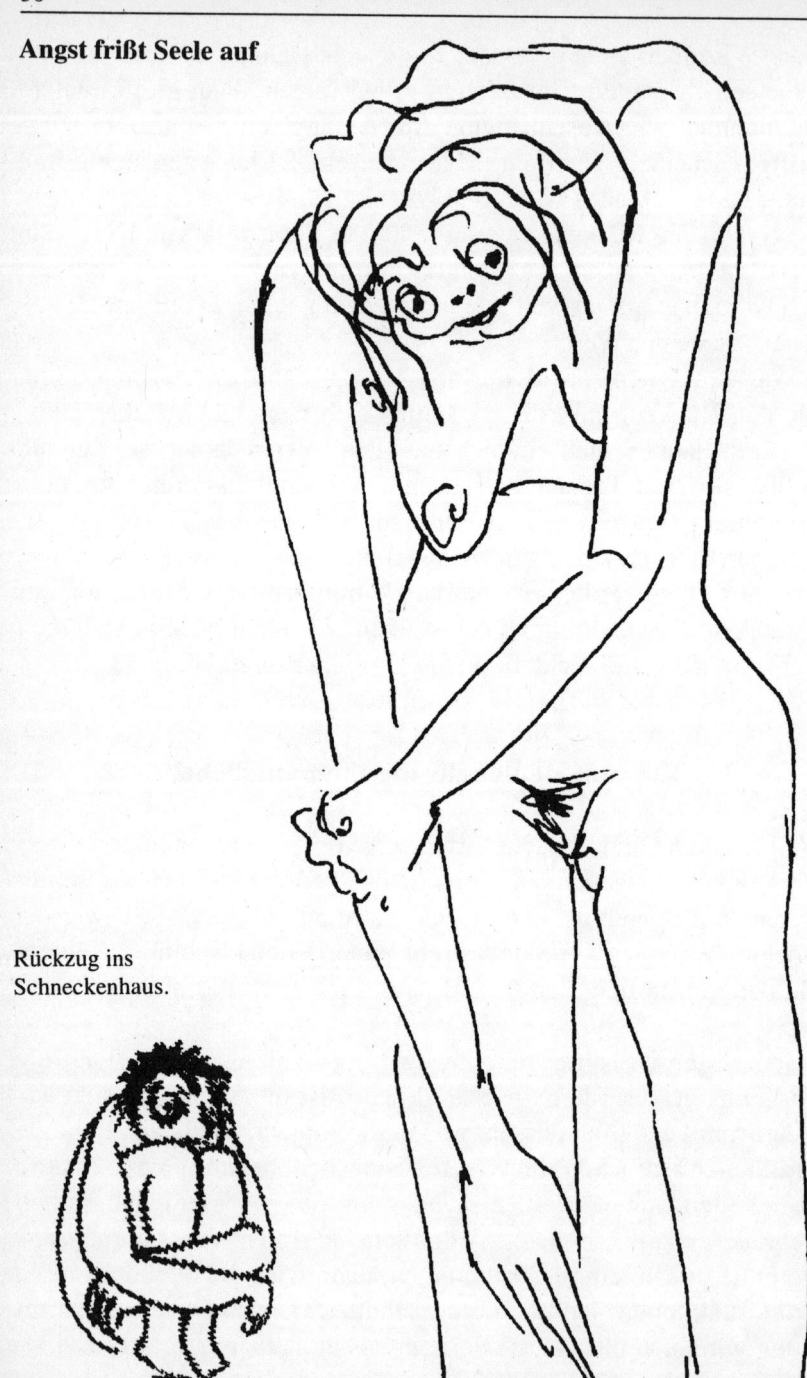

Rückzug ins
Schneckenhaus.

Hyperagilität

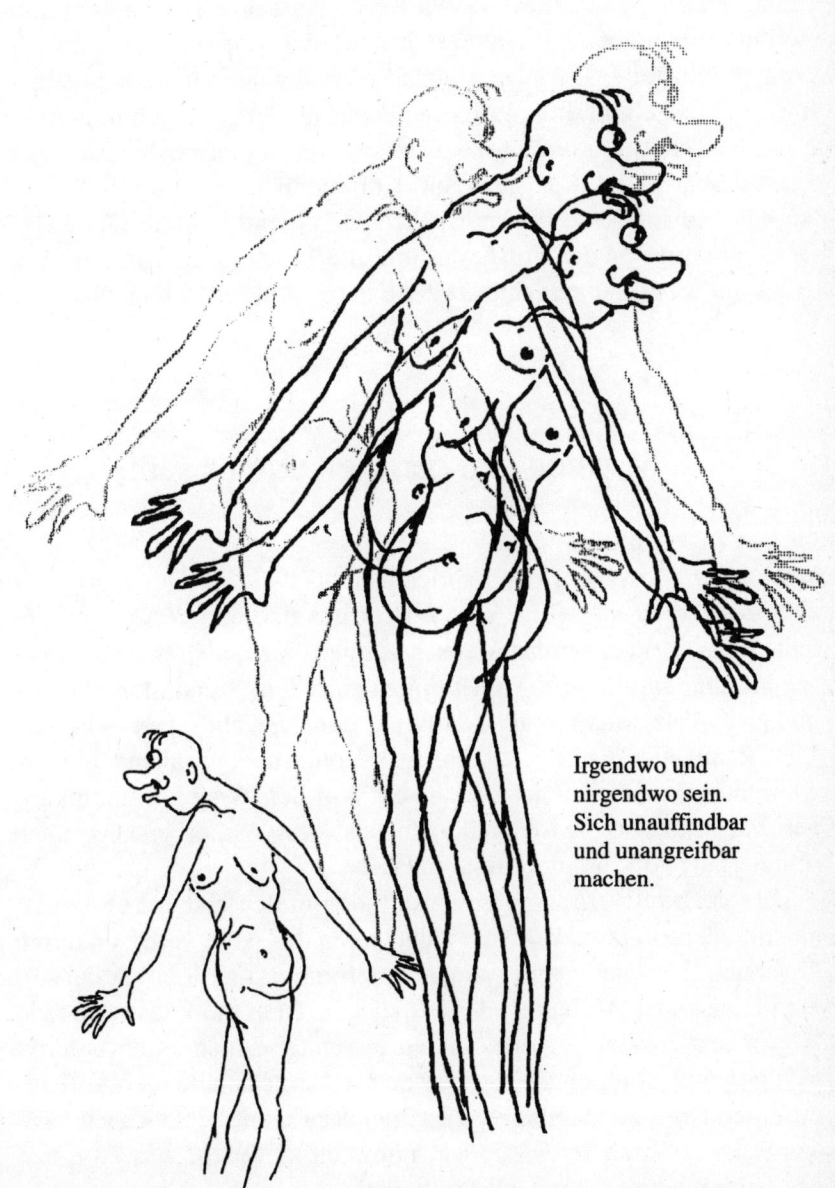

Irgendwo und
nirgendwo sein.
Sich unauffindbar
und unangreifbar
machen.

umständen, ohne Kontakt zu unserer Umwelt gehen wir seelisch oder körperlich zugrunde.

Bioenergetisches Arbeiten rückt der Einsamkeit über die Sinne zuleibe. Die Bioenergetik versucht, vermittels eindringlicher Stimulationen Appelle zum inneren Kern vorzutragen und zu der dort befindlichen Lebendigkeit vorzudringen. Sie versucht, eine Verbindung herzustellen zwischen äußerem und innerem Leben. Wenn und wo das gelingt, kommt immer etwas in Gang in Richtung Weckung des Kommunikationsbedürfnisses. Es bleibt aber immer der Person überlassen, was sie wählt. Kommunikation kann immer nur im eigenen Interesse liegen. Sie braucht eigentlich kein Gut-Zureden, sondern nur die Eröffnung und die Herstellung von Kontakt. Alles andere ist Angelegenheit der inneren Antriebs-Dynamik.

4. Mit sich und der Welt uneins sein

Haben wir Vertrauen, dann spricht aus uns so viel Bejahung, daß sich das Leben und alles, was wir für uns und andere tun, gut anläßt. Ein vertrauensvoller Mensch tendiert dazu, sich auf die anderen hin und damit auf die Welt hin zu entfalten. Wenn man mit sich und der Welt solchermaßen eins ist, dann ist alles ganz einfach. Man kann alles weitere zukünftiger Kommunikation und immerwährender Verständigung überlassen. Auf dem Weg kommunikativer Verständigung wird sich manches, was einem bislang noch schleierhaft vorkommt, aufklären lassen.

Dieses Grundvertrauen entwickelt sich in den ersten Lebensmonaten. Oder es entwickelt sich nicht, wenn die Welt, vertreten durch die ersten Bezugspersonen, nichts unternimmt, um dem Ich bei seinem langsamen Aufbau förderlich zu sein. Man muß das werdende Wesen erst zu sich selbst kommen lassen, ehe man es anfordernd sich gegenüberstellen darf. Unter dem Eindruck fehlender Aufbauhilfe und beim Ausbleiben wohlwollender Freundlichkeit zieht sich das Baby auf sich selbst zurück, um noch zu retten, was zu retten ist. Es entwickelt Angst und Mißtrauen.

Wer mißtrauisch ist, sieht mehr das Zwiespältige, nämlich das, was ihn mit sich und der Welt uneins sein läßt. Geht man nicht mehr von der grundlegenden Einheit zwischen sich und den anderen aus, dann steht man immer vor einem Graben, der – wie sollte es dann anders sein – nicht so leicht zu überbrücken ist. Wer mit sich und der Welt uneins ist, lernt immer wieder, daß das Leben nicht einfach ist. Das Leben ist primär kompliziert. Wird Vielheit nicht mehr auf Einheit durchschaut, was nur der vertrauensvolle Blick zu tun vermag, dann bietet sie ein Bild der Verworrenheit, und ließe man sich auf Kunterbuntes ein, dann käme man in schwindelerregende Turbulenzen hinein. Die Verworrenheit im Außen bringt eine ähnliche im Inneren hervor. Komplexität außen, Komplexe im Inneren. Das sich zunehmend differenzierter darstellende Leben führt zu zunehmender Desorientierung. Weil man sich nicht mehr auszukennen glaubt, bedient man sich fixierender Angst, um nicht jeglichen Halt zu verlieren und um nicht jede Sicherheit einzubüßen. Hat man einmal herausgefunden, daß man sich vermittels der Angst vor manchem Erregenden bewahren kann, dann kann sich eine folgenschwere Konsequenz etablieren: Ich habe Angst, und infolgedessen will ich nur noch meine Ruhe haben. Das Mißtrauen lebt von der Annahme, daß das Leben um einen herum nicht förderlich ist. Die Vermutung weitet sich zu der wahnhaften Phantasie aus: Das Leben draußen ist geradezu zerstörerisch, wenn es freien Zutritt erhält, und folglich muß ich es von mir fernhalten. Unter Mißtrauen entwickelt man ein Konzept der Feindseligkeit.

Auf Beobachtungsposten

Es gibt Menschen, die sich immer dann aufs Beobachten verlegen, wenn es eigentlich ganz unmittelbar was zu erleben gäbe. Von dem Moment an, wo sie auf Beobachtungsposten gehen, beginnen sie, sich gefühlsmäßig und seelisch herauszuhalten und nur noch zu warten, was passiert. Das Mißtrauen hält sich sprungbereit. Das, was den Reiz einer lebendigen Begegnung ausmacht, nämlich das Zusammenkommen zweier Lebendigkeiten in einem Prozeß sich erschließenden Vertrauens, findet nicht mehr statt. Die

Angst der Mißtrauischen besteht in der Befürchtung, von Menschen und Ereignissen überrollt zu werden. Ihre Maßnahme dagegen ist: sich abschotten, dichtmachen. Eine lebendig aktive Form der Auseinandersetzung mit der Welt kommt erst dann wieder zustande, wenn man auf Vertrauen setzt, wenn man sich aktiv vorwagt. Was der Mißtrauische verkennt, ist, daß man sich am meisten und besten im Vertrauen aussteuern kann und daß es das Klügste ist, die Wahrnehmung in den Dienst des Erlebens zu stellen. Käme es wider Erwarten ganz dicke, dann kann man sich immer noch auf etwas versteifen. Das Problem der Mißtrauischen liegt darin, daß sie sich von vornherein versteifen und nur die Informationen einholen, die einem inneren Vorurteil Wasser auf die Mühle geben. Das Unbewußte mißtrauischer Beobachter ist nicht unbedingt am Erfolg eines gelingenden Kontaktes interessiert. Das Unbewußte will Recht behalten, indem es sich in seiner vorweg bezogenen Grundeinstellung bestätigen läßt: Siehste, ich hab's doch gleich gewußt. Diese unbewußte Projektionshaltung ist immer auf dem Sprung. Sie wird vereiteln, daß man nur mal so offen ist. Sie wird durch das eigene Verhalten die Umgangsweise des anderen so beeinflussen, daß das Ergebnis herauskommt, das sie schon immer gewußt hat.

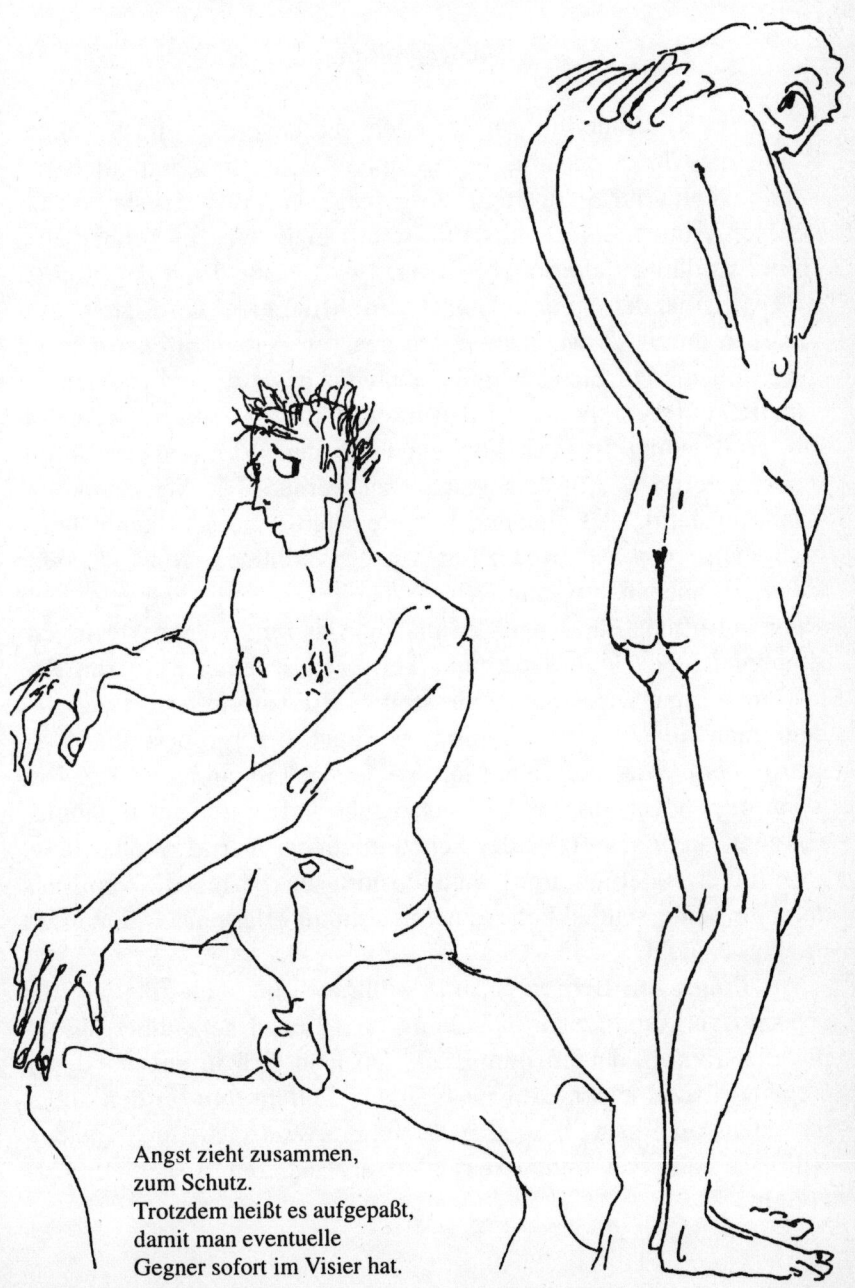

Angst zieht zusammen,
zum Schutz.
Trotzdem heißt es aufgepaßt,
damit man eventuelle
Gegner sofort im Visier hat.

5. Mißtrauen

Vorwegnahme

Ist großes Mißtrauen in dir, dann geht die Phantasie mit dir durch. Kaum daß du etwas mitkriegst, rappelt es auch schon im Kopf. Alle Eventualitäten werden ausgemalt. Du überziehst sie mit dunklen Ahnungen. Du diskutierst mit einer Geschliffenheit und Härte, so daß du allerleuts Aussagen und große Teile der Außenwelt auseinandernehmen kannst. Im Mißtrauen wird alles entschieden durch Vorwegnahme. Du gehst in keinen offenen Prozeß mehr hinein. Du bist bezüglich Naivität gewarnt und verzichtest gänzlich auf den spontanen Ausdruck. Jede Angst kann, wenn sie nur groß genug ist, zur Vorwegnahme der Wirklichkeit führen, insbesondere die Angst, abgelehnt zu werden. Die Wirklichkeitserfahrung lehrt, daß niemand bei allen lieb Kind sein kann. Jeder muß damit rechnen, mal nicht gut anzukommen. Man ist zwar frustriert, aber man arrangiert sich damit. Der Schizoide zeigt sich ärger betroffen. Für ihn ist es mal wieder ums Ganze gegangen. Ergebnis: Jede kleine Unstimmigkeit kann zu einer mittleren Katastrophe auswachsen; jede Frustration ist sofort Verletzung. Indem man alles tragisch nimmt, wird alles vergröbert und verschlimmert. Was soll man mit so jemandem anfangen? Selbst wenn man begeistert aufeinander zugeht und es nur um Belangloses geht, dann schafft es der Schizoide doch über kurz oder lang, eine hinter- oder untergründige Position zu beziehen, vermittels derer er seine schreckliche innere Stimmungslage nach außen zu tragen versucht.

Als Folge von Bedrohung und Mißtrauen hat sich eine ängstliche und verkrampfte Grundhaltung dem Leben gegenüber ausgebildet. Krämpfe deuten immer an, daß man sich in entschiedener Gegenwehr zu seiner Umwelt befindet. Enttäuscht von den anderen, zieht man es vor, „a-sozial" zu sein, was nicht mehr heißen will, als daß man unter Ausschluß der anderen besser zurechtkommt.

Wie Mißtrauen Beziehungen verformt

Zwei Menschen begegnen sich. Es klappt so gut wie nichts zwischen ihnen. Nicht, daß sie nicht wüßten, daß und was sie gegeneinander haben. Es ist nur so. Der eine wird plötzlich müde. Das ist die Wirkung des Mißtrauens. Es hat sich nicht spezifisch dieser Person gegenüber herausgebildet. Es ist längst zur Grundhaltung geworden. Wenn Mißtrauen vorliegt, dann können wir Stationen verfolgen, wie Kontakt erschwert werden kann. Mißtrauen ist die Angst, die sich auf den Kontakt legt. Das gezielte Hinblicken auf eine Gefahrenquelle kostet Energie. Das bedingt die enorme Müdigkeit, die sich über die Augen legt. Desinteresse stellt sich ein. Da ist keine Spürnase mehr am Werke für den innigeren Kontakt mit dem anderen.

Wenn sich zwischen Ich und Du das Mißtrauen legt, dann wird eine Einlassung in den Kontakt nicht zu einer Liebesangelegenheit, sondern zu einer verhängnisvollen Affäre. Die Bedenken einfach überspringen, sich in etwas reinstürzen – dabei kommen „Knall- und Fallbeziehungen" heraus. Alle Energie wird dafür aufgewendet, nach kurzer Einlassung so schnell wie möglich wieder wegzukommen. Im Extremfall schmeißt der Mißtrauische seine eben noch Geliebte einfach aus seiner Wohnung hinaus. Oder sie darf bleiben, aber er haut innerlich ab, indem er immer geistesabwesender wird.

Wenn das Mißtrauen von einem Menschen Besitz ergreift, dann werden die Kontaktorgane energetisch unterversorgt. Angenommen, tief im Inneren wohnt noch eine Sehnsucht nach Kontakt und dieses Verlangen wird auf den Weg gebracht, dann wird es die Hürde des Mißtrauens zu nehmen haben. Das Mißtrauen wird sich möglicherweise in das einfärben, was die Person schließlich an die Adresse des anderen rüberbringt. Kalte Füße zeigen an, daß man lieber erstarrt oder sonstwie Leine zieht, als einen Schritt auf den anderen zuzugehen. Dieser Wirkverhalt ist dem Mißtrauischen unbewußt. Ja, selbst wenn er sich überwinden wollte, wäre er von dem Umstand beeinträchtigt, daß er außer kalten Händen im Kontakt zunächst auch nichts anzubieten hätte.

6. Sinnverlust durch Entsinnlichung

Gefrorene Aufmerksamkeit –
die Entsinnlichung der Orientierung

Orientierung ist allezeit, bewußt von Zeit zu Zeit und ganz besonders im Aufbruch vonnöten. Da stellt sich so intensiv wie nie die
Frage: Was soll wann wie weitergehen? Orientierung im Aufbruch
erlaubt noch keine Festlegung. Für Festlegungen ist die Zeit erst
dann reif, wenn man genug Erkundungen eingezogen hat, d. h.
dann, wenn man seine Suchbewegung zu einem vorläufigen Abschluß gebracht hat und sie bilanzieren kann. Man kann sich in
zweierlei Richtungen aufmachen: *nach außen,* indem man neue Erfahrungen ansteuert, *nach innen,* indem man sich besser kennenzulernen sucht. Immer ist Aufbruch die Aufnahme eines Weges und
ein Einlassen auf einen Prozeß. In der Orientierungsphase ist volle
Aufmerksamkeit angesagt. Dazu braucht man unverstellte Sinne.
Die Sinne sollten nicht zu sehr richtungsgebunden sein. Auch wäre
zu wünschen, daß sie unbelastet von überholten Erfahrungen funktionieren könnten.

Gefrorene Aufmerksamkeit nenne ich eine Orientierung, die sich
längst schon auf die Wiederholung mieser Erfahrungen festgelegt
hat. Sie beschränkt sich, zu beobachten, was außerhalb von ihr
vorgeht, hält sich selbst aber aus allem heraus, aus Angst und um
sich zu schützen. Sobald sich jemand auf einen zubewegt, schreit
es im Inneren: Der will was von mir! Weil sich eine große Angst
vor Unvorhersehbarem eingestellt hat, richten sich die Sinne nicht
mehr auf etwas Erfreuliches aus, sondern nehmen nur noch ins Visier, was irgendwann irgendwie gefährlich werden könnte. Die Gegend wird nach potentiellen Feinden abgesucht. All diese Einflüsse außen vor zu halten, das ist im Inneren längst beschlossene
Sache. Die Intimsphäre muß in jedem Falle geschützt werden. Deshalb hält die gefrorene Aufmerksamkeit es für unumgänglich,
möglichst alles mitzukriegen, was irgendwie von irgendeiner Seite
gefährlich werden könnte. Die Sinne werden von der Angst in
Dienst genommen und funktionieren nur noch wie ein Frühwarn-

system. Gefrorene Aufmerksamkeit praktiziert eine Beobachtung, die zur Dienstleistung an die Angst geworden ist. Für die Intimsphäre ist von großer Wichtigkeit, daß nur ein Liebender Zutritt erhält. Um das feststellen zu können, müßte man selbst Gefühle der Liebe entgegenbringen. Wenn man zuversichtlich weiß, daß man immer wieder auf seine Sinne zurückgreifen kann, auch zu Prüfzwecken, dann besteht keine Notwendigkeit, in jedem Moment schon einschätzen zu sollen, was auf einen möglicherweise zukommt. Dann kann man es auch mal darauf ankommen lassen. Das kann sich jemand nicht leisten, der von Menschen und Ereignissen ständig überrollt worden ist. Unter Streß wüßte er nicht, worauf er zurückgreifen sollte, wenn nicht auf seine miesen Vorerfahrungen.

Sinnvernichtung

Die Bejahung von Mensch zu Mensch ist die Basis gegenseitiger Verständigung. Der andere verfügt gleich mir über dieselbe Sinnesausstattung. Warum wohl? Nicht, daß man sie ihm beliebig zu- und absprechen kann, sondern damit es zu einer gemeinsamen Sinnfeststellung kommen kann, zu einer Übereinkunft im Sinn, zu einem Common sense. Lebensverneinung macht immer die Berührung von Sinn zu Sinn zunichte. Sie privatisiert, was allen gemeinsam ist. Zwei Varianten kommen dabei heraus: Eigensinn und Wahnsinn. Das eine ist der Kontrapunkt des anderen. Der Eigensinn der Mächtigen treibt die Schwachen in den Wahnsinn.

Geistesgegenwart und Sinnesgegenwärtigkeit

Der Lebensvollzug verlangt Geistes- und Sinnespräsenz. Wer Vergangenem nachhängt, weil es sich noch nicht befriedigend erledigt hat, hält sich nicht in der Gegenwart auf. Wer am Träumen ist und sich ganz andere Menschen herwünscht als diejenigen, die gerade da sind, hält sich mit Sinnen und Gedanken möglicherweise dort auf, wo die herbeigesehnte Person sich momentan aufhalten mag. Träumer wie Grübler haben ihren Aufenthalt an einem Zufluchtsort in der Phantasie bezogen. Auch wenn du sie real vor dir siehst, können sie doch innerlich weggetreten sein.

Gegenwärtige Menschen sind offen. Man kann sie beeinflussen, und man kann sie beeindrucken. Sie antworten auf das, was um sie herum geschieht. Ich habe mit Absicht gesagt: sie *antworten,* und nicht: sie *reagieren.* In ihrer Subjektivität wache Menschen stehen nämlich in unablässiger Kommunikation mit ihrer Umwelt. Alles, was um sie herum passiert, berührt sie. Sie sehen sich angefragt, auch wo dies nicht in herkömmlicher Weise der Fall ist. Ihre Lebendigkeit mit den geistigen und sinnlichen Vollzugsorganen ist eingeschaltet. Das merkt man daran, daß sie nicht zunächst mal im Schreck zusammenfahren müssen, um sich einer gegenwärtigen Aufgabe zu stellen. Sie bekommen sofort mit, was gespielt wird; und wenn es sie durchzuckt und durchfährt, dann ist es nicht ein Aus-dem-Schlaf-Gerissen-Sein, sondern die Wucht der Ereignisse, die im Inneren ihren Widerhall finden.

Woran kann man merken, daß jemand gegenwärtig ist? Zwei Komponenten sind es: *Stimme* und *Gewicht.* Eine Person ist selbstbestimmt mit von der Partie, wenn sie ihren unverkennbaren Ton von sich gibt, in guten wie schlechten Stimmungen von sich hören läßt und in Auseinandersetzungen nicht mit der Stimme zurückhält. Auch Stand und Schritt und sonstige Bewegungen zeigen etwas von der Persönlichkeit auf, wenn die ganze Person voll, d. h. mit ihrem ganzen Gewicht, dahinter steht. Mit dem Gewicht bringt sich mehr der Leib, mit der Stimme mehr die Seele zum Vorschein. Aber beide gehören untrennbar zusammen. Atmen Stimme und Gewicht Persönlichkeit, dann ist das ein untrügliches Zeichen dafür, daß die Person mit ihrer Lebendigkeit immer startklar ist.

Der Schizoide hat wenig Gefühl für seine Füße und Beine. Ihm fehlt der Wurzelgrund. Bodenlosigkeitsgefühle verunmöglichen, Menschen und Dingen auf den Grund zu gehen aus Angst, zugrunde zu gehen, wenn man zu Boden ginge. Weil das Unten nicht viel hergibt, versucht er es oben. Folge davon ist, daß sein Streben eminent lichtorientiert ist. Er ist geradezu von der Idee besessen, alles klar haben zu wollen. Er muß es ans Licht bringen. Was bleibt ihm auch übrig, wenn die anderen Dimensionen nicht mehr tragen. Der Schizoide hebt von der Wirklichkeit ab. Da dem Menschen von Natur aus keine engelgleiche Existenz in luftigen Höhen zugedacht ist, bedeutet Abschwirren zugleich, den Körper zu verlassen, um sich etwas über der Realität anzusiedeln. Mir ist wichtig zu betonen, daß es nicht Karrieregeist ist, was ihn beflügelt. Die Veranlassung ist pure Notwendigkeit, da die tragenden Kräfte versagen und da die soziale Dimension aufgrund miserabler Erfahrungen in Wegfall kommt. Bodenlos beginnt man zu irren. Man kann nur schwerlich seinen Standort ausmachen. Die Orientierung führt auch nicht auf die Verständigung mit dem Mitmenschen zu. Sie bewahrt sich ihre Unabhängigkeit, indem sie ideenausgerichtet ist. In der Sphäre des Idealen gelingt reibungsloses Leben am besten. Der Schizoide bemüht seine Phantasie. Sie garantiert ihm den Lebensraum, der seinem verängstigten Sinn angemessen ist. Er simuliert und hält Erdachtes für Wirklichkeit. Er tritt mit seinen Vorstellungsbildern an und projiziert sie auf die Wirklichkeit. Fiktion und Wirklichkeit verschwimmen ineinander. Viele Menschen geben vor, mit sich einverstanden zu sein. Diese Annahme hält oft keiner Erschütterung stand. Die Erschütterung zeigt, daß sie nicht gut in sich beheimatet sind. Hernach zeigt sich, woran sie sich gehalten haben. Es sind ihre selbstgebastelten Ansichten vom Leben, aber nicht das Leben selbst.

Der Schizoide ist einer, der alles bedenken muß

Schizoide sind Denker. Sie versuchen, übers Denken vorherzuwissen, was kommen könnte. Sie geben sich nicht mehr Gefühlen hin, sondern Vorüberlegungen. Keine Experimente, Sicherheit über alles und immer wieder der Rückgriff auf die bewährten Lösungstechniken. Was die Gefahr einschließt, daß sie an absurden, überholten Vorstellungen festhalten, obwohl sich die Situation, auf die sich das aktuelle Bewußtsein beziehen müßte, gründlich gewandelt hat. Schizoide rücken von ihren Vorstellungen, in die sich viel Angst eingespeichert hat, nicht ab, weil sie verlernt haben, sich von Gefühlen mitreißen oder überholen zu lassen. Eigentlich müßte sich das Denken nach den Lebensverhältnissen ausrichten und jeweils das bedenken, was im Moment vorgeht. Täte es das, müßte es mit den Sinnen und den Gefühlen zu einer ausgedehnten Kooperation kommen. Dann dürfte man sich nicht mehr so einfach seinen

Denkzwänge

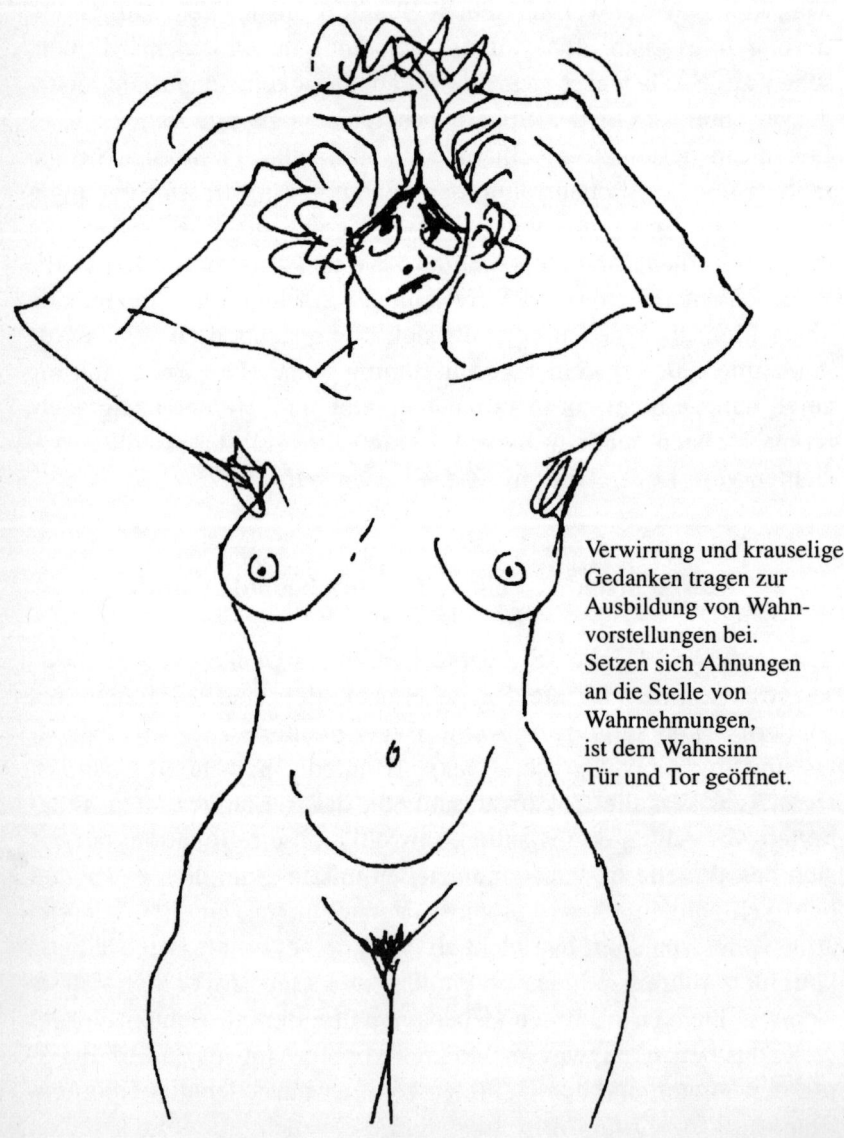

Verwirrung und krauselige
Gedanken tragen zur
Ausbildung von Wahn-
vorstellungen bei.
Setzen sich Ahnungen
an die Stelle von
Wahrnehmungen,
ist dem Wahnsinn
Tür und Tor geöffnet.

Reim auf alles machen. Das Denken müßte sich von der Wahrnehmung korrigieren lassen.

Denken heißt für viele lediglich: Feststellungen treffen. Ich bin einsam. Das wird so dahingesagt. Es fordert zu nichts auf und fordert nichts heraus. Man konstatiert das nur. Sinnvollerweise müßte diese Aussage als Aufruf zur Abhilfe verstanden werden. Mit dieser Aussage könnte zugleich ein sozialer Appell mit einhergehen. „Wer will sich mir zugesellen?" Denken, das nur feststellt, fixiert sich auf das, was ist, und hat damit schon jede Hoffnung begraben, daß es anders sein könnte. Es bleibt bei Statements.

Fragt eine Frau ihren Mann: „Liebst du mich?" und antwortet dieser: „Wenn ich's mir recht überlege, dann glaube ich schon, daß du mir nicht gleichgültig bist", dann merkt man die Kompliziertheit, die dadurch entsteht, daß jemand sich nicht naiv zu seinem Gefühl bekennen will, sondern sich immer genau überlegen muß, was er sagt. Das Denken wird fast zur Groteske, wenn es abgehoben von sich über das zu spekulieren beginnt, was sich im anderen tut. Frage: Wie stehst du zu X? Antwort: Ich denke, daß du hören willst, daß ... Wie oft werden Anfragen ans Gefühl gestellt und wie oft redet sich jemand damit heraus: Ich weiß nicht, oder: Ich denke, daß du ...

Spintisieren

Jeder malt sich in Gedanken mal etwas aus. Wer etwas vom Malen versteht, weiß, daß dies Arbeit, Organisation seiner selbst ist. Anders verhält es sich, wenn sich jemand so vorkommt, als wenn ihm ständig Gedanken im Hirn herumschwirrten und sich hin und her verschieben würden und er nicht weiß, was er davon halten soll. Die Gedanken bekommen keine Plattform. Sie kommen aus einer Abwehr-Schicht. Sie kommen nicht von innen, und sie bewegen sich nicht nach innen. Sie sind weder veräußerungswürdig noch verinnerlichungsfähig. Spintisieren könnte man so etwas nennen: Denken zum Selbstzweck. Das, was man denkt, ist unverbunden mit dem, was die Seele bewegt. Ein Gedanke kommt einfach auf und beherrscht die Szene. Im nächsten Moment kann es ein ganz anderer sein, völlig unzusammenhängend.

Ausbrüche aus der Steifheit

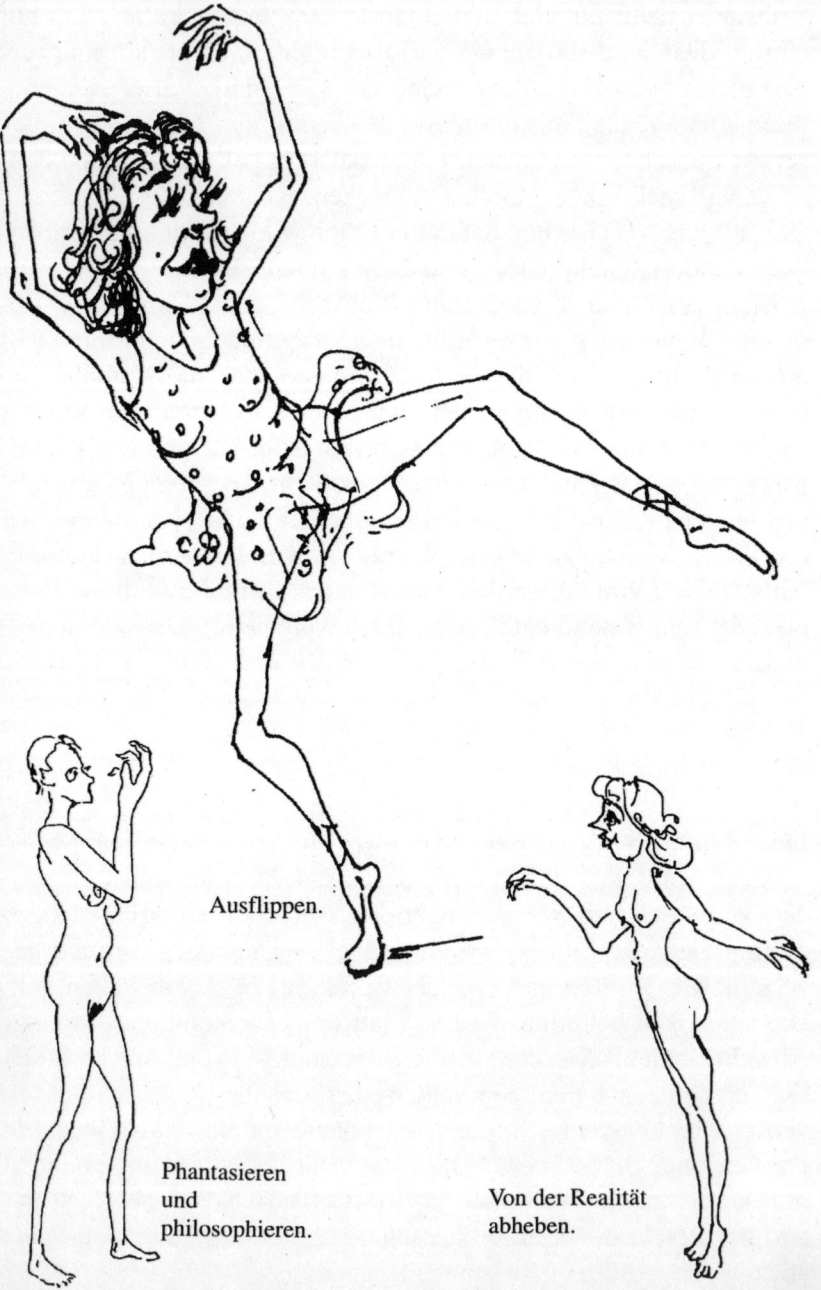

Ausflippen.

Phantasieren
und
philosophieren.

Von der Realität
abheben.

Bizarre Selbstsicht

Wer Entsetzliches erlebt hat, ist nicht mehr hier. Die Seele hat sich auf und davon gemacht. Es gibt verschiedene Möglichkeiten, wo sie sich ansiedelt. Man kann in die Vergangenheit flüchten und dort Halt suchen, wo es ist, wie es früher einmal war… „Ich möchte ein Dinosaurier sein", sagte eine Jugendliche. Daraufhin befragt, warum, antwortete sie, weil es die nicht mehr gebe. Solche Aussagen machen direkt keinen Sinn, und doch spiegeln sie bei näherem Zusehen die tiefe Verzweiflung über gegenwärtige Lebensumstände, mit denen man nicht mehr klarkommt. Das Bewußtsein, das es im Hier und Jetzt nicht mehr aushält, kann sich auch in eine andere Existenzform hineinphantasieren. Dann kann es heißen: Ich möchte ein Eisbär sein. Warum denn? Sie weinen nicht, obwohl es schrecklich kalt ist.

Manche behaupten von sich, sie fühlten sich wie eine Leiche: tot. Solche Aussagen von Menschen, die durchaus real existent sind, können nur dann begriffen werden, wenn man in ihnen die Spiegelung eines Entsetzens sieht. Man wird sich selber fremd, wenn man seine Einheit verloren hat. Die Verzweiflung des In-sich-uneins-Seins verfügt über zwei und mehr Bezugs- und Aussageebenen, die den Nährboden für bizarre Aussagen und doppelte Botschaften abgeben.

7. Zweifel und Verzweiflung

Neugier und Zweifel zusammen bieten die Gewähr dafür, daß man nicht unkritisch mit der Welt zu tun bekommt. Die Neugier bringt dem Unbekannten großes Interesse entgegen. Der Zweifel ringt einer Realität Sinn ab, die manches Mal durchaus zu Skepsis Anlaß gibt. Beide zusammen veranlassen die Person, die gebotene Vorsicht walten zu lassen, aber trotzdem den Weg ins Leben fortzusetzen. Der Zweifel ist der Suchbewegung auf dem Weg nicht abträglich. Der Zweifel ist der Sinnfindung sogar dienlich, als er einer

Zerrissenheit im Gefolge
von tiefer Verzweiflung

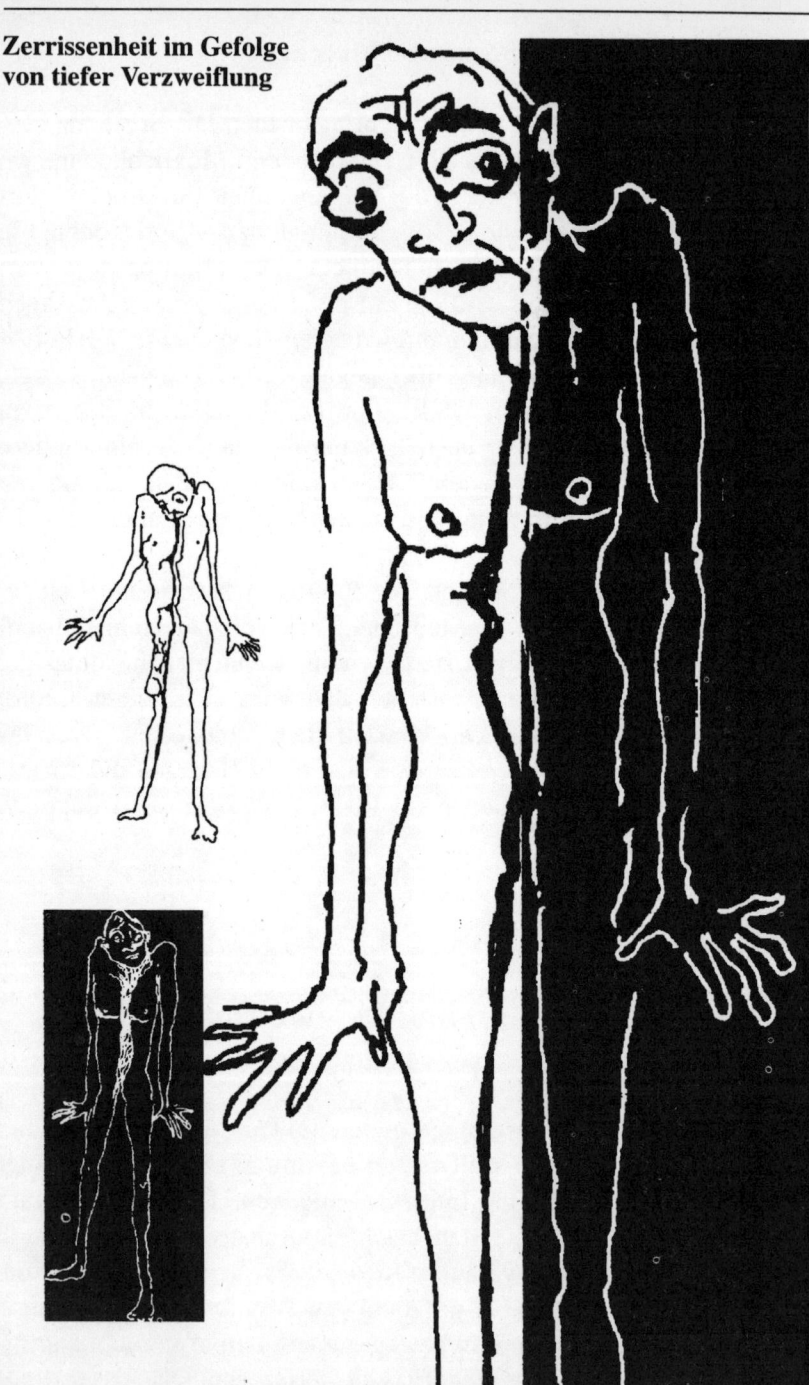

allzu schnellen und voreiligen Sinnerfassung Aufschub gewährt, bis die Wirklichkeit besser geprüft worden ist.

Verzweiflung ist von anderer Art. Sie verneint das Suchen. Sie verneint das Finden. Die Verzweiflung hat schon das Abschlußurteil getroffen. Für sie gibt es keinen Weg. Für sie gibt es keinen Ausweg. Für sie gibt es keine Lösung. Verzweifelte behaupten zwar, alles Mögliche probiert zu haben. Sieht man sich ihre Art der Bemühungen aber mal näher an, dann zeigt sich, daß die Anstrengungen doch sehr einspurig erfolgt sind und daß wenige Alternativen in den Blick genommen wurden. Manchmal stellt sich heraus, daß die Gedanken ziemlich gleichmäßig um dasselbe gekreist sind wie ein Karussell.

Zweifelnde fühlen sich unsicher. Sie halten sich für Orientierung offen und suchen nach einem Ziel. Verzweifelnde sind Schlauberger. Sie wissen zu schnell, daß angeblich alles nichts nützt und daß ihnen niemand behilflich sein kann. Sie verallgemeinern negative Erfahrungen aus der Vergangenheit und legen die Zukunft darauf fest.

Nervosität – die Angst vor bösen Überraschungen

Nervöse Menschen fühlen sich nervlich beansprucht. Das Leben mit seinen Anforderungen strapaziert sie. Geht man aber mal davon aus, daß sie alles mit den Nerven auffangen, dann kann man sich des weiteren fragen, warum sie das tun. Sie bringen höchstwahrscheinlich deshalb das Nervensystem in die vorderste Front, um möglichst schnell alles, was sich in ihnen und um sie herum tut, mitzukriegen. Die Drüsen hätten eine längere Anlaufzeit; die Muskeln müßten erst warm, erregt oder sonstwie geladen sein, bis sie zum vollen Einsatz zu bringen wären. Bei den Nerven ist das anders. Sie sind sofort funktionsbereit. Sie arbeiten mit der Geschwindigkeit eines hochsensiblen Leitsystems. Eine Aussage wie „Meine Nerven liegen frei" macht nur Sinn, wenn man eine so hohe ängstliche Reaktionsbereitschaft zugrunde legt, daß keine Sekunde durch zu großen isolierenden Widerstand verlorengehen darf. Sofortmaßnahmen sind angesagt. Wenn das Wahrnehmungssystem derart in Position gebracht wird, dann steckt immer eine massive Angst dahinter. Die zeigt sich in einer enormen Störanfälligkeit.

Das Augen-Licht

Die Augen sind lichtempfindlich. Weil sie das sind, sind sie dem Licht zugewandt und versuchen, möglichst viel davon in sich aufzunehmen. Das Auge braucht die Reizung durch Licht und Farben, um als Wahrnehmungsorgan in Erscheinung treten zu können. Es ist durchaus körperlich gemeint, wenn ich sage: Man muß soviel Licht in sich hineinlassen, wie nötig ist, daß es innen hell wird, was wiederum die Voraussetzung dafür ist, daß man sich über vieles klarwerden kann. Abweisung des Lichtes bedeutet immer Abweisung eines Erkenntnis- und Lernprozesses.

Ein Augenexperiment mag das verdeutlichen: Das Gesicht wird, einer Sonnenblume gleich, der Sonne zugewandt. Hände und Finger, die sich vor den Augen hin- und herbewegen, rufen ein Lichtschattenspiel hervor. Dieses reizt das Auge. Im Laufe der Zeit wird immer mehr Licht eingelassen, aber immer nur soviel, wie das Auge verträgt. Dann kneift man die Augen zusammen, und zwar so fest, wie man kann, und beobachtet das Farbenspiel. Außer in sich verfließender Farbvarianten können auch die Funktionsmuster des Augenhintergrundes wahrgenommen werden. Das geht natürlich nur, wenn man die Phasen der Lichtdurchtränkung im ständigen Wechsel mit der Kontraktion der Augenmuskeln praktiziert. Der Augenhintergrund verliert seine graue Dumpfheit, seine Trübheit, und genießt es, mit dem Licht eins zu werden.

Es hängt von unserer Stimmungslage ab, inwieweit unser Interesse dem Licht gegenüber reicht. Ein argwöhnischer Mensch stellt sich sicherlich nicht dem eindringenden, ihn verwandelnden Licht offen gegenüber. Um böse zu bleiben, muß man düster dreinschauen und die Augen immer etwas zusammenkneifen. Auch wer sich an seine Depressionen gewöhnt hat, dürfte wenig Interesse daran haben, daß sich die Blockierungen ums Auge herum auflösen. Eher wird man ein Verhalten vorfinden, bei dem man sich lichtscheu anstellt. Wer bei Aufrechterhaltung seiner Gefühle und bei Durchführung eines Vorhabens sich seine Sturheit bewahren will, bringt sich am besten auf Distanz zu dieser wandlungsanregenden Energie. Sie könnte ihn von seinem Vorhaben abbringen und ihn zumindest flexibler und kompromißbereiter einstimmen.

Wenn das Licht scheint, dann bleibt nichts so, wie es vorher war; dann sieht sich vieles immer wieder anders an.

Wo viel Licht ist, ist auch viel Schatten. Das Wechselwirkungsgeschehen zwischen Licht und Schatten ermöglicht Erotik. Sind wir erotisch, dann sind wir vom unbekannten Teil im anderen angezogen. Uns fasziniert nicht das, was wir sattsam kennen. Die Anziehung kommt vom Unsichtbaren. Der Satz „Wo viel Licht ist, ist viel Schatten" läßt sich auch umkehren. Während wir uns noch im Dunkel betreffs des anderen wähnen, was uns aufs äußerste beunruhigt, werden wir neugierig, wie sich der andere uns jetzt zeigen mag. Die Neugier bringt Licht ins Dunkel, nicht dadurch, daß sie entschleiernd Vorhänge wegreißt, sondern indem sie so lange dem faszinierenden Wesen zugewandt bleibt, wie aufgrund sich verändernder Lichtverhältnisse und neuer Perspektiven der andere in einem neuen Licht erscheint.

Bei Menschen, die wir sehr lange kennen, vermögen wir meist sehr genau ihre Schwächen und Unzulänglichkeiten einzuschätzen. Da überkommt uns bisweilen das Grauen. Was wir dabei verkennen ist zweierlei. Einerseits muß unserer Grauensempfindung einmal eine große Faszination vorausgegangen sein, andererseits kann die Tatsache, daß wir den anderen nur schattenhaft sehen, auch damit zu tun haben, daß wir ihn in den Schatten gestellt haben und kein Licht der Begeisterung auf ihn fallen lassen. Der Schatten verrät immer auch etwas über das Licht. Wird er groß und stark vernommen, kann die Lichtquelle nicht unbedeutend gewesen sein.

Gegenüber freundlich und anstrahlenden Menschen spüren wir, daß wir diese Freundlichkeit gut gebrauchen könnten. Würden wir den Blick erwidern, dann würden wir uns tief berührt fühlen. Die Begegnung würde unausweichlich zum Ereignis, zum Eräugnis, zum wechselseitigen Sich-Sehen und Gesehen-Werden. Menschen, die kurz aufblicken und dann wieder weggucken, scheinen zu fürchten, daß etwas anbrennen könnte, daß ein Funke vom anderen überspringt. Im Ausweichen der Augen wird derlei vermieden. Dennoch verraten nervöse Menschen mit ihren unruhigen Augen, die schweifend immer die ganze Gegend absuchen, daß sie das Bedürfnis nach der Intimität eines freundlichen Blickes haben, aber sie getrauen sich nicht, den Blick einzufangen, indem sie dem anderen in die Augen sehen. Mit fehlendem Vertrauen können sie zudem gar nicht wahrnehmen, wieviel Güte ihnen angeboten wird.

Der Augenblock

Angst verengt. Sie zieht das Gesichtsfeld zusammen. Engstirnigkeit entsteht. Sind wir einkommenden Impulsen nicht gewachsen, bleibt uns nur noch das Entsetzen. Im Entsetzen rücken wir von der aktuellen Wahrnehmung ab, fliehen vor ihr und beziehen Position hinten, fernab vom Zugriff des Bedrohlichen. Die Sinne schwinden. Man braucht sie nicht mehr. Man hat voll damit zu tun, mit der Situation fertig zu werden. Die Angst bewirkt Trübsinn. Wenn die Farbigkeit der Welt nichts mehr zu bestellen hat, weil der Sinn eingetrübt worden ist, dann verlegt man sich aufs Phantasieren. Die Phantasie schießt ins Kraut. Unberührt von der Wirklichkeit kann sie sich die Tatsachen so zurechtlegen, wie es nur noch im Interesse der Angst sein kann.

Das Gefühl der Angst bedarf für seinen Erhalt der Bestätigung. Angst fühlt sich voll bestätigt, wenn die Außenwelt das passende Bild zur inneren Vorstellung abgibt. Damit ihr niemand die Bestätigung der bisherigen Annahme streitig machen kann, muß sie alles unternehmen, damit sich ja keine Änderung zeigen kann. Dies bewerkstelligt sie dadurch, daß sie die Berührung mit der Wirklichkeit meidet. Das Schlimmste, was ihr passieren kann, wäre, berührt, gerührt und bewegt zu werden. Die Lust, die Gegenspielerin der Angst, würde alles durcheinanderbringen. Sie gilt es deshalb im Interesse der Angst wegzuhalten. Die Energie, die übers Auge im Körper ankommt, wird nicht dazu verwandt, den Körper als Ganzes zum Durchglühen zu bringen. Sie wird auf der Stelle von Gedanken aufgesogen.

„Sieht mich denn keiner?"

Der Schizoide ist ein Mensch, der ein Defizit an Gesehenwerden aufweist. Niemand gab ihm ausreichend Ansehen. Nur wenige würdigten ihn mit wohlwollenden und ehrfürchtigen Blicken. Er

Augenblock

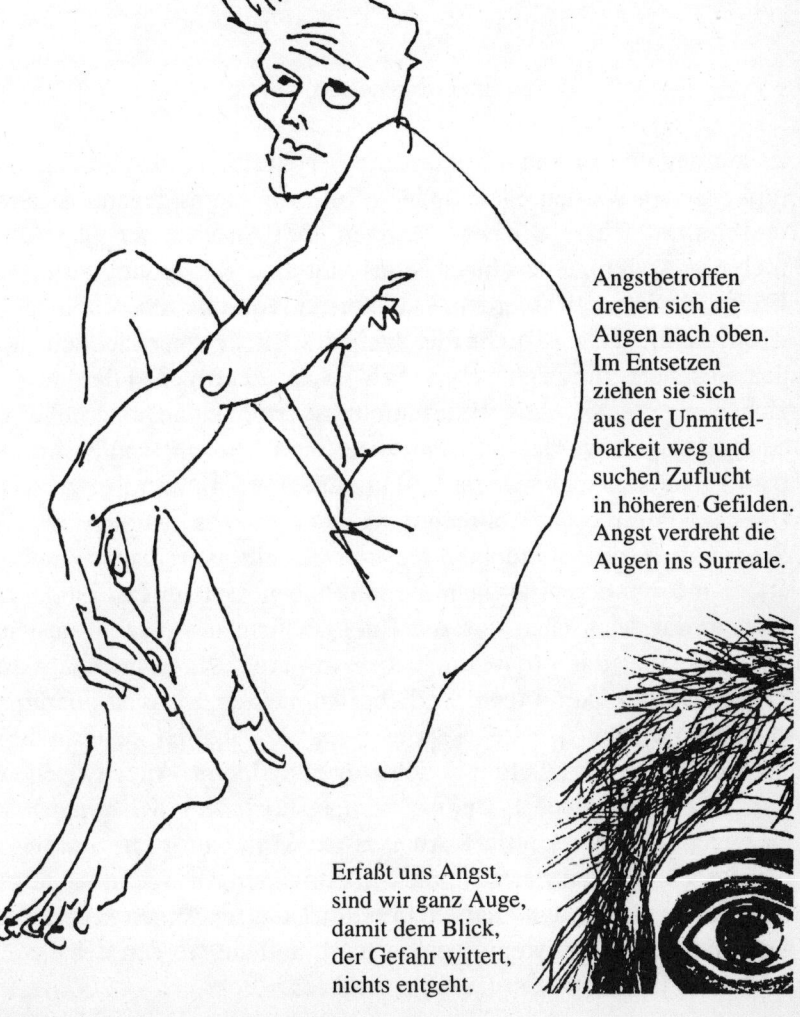

Angstbetroffen
drehen sich die
Augen nach oben.
Im Entsetzen
ziehen sie sich
aus der Unmittel-
barkeit weg und
suchen Zuflucht
in höheren Gefilden.
Angst verdreht die
Augen ins Surreale.

Erfaßt uns Angst,
sind wir ganz Auge,
damit dem Blick,
der Gefahr wittert,
nichts entgeht.

scheint sich daran gewöhnt zu haben, unerkannt durchs Leben gehen zu müssen. Die Menschen seiner Umwelt lassen ihn unberührt und kalt. Dann aber, wenn sich plötzlich zwei Augen auf ihn richten, wird ihm doch ganz anders. Es regt ihn auf, nicht an. Er fühlt sich angestarrt. Es schreit in ihm: „Glotz mich nicht so an, guck nicht so blöd!" Oder er fragt: „Is was?" Er scheint keinen gesteigerten Wert darauf zu legen, gesehen zu werden, wenigstens nicht von solchen Augen mit solch unvermuteter Ausstrahlung. Er bekommt Angst. Daß es einen für ihn belebenden und wohlwollenden Blick gibt, diesen Glauben hat er längst aufgegeben.

Sehen und gesehen werden

Er-kennen und Er-kanntsein ist eine Beschreibung für Liebe. Sehen und gesehen werden. Dem anderen offenen Auges gegenübertreten und ihn mit seinen Blicken würdigen, ihm Ansehen schenken über mehrere Augenblicke hinaus – das läßt eine Begegnung zu einem Ereignis *(Eräugnis)* werden. Die meisten von uns sehen und sehen doch nicht, und das nicht nur, weil die Blicke oberflächlich über das Gesehene hinweghuschen. Wir sehen nicht mehr alles, was es zu sehen gäbe, weil das Wahrnehmungsvermögen an andere Aufgaben gebunden wurde, z. B. aufpassen und Vorsicht walten lassen, damit nichts geschieht. Die funktionelle Verarmung führt zu einer Einschränkung der Wahrnehmung. Die Augen werden in den Dienst einer eingeschränkten Neugier gestellt, d. h., wir wollen vor allem Informationen aufnehmen und haben darüber fast ganz vergessen, daß Menschen unseren Blick suchen, um erkannt zu werden. Die meisten Menschen haben verlernt, via Augen Gefühle zum Ausdruck zu bringen. Verliebte können es noch, den berühmten Funken rüberspringen lassen. Doch gewöhnlich ziehen wir in Momenten, wo das Gefühl in den Augen andrängt, Augenwischerei vor. Das Auge eines Beduinen vermag noch, ein *Willkommen* zu entbieten. Das übersättigte Auge eines Mitteleuropäers muß sich erst fassen, konzentrieren, ehe es einem anderen Auge in Auge gegenübertritt. Mich wundert es nicht, daß unsere Augen krank werden. Sie werden zu wenig beeindruckt, und sie werden den Druck von innen andrängender Gefühle nicht los.

„Sehen und gesehen werden" ist der Wahlspruch von Partygängern und anderen Menschen, die das Licht der Öffentlichkeit suchen, um sich in Empfehlung zu bringen. Ihnen wird Oberflächlichkeit nachgesagt. Wir wollen jetzt nicht dem Fehler verfallen und Sehen und Gesehenwerden selbst nur vordergründig sehen. Jedem, der an Kontakt interessiert ist, muß es darum gehen, die Augen offen zu halten und nicht übersehen zu werden. Die Kombination beider Hinsichten macht den Reiz der Situation aus: sehen und als Sehender zugleich auch gesehen zu werden. Bewußt rausgucken und sich bewußt zu sein, daß man angeguckt wird – das ist ein Gefühl, das ich jedem oft gönnen möchte. Viele Menschen betonen, sie könnten nur jeweils das eine vollziehen bei Ausfall des anderen. Sie trauen sich, nur hinzusehen, solange sie unbeobachtet sind, und wenn sie sich angeschaut fühlen, dann sind sie so angespannt, daß sie nicht zurückzuschauen wagen. Inwieweit und ob überhaupt und wenn, wieviel gebe ich von mir zu erkennen? Lasse ich Einblick nehmen? Gewähre ich dem Blick des anderen Einlaß, um mich so zu sehen, wie ich bin, d. h. wie mir im Moment zumute ist? Was ist es, das ich dem Blick des anderen entziehen will, das ich verborgen halten will, damit er da nicht drankommt? Gibt es etwas in mir, womit ich vor dem Auge des anderen nicht zu bestehen glaube? Welche körperlichen Anstrengungen unternehme ich, um den Einblick zu verdüstern oder unmöglich zu machen? Ziehe ich die Vorhänge zu, oder errichte ich eine ablenkende Fassade, die den Blick gefangennehmen soll?

Damit ist auch schon der Kernpunkt angesprochen, wovon aus sich Blockierungen verstehen lassen. Ich bin keineswegs den Blicken eines anderen feilgeboten. Ich bin für ihn nie durchsichtig, wenn ich mich nicht zu erkennen *gebe*. Ich gestalte immer mit, was von mir in den Blick genommen werden kann. Verdrucke ich mich, dann tappt der andere im dunkeln und wird zu Mutmaßungen seine Zuflucht nehmen müssen. Warum lasse ich denn so vieles im dunkeln für den anderen? Wir sagen manchmal, wir seien noch nicht ins reine mit uns gekommen. Der Zeitpunkt, wo wir uns aufgeräumt fühlen und geneigt sind, die „gute Stube" zu zeigen, ist noch nicht gekommen. Wir halten uns selbst nicht für sehenswert. Wir wollen anderen einen solchen Anblick ersparen.

Wer sehen will, ohne sehend wahrgenommen zu werden, ist ein Voyeur. Ein Voyeur observiert und pickt sich etwas heraus. Er klaut sich einen Einblick in eine Intimität, ohne selbst intim werden zu wollen. Seine eigene Spaltung liegt da, wo er sich heraus- statt hineinhält. Das gilt übrigens für jeden, der ein ungeklärtes Vorinteresse hat. Die Art des Hinsehens wird entweder ungenau sein oder sich etwas herausschneiden. Der elegante Ausdruck dafür ist: einem spezialisierten Interesse nachgehen, was sich bioenergetisch als ein Fixieren herausstellt.

In höheren Regionen schweben

Jeder hat schon mal versucht, anregend zu sein, welcher Versuch leider nicht erfolgreich verlief. Es gibt Menschen, die lassen sich nicht anregen, von mir nicht, von dir nicht, nicht von der Situation. Sie sind nicht in Stimmung. Was bleibt einem da übrig, als diesen Personen(sach)verhalt zu respektieren. Für den Moment kommt nichts herüber. Stimmungsmäßig herrscht Windstille. Sie verhalten sich wie Menschen, denen alles zuviel ist. Ganz plötzlich werfen sie die Augen nach oben, drehen den Blick hoch. Das ist genau der Moment, wo sie aus einer mißliebigen Welt in eine Phantasiewelt abdriften, sich urplötzlich innerlich gedrängt fühlen, mit der Aufmerksamkeit aus einer als bescheuert empfundenen Realität abzuhauen und dorthin zu entweichen, wo es besser ist: in die Phantasie, in die Träume, in das obere Reich des Himmels, dahin, wo die Freiheit angeblich grenzenlos ist.

8. Cool sein

Cool sein, sachlich sein, ist das Ideal unserer Gesellschaft. Emotional zu sein dagegen ist eher störend. Gefühlsäußerungen werden kurzerhand aus der Welt geschafft: „Das hat hier jetzt nichts zu suchen." Gesagt, getan. Gefühle zu ignorieren hat weitreichende Folgen. Nicht mit einer Handbewegung sind sie aus der Welt zu schaffen. Sie sind da, und sie wirken. Ein enormer Aufwand ist vonnöten, sie zum Schweigen zu bringen. Man hat die eigene Lage noch längst nicht gemeistert, bloß weil man sich gefühlsmäßig unter Kontrolle brachte. Oberflächlich gesehen sieht manches nach einer Bewältigung aus, was sich bei näherem Hinsehen als Vergewaltigung herausstellt. Die Gefühle sind zum Schweigen gebracht, aber man lebt mit einer „Leiche im Keller".

Der coole Typ

Menschen im „gefrorenen" Zustand sagt man leichtfertig Gefühlskälte, manchmal sogar Kaltblütigkeit nach. Dabei frieren diese Menschen aus Mangel an Wärme. Sie haben keine Wärme bekommen, und folgerichtig können sie auch keine abgeben. Das bißchen Wärme, das ihnen zur Verfügung steht, reicht gerade zum Überleben aus.

Der Mensch im gefrorenen Zustand hat das Bedürfnis, sich zu bewahren, sich zu konservieren. Keine Methode eignet sich besser dazu als die Errichtung eines Kühlsystems. Vermittels des Kühlsystems gelingt es, keine Energien zu verschwenden, sondern alle Energien für sich zu behalten. Trotz dieses Bemühens gelingt es nie, total zu einem Eisblock zu werden. Das Verfahren gelingt nur zu Teilen, und zwar an den Stellen, die für den Kontakt vorgesehen sind. Es fängt oft an den Fingerspitzen an. Auch die Füße werden leicht kalt. Beides sind Anzeichen dafür, daß die Wege zum anderen hin abgebrochen werden. Man hat wenig bis gar keine Lust, sich auf einen anderen Menschen zuzubewegen, man hält die anderen für unerreichbar. Manchmal läßt es sich hinterher auch schwer feststellen, ob es die anderen gewesen sind, die sich fern und fremd gehalten haben, oder ob sich der Betreffende selbst so weit aus dem Zusammenhang mit anderen entfernt hat. Ist ja auch egal. Jedenfalls ist der Zugang zu anderen schwer, wenn man diese Kälte in sich spürt.

Konservierung ermöglicht es auch, ein Gefühl auf Eis zu legen, bis zur Stunde X. Jahre später ist es dann soweit. Das Gefühl der Rache steigt auf. Jetzt ist Zahltag, der Tag der großen Abrechnung. Durch die konservierende Wirkung der Unterkühlung gelingt es

z. B., Gefühle der Rache wiederbelebbar zu halten, falls man sie in der Zukunft doch mal rauslassen möchte. Und dann liest sich das in Gerichtsakten beispielsweise so: Ein Mädchen ist 17 geworden und sitzt genauso am Frühstückstisch wie all die Jahre zuvor. Jetzt ist es soweit, denkt sie. Sie nimmt das Brotmesser und ersticht die Mutter. Für die Umgebung ist so etwas total unverständlich. Das Mädchen hat sich aktuell nichts anmerken lassen. Vielleicht hat sie nicht einmal angedeutet, wie ungemütlich es innerlich um sie bestellt war. Vielleicht war sie selbst davon überrascht, daß plötzlich diese Idee sie überkam und nicht mehr in Ruhe ließ. Einer Mutter, die früher leichtfertig über die Gefühle der Tochter hinwegging, wird man nicht den Gefallen tun, sein Mißbehagen und sein Vorhaben zu artikulieren.

In der Kommunikationslosigkeit, die oft als stillschweigendes Einvernehmen interpretiert wird, braut sich manch Unheil zusammen. Man sollte sich im Zusammenleben mit Menschen niemals damit zufriedengeben, daß ein Mitglied sich beharrlich ausschweigt oder bei allen möglichen Anlässen nur ein müdes Lächeln übrighat. Nicht jeder, der sich ungerührt zeigt, ist friedlich in sich versunken. Kindern und Jugendlichen, die solches tun, ist oft nicht einmal selbst bewußt, warum sie so eigenartig sind. In ihrem Innersten arbeitet sich etwas aus, was früher auf Eis gelegt worden ist. Man gibt sich zugefroren, um niemanden an sein Gefühl, das immer fließend ist, heranzulassen. Als cooler Typ vergibt man sich nie etwas. Man kann abgeklärt tun.

Eins in die Fresse hauen wollen: Die entsetzlich kalte Wut

Der Schizoide sieht das Gesicht seines Gegenübers oft maskiert. Ihm selbst ist nicht bewußt, daß er durch seine Sichtweise selbst dazu beiträgt. Er sieht in das Gesicht seines Gegenübers und glaubt tatsächlich, daß es mit Eiseskälte überzogen ist und ihm deshalb angst macht. Unvermittelt kommt ein Impuls auf, dem anderen ins Gesicht zu schlagen, die Glaswand der Unberührbarkeit zu durchbrechen, die kristalline Kälte zerklirren zu lassen. Nur mit einem zerstörerischen Gewaltakt glaubt er zum Innersten der anderen Person vordringen zu können. Eine solch abrupt zur Gewalt schreitende Reaktion muß als Kampf um die Existenz verstanden werden. Er kämpft um die Anerkennung seines Rechtes auf Gefühle, was dazu führt, daß er bei einer verzweifelten Selbstbehauptung landet. Kommt in einem solchen Moment der andere etwas näher und wird die feindselige Einstellung gewahr, die sich noch nicht zum Ausdruck gebracht hat, dann hat möglicherweise der Haß verspielt, dann bleibt nur noch das Abdriften, das Entfleuchen. Der Körper wird wie ein Haus verlassen, die Seele macht sich auf und davon. Der andere bekommt es nur noch mit einem seelenlosen Wesen zu tun, mit einem Objekt, das einem Haus gleicht, das von seinen Bewohnern fluchtartig verlassen wurde.

9. Mit der Panik aus dem Gefühl kommen

Befindet sich jemand sehr lange in einem Zustand extremer Zusammengezogenheit aufgrund geballter Angst, dann eignet dieser Angst meist auch etwas Explosives. Jeder Mensch will irgendwann und irgendwie aus dieser Isolation herauskommen. Fragt sich bloß: Wie?

Das Heraustreten aus der Angst kann nicht schnell genug geschehen. Es geschieht panikartig. Panik hat fast immer damit zu tun, daß man einem unerträglichen Zustand möglichst schnell zu entkommen trachtet. Panik trägt die Bewegungszüge des Entsetzens. Man wechselt schlagartig seinen Standpunkt oder seinen Bezugspunkt. Man verhält sich uneinfangbar. Es ist ein Versuch, um jeden Preis immer wieder entkommen zu wollen, um ja nicht ausgeliefert zu sein. Was beweist, daß die Angst zwei Gesichter zeigt: ein zusammengekniffenes im Augenblick der Kontraktion; ein flüchtig, fahrig, verloren aussehendes Gesicht, das sich in der Entladung und nach der Entladung zeigt.

Panik ist die Methode, etwas schnell hinter sich zu bringen. Panik besagt schnelles Entkommen. Rasend schnell bewegt sich etwas in der Person. Gefühl und Motorik vermögen nicht mehr zu folgen, so schnell geht das. Das Gefühl steigt aus. Die Geschwin-

Panik, schnelles Durch- und Entkommen

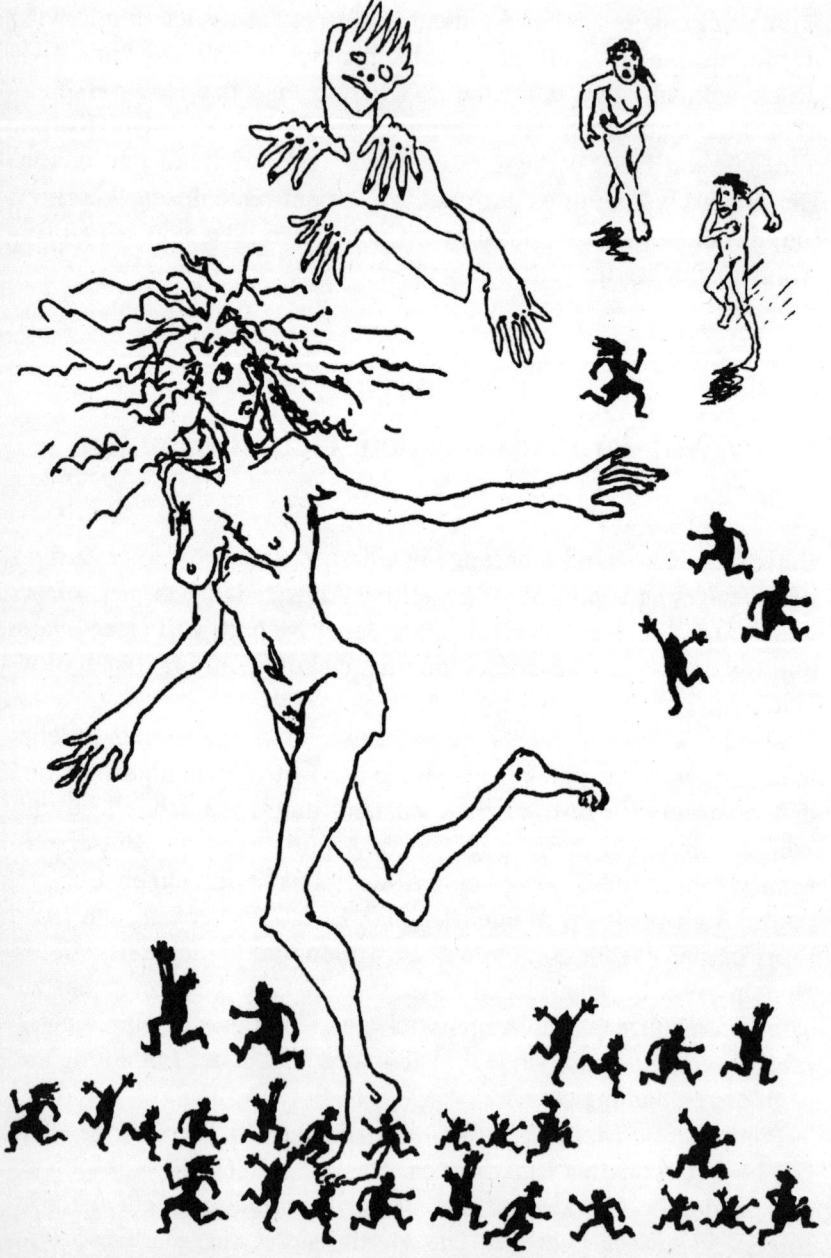

digkeitsüberhöhung ist nichts für Fühlen, denn jegliches Fühlen bedarf seiner Zeit. In Hektodynamik, in einem wahnsinnig übereilten Tempo kehrt man dem Gefühl den Rücken. Panisch ist man in Sekundenschnelle weg vom Fenster realistischer Aussicht. Im Bemühen, sich zu verziehen (= sich zu verflüchtigen), geht man weiter, viel weiter, als es sein müßte, manchmal bis ans Ende der Welt. Panik ist eine übertreibende Reaktionsweise im Dienste sofortiger und radikaler Lösungen. An die Stelle der Ruhe tritt die Hektik. Besinnlichkeit und Gelassenheit nehmen Fremdwortcharakter an.

Wie wirkt sich Panik auf die Partnerschaft aus? Das machen wir uns einmal an dem Modell einer Frau mit Torschlußpanik klar. Eine Frau verliebt sich in einen Mann. Sie fährt buchstäblich auf ihn ab. Sie kann es scheinbar nicht langsam angehen lassen. Auch in ihr selbst nicht. Da ist zuviel Unruhe, die sich Knall auf Fall meldet. Kolikartig ist sie von dem Gefühl befallen, mit diesem Mann etwas anstellen zu müssen. Auch ihre Annäherung weist die Züge ungeduldigen Vorgehens auf. Ihre Liebeserklärung kommt einem Überfall gleich. Sie überschüttet ihn mit Liebesbeteuerungen, noch ehe sich der Mann richtig versieht. Unter so viel Liebesschwüren kommt der Mann zwar in Bedrängnis. Aber er willigt möglicherweise trotzdem ein; schließlich bietet sich für ihn eine günstige Gelegenheit, die er nicht ungenutzt vorübergehen lassen möchte (Gelegenheit macht Liebe wie Diebe). Sobald er jedoch zur Besinnung kommt, widerruft er. Jetzt übersieht er erst die Lage und wundert sich seinerseits, in was er da hineingeraten ist. Auch er hat panisch reagiert.

II. Der orale Charakter
Unlust, sich das Notwendige zu *nehmen*.

Vierphasig ist die Verlaufsgestalt des Lebensprozesses; Bejahung, Ladung, Spannung und Entladung sind die Etappen, die es immer wieder zu durchlaufen gilt. In der zweiten Phase ist die wichtigste Funktion das

NEHMEN,

sich laden durch aufnehmen, zu sich bringen, in sich einholen. Auch die Wahrheit will über die Wahr-Nehmung genommen sein. Wer sich zu seiner Bedürftigkeit bekennt, macht sich immer wieder in Sehnsucht und Verlangen auf und trägt seine Wünsche als Bitte an andere heran. Der Ausdruck der Bedürftigkeit initiiert den Prozeß des Gebens, motiviert den Geber zur sozialen Tat, so daß der Bedürftige bekommt, was er braucht. Wer bittet, dem wird gegeben. Und das Leben braucht nicht nur in Selbstbefriedigung aufzugehen. Wer nicht bitten und nehmen gelernt hat, bekommt zu wenig und lebt im Mangel. Die Person bekommt zu wenig herein, um Substanz gewinnen zu können. Sie fällt vom Fleisch, wenn der Nachschub ausbleibt. Der Mangel, das Unbefriedigtsein wesentlicher Bedürfnisse, der Wegfall von Sehnsucht und Hoffnung sowie eine gewisse Kraftlosigkeit bei der Erlangung seiner Ziele kennzeichnen den oralen Charakter. Mangel zeigt sich in Defiziten. Orale fühlen sich chronisch zu kurz gekommen. Unbehobene eigene Unzulänglichkeit führt zur Abhängigkeit von anderen. Die Inaktivität des Oralen bringt die Menschen der Umgebung in Zugzwang. An die Welt ergeht ständig der Hinweis: „Du schuldest mir ..." Manchmal verfallen sie in Depressionen.

Die Illustrationen zeigen, wie Orale, die zu wenig gekriegt und sich im Laufe der Zeit das Nötigste zu nehmen abgewöhnt haben, später unter der Last von Verantwortung verbiegen, zum Fragezeichen werden. Orale sind sehr schwach, insbesondere schwach im Nehmen. Frust macht sie verdrießlich, Enttäuschungen machen sie bitter. Sie fühlen sich hilflos, haben großen Unterstützungsbedarf und kommen mit Sehnsucht und Verlangen nicht rüber. Wenn sich

Orale nicht vermittels Illusionen über Wasser halten können, wenn sie zudem niemanden haben, der ihr Abhängigkeitsgefühl toleriert, verfallen sie leicht in Depressionen. Die Bilder machen auch Mut, in der Abkehr vom Wunschdenken über Sehnsucht zum Verlangen und von dort zur Ergreifung von Lebenschancen zurückzufinden. Auch hier sind die Bilder in den Text integriert. Es sollte nicht erwartet werden, daß die Texte unmittelbar auf sie Bezug nehmen.

Mangel hinterläßt Schwäche

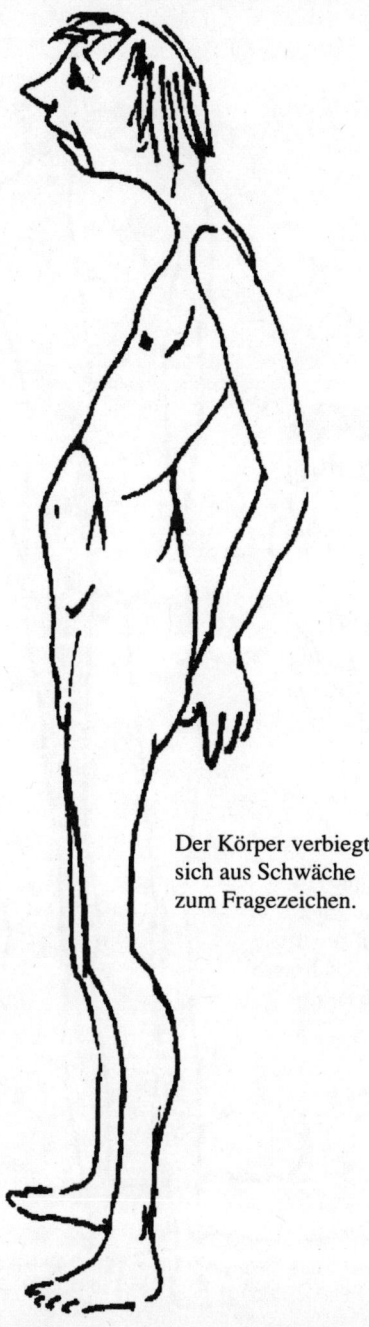

Der Körper verbiegt
sich aus Schwäche
zum Fragezeichen.

Schwächebefall

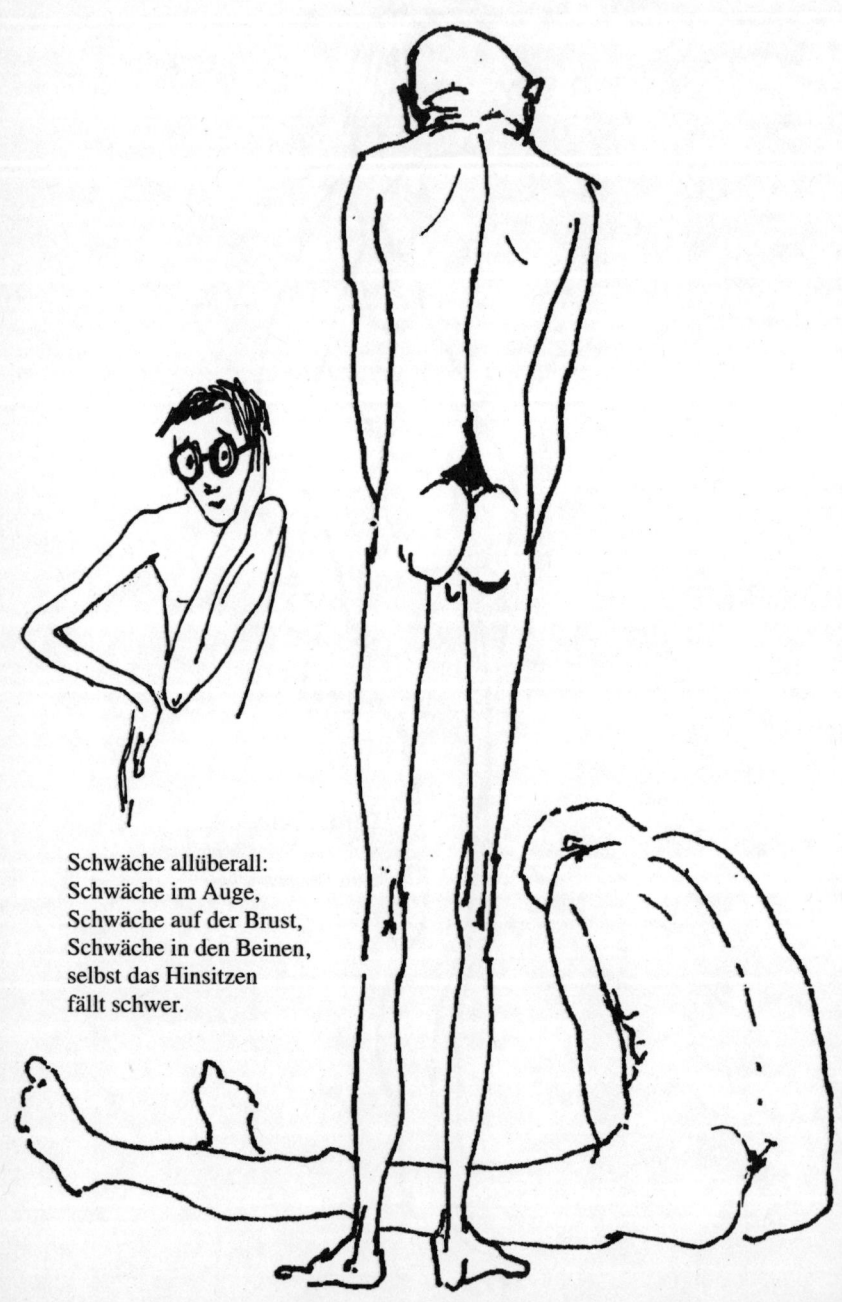

Schwäche allüberall:
Schwäche im Auge,
Schwäche auf der Brust,
Schwäche in den Beinen,
selbst das Hinsitzen
fällt schwer.

Festhalten macht inaktiv

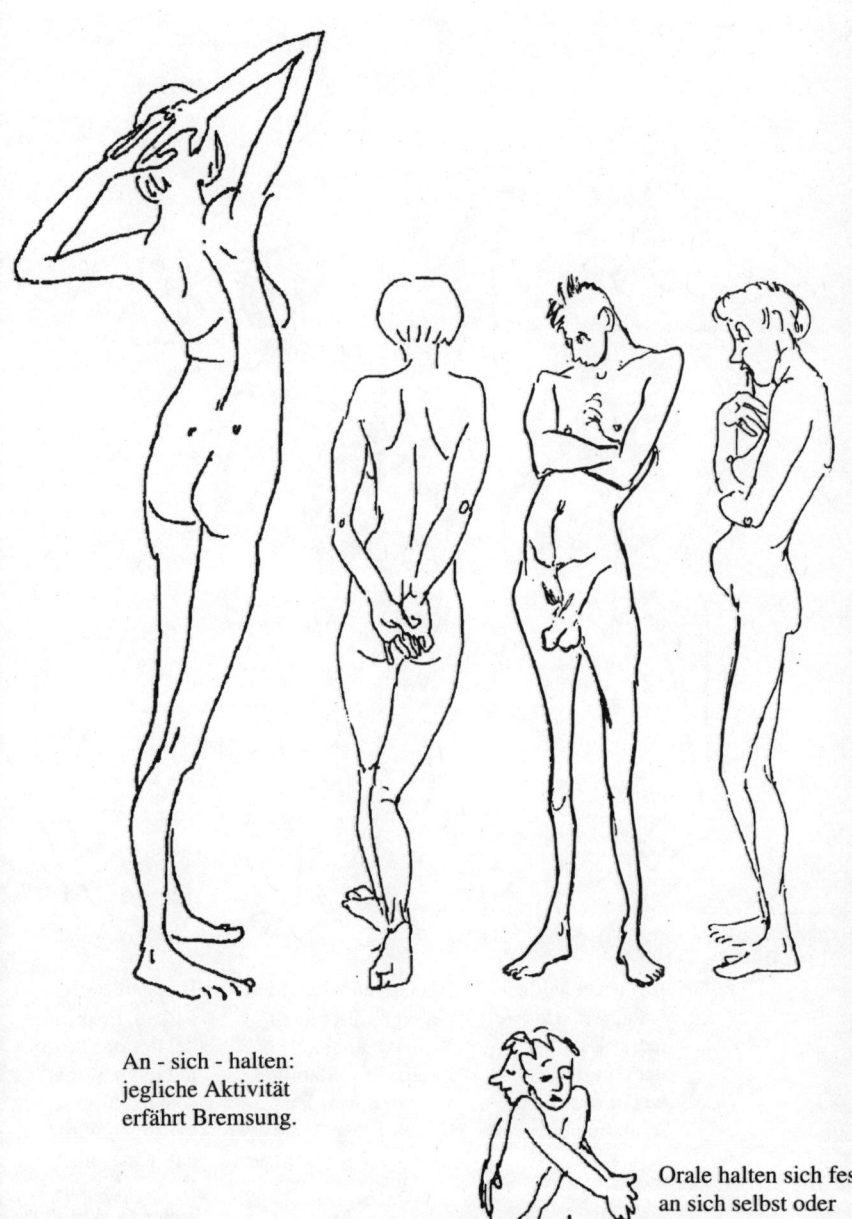

An - sich - halten:
jegliche Aktivität
erfährt Bremsung.

Orale halten sich fest,
an sich selbst oder
an anderen.

Auffälligkeiten im Erscheinungsbild

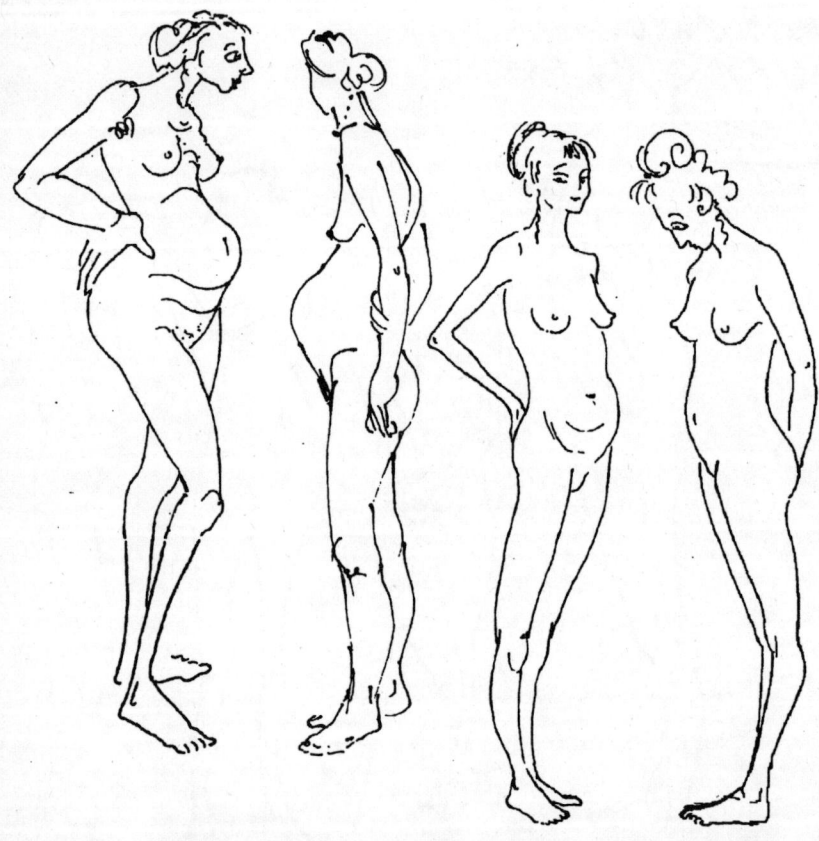

Ein vorgewölbter Bauch ist wie ein leerer Behälter, der darauf hinweist, wieviel da reinkommen soll, damit sich Befriedigung einstellen kann.

Als Gegenmaßnahme gegen befürchteten Kollaps, um sich zusätzliche Stabilität zu geben, werden Gelenke durchgedrückt, mechanisch stabilisiert.

Bananenstellung ist jene Position, bei der das Bein in einem Schwung so nach hinten verbogen wird, daß Knie- und Knöchelgelenk außer Funktion gesetzt sind.

Dünn ist „in"

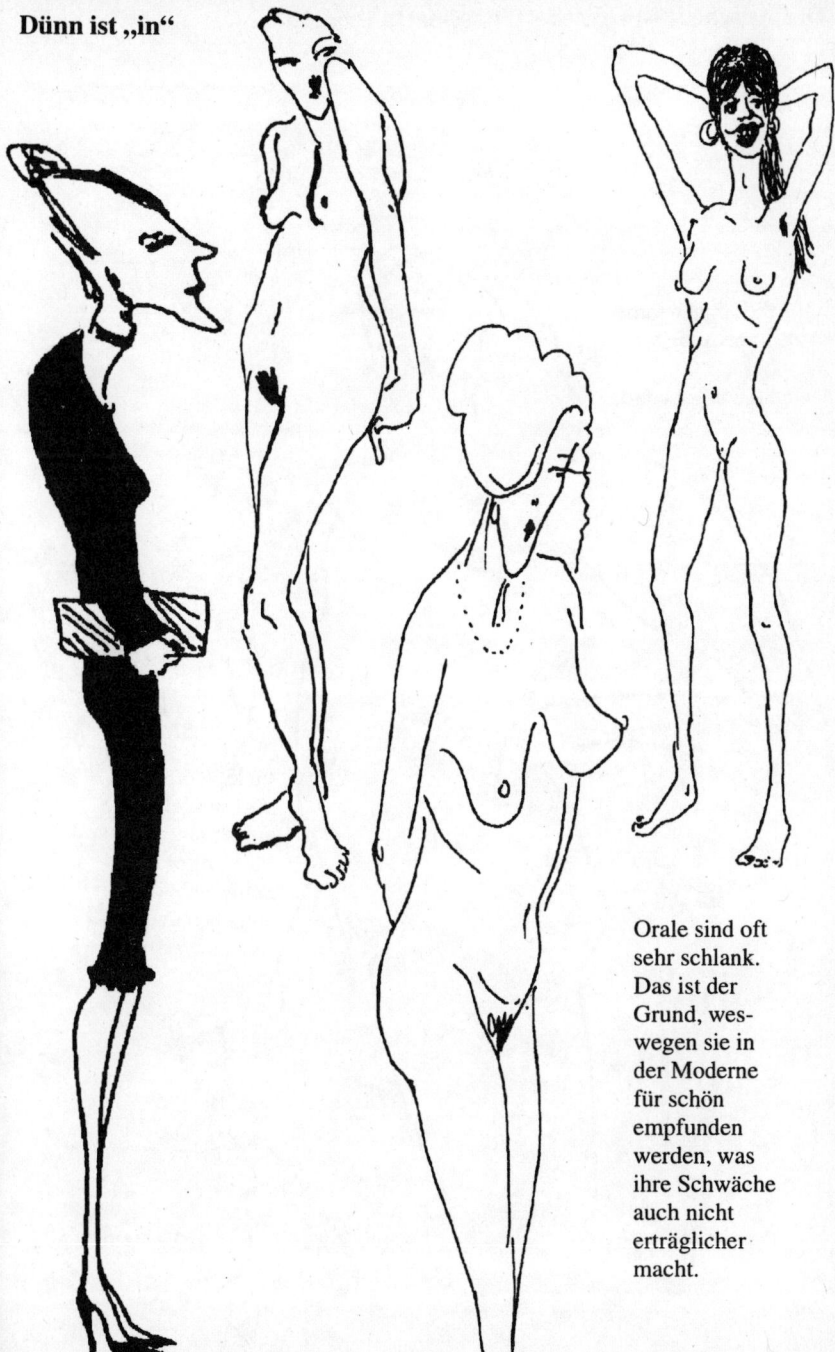

Orale sind oft
sehr schlank.
Das ist der
Grund, wes-
wegen sie in
der Moderne
für schön
empfunden
werden, was
ihre Schwäche
auch nicht
erträglicher
macht.

Der Anschein von Tatkraft (kaschierte Oralität)

Selbsthilfemaßnahmen
als Kompensation,
da hoher
Unterstützungsbedarf.

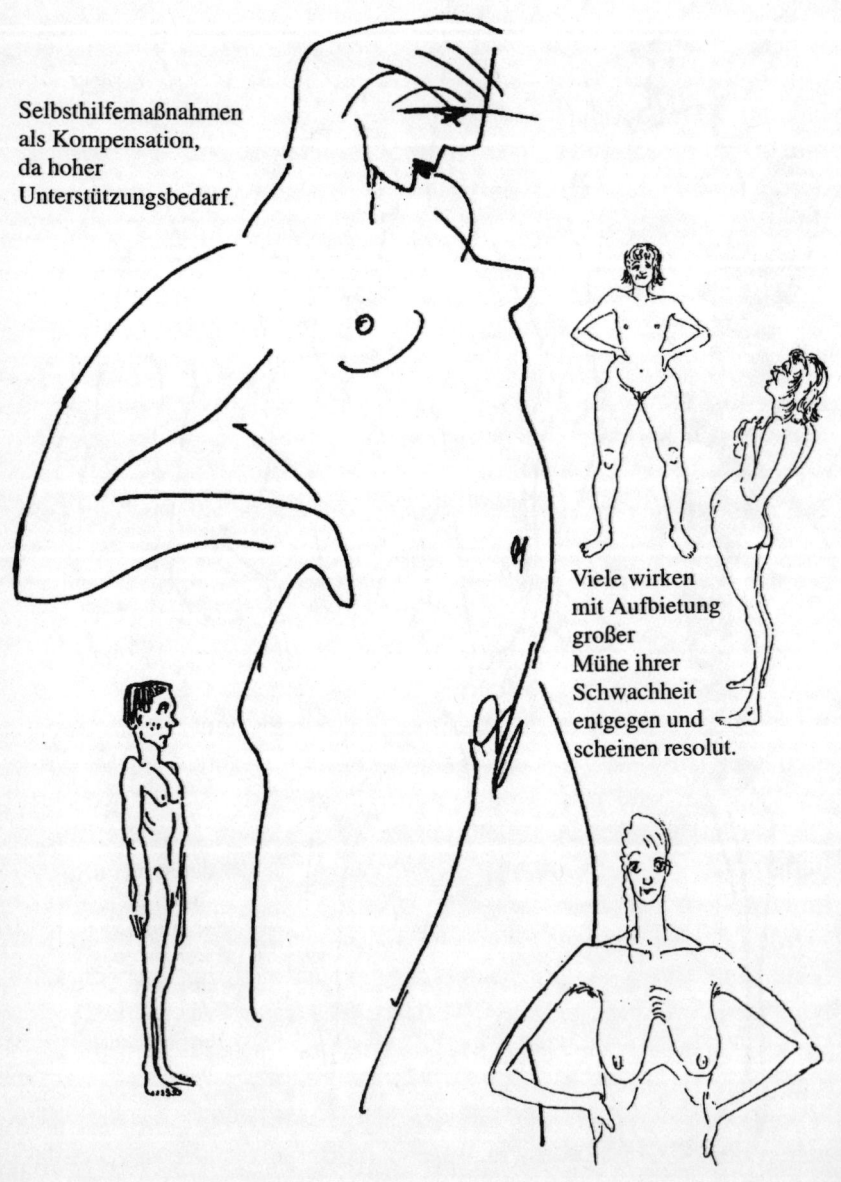

Viele wirken
mit Aufbietung
großer
Mühe ihrer
Schwachheit
entgegen und
scheinen resolut.

1. Unverkraftete Versagenserlebnisse

Wie das Verlangen abhanden kommt

Kinder verstehen es, ihr Verlangen unübersehbar zu zeigen. Das unverhohlen geäußerte Verlangen ist ein Stück ihrer Unmittelbarkeit zur Welt der anderen. Wann immer es sie gelüstet, strecken sie ihre Arme aus und den anderen entgegen und zeigen ihr Verlangen durch Mund- und Lippenbewegungen und mit der Stimme. Anfänglich weiß das Kind u. U. gar nicht, was es verlangt, aber es hält sich an seine Bezugspersonen. Ihnen trägt es unablässig seine Anliegen vor. Manchmal plärrt es die anderen einfach nur an. Keine gute Methode, Überzeugungsarbeit zu leisten, aber es entsteht ein wechselseitiger Prozeß, in dessen Verlauf eine Abklärung des Bedürfnisses möglich wird. Zugleich wird der zur Bemühung veranlaßte Adressat um die Erfahrung bereichert, daß es immer auf die persönliche Anteilnahme ankommt und nicht so sehr darauf, daß man auf den ersten Blick erkennt, was Sache ist. Auch geht es nicht darum, sofort mit den geeigneten Maßnahmen aufwarten zu können. Das Kind zeigt oft große Ausdauer im Appellieren an die anderen. Die Welt kann auf unterschiedlichste Weise den kindlichen Verlangensappell beantworten. Optimal wäre es, wenn sie Entgegenkommen zeigen würde. Dem ist leider oft nicht so. Häufig wird das Verlangen des Kindes einfach nicht zur Notiz genommen, weil die Bezugspersonen keine Zeit haben, ihnen andere Dinge wichtiger sind oder weil einfach niemand da ist. Häufig wird das Verlangen auch ausdrücklich zurückgewiesen. Manche Eltern befleißigen sich, offensichtliches Verlangen als eine Ungehörigkeit hinzustellen. Sie sehen darin den Ausdruck einer unziemlichen Begierde, der unbedingt Einhalt geboten werden muß. Wenn das Kind dann durch langes Warten arg gefrustet ist, mischt sich seinem Begehren eine gehörige Portion Wut unter. Das ist für viele Erzieher das Startzeichen zum Einschreiten. Das geht zu weit. Das darf man beim besten Willen nicht durchgehen lassen. Man schmiert das Kind ab, und im Abschmieren der Wut zerstört man neben dem lebenswichtigen Aggressionsausdruck, der das Verlangen durch Frustration hindurch ins Ziel bringen soll, auch das Verlangen selbst.

Dem Kind wird klargemacht, daß es ein schreckliches Kind ist, wenn es verlangt, ebenso, wenn es wütet. Es lernt, sich seiner Lebendigkeit zu schämen.

Frustrationstoleranz

Fühlt ein Kind sich grundsätzlich beachtet, in seiner Person und in seinen Bedürfnissen, dann hat es auch Einsehen mit den Erwachsenen, z. B. daß diese vor lauter Betriebsamkeit nicht gleich auf es eingehen. Es wird eine hohe Frustrationstoleranz entwickeln, ohne seine Bedürfnisse aufzugeben. Es wird den Erwachsenen entgegenkommen und wiederholt vorstellig werden, je nach Dringlichkeit des Bedürfnisses. Und es wird so lange vorstellig werden, bis es Gehör findet.

Ein mißachtetes Kind wird sofort in Panik geraten, wenn ein Bedürfnis frustriert wird. Es duldet keinen Aufschub. Kriegt es nicht, dann wird es fuchsteufelswild. Da es keine Ahnung von persönlicher Liebe mitbekommen hat, verfolgt es primär materielle Interessen. Ihm kann man später Liebe nur noch klarmachen, wenn man sich in Unkosten stürzt oder sich endlose Mühe macht. In seinem Konsumterror hat es gänzlich verlernt, die menschliche Dimension zu sehen, d. h. sich selbst in Bezug zum anderen, die eigenen Bedürfnisse abgestimmt auf die Erfüllbarkeit durch die anderen.

„Keine Lust auf Frust" oder „Dann eben nicht!"

Niemand läßt sich gerne frustrieren. Aber Frustrationen lassen sich nicht vermeiden. Der Versuch, dieser Erfahrung auszuweichen, führt mitten in neurotische Verhaltensmuster hinein. Bleibt die Person bei ihrem Bedürfnis, dann kann sie versuchen, dieses auf Wegen zu befriedigen, die nicht das Risiko enthalten, abgewiesen zu werden. Die Person kann z. B. eine Anspruchshaltung entwickeln und das Gewünschte fordern. Sie kann Dramen der Hilflosigkeit inszenieren und den anderen auf Hilfe verpflichten. Sie kann auch einfach darauf warten, daß der andere von allein merkt, was sie möchte, oder darauf setzen, daß sich die Bedürfnisbefriedigung zufällig ereignen wird. Die Person kann auch zum Selbstversorger werden, indem sie sich selbst befriedigt.

Die Person kann aber auch die Frustvermeidung noch weiter innen beginnen lassen und das Bedürfnis beschneiden. Was ich nicht kriegen kann, hat für mich nicht zu existieren. Stellt sich dem Bedürfnisausdruck der geringste Widerstand oder Gleichgültigkeit entgegen, wird das Bedürfnis zurückgenommen. „Dann eben nicht!" Eine Umwelt, die einen nicht mehr sieht, muß man so nehmen, wie sie ist, und sich damit arrangieren. Man glaubt, mit ihr am besten zu fahren, wenn es gelingt, ohne sie auszukommen. Damit spart man sich auf alle Fälle vergebliche Liebesmüh'.

Die neurotische Wirkung der Selbstfrustrierung

Die Vorwegnahme eines unzufriedenstellenden Ergebnisses aufgrund schmerzlicher Erinnerung an frühere Versagenserlebnisse bewirkt fast dasselbe wie das Eintreffen einer realen massiven Frustration. Denkt man ans Mißlingen im Vollzug einer Handlung, dann reagiert der Körper, als ob die Wirklichkeitsvermutung wirklich erfolgt wäre. War man soeben noch dabei, sein Verlangen an die gewünschte Person zu adressieren, dann hätte das eine Erstrekkung auf das Wunschziel zur Folge gehabt. Der Körper hätte sich zur lustvollen Ausdehnung in Sehnsucht und Verlangen bereitgefunden. Der Gedanke eventuellen Frustriertwerdens kommt dazwischen und schneidet das Subjekt kurzerhand von seinen Möglichkeiten ab. Das tut weh.

Phantasierter Frust zieht noch zusätzliche Nachteile hinter sich her. Wird man von außen frustriert kann man hinterher wenigstens eine „zünftige" Wut entwickeln. Frustriert man sich hingegen selbst, kann man nur über sich selbst wütend werden. Die Phantasie übertreibt gern. So kann die zeitliche Dauer einer unangenehmen Situation in der Vorstellung auf endlos und ewig angelegt sein. Solche Gedanken können einem die Hölle bereiten. Das reale Leben geht da mit uns doch noch humaner um. Außerdem frustriert sich das Subjekt viel radikaler, wenn es vom Bitten und Flehen für immer Abstand nimmt. Das kommt einer Selbstamputation gleich.

Reifen durch Frustrationen

Frustrationen haben eine wichtige Funktion im Leben. Man stelle sich einmal vor, man würde alles im Leben kriegen und hinkriegen. Würde man dann noch den Wert einschätzen können? Wir würden uns lustig drauflosbedienen. Der Frust unterbricht die Selbstverständlichkeit unbedingten Kriegens. Er ermöglicht, daß wir genauer hinsehen, mit wem wir es bei der Erfüllung unserer Bedürfnisse zu tun haben. Er macht möglich, daß wir genauer auf unser Bedürfnis Bedacht nehmen. Ist das, was wir wollen, so unbedingt notwendig? Auch wenn der Erfolg ausbleibt, ist die aktive Bemühung von ungleich höherem Wert für den Organismus als jede noch so schlaue Inaktivierung aufgrund einer ausgedehnten Analyse versäumter Chancen. Reif wird man, wenn man trotz frustrierender Erfahrungen mit dem weitermacht, was einem wichtig ist, und mit dem weitergeht, was man als sein Bedürfnis und sein Befriedigungsziel erkannt hat, kurzum: wenn man sein Bedürfnis auch angesichts einer frustrierenden Umwelt aufrechterhält.

2. Sehnsucht

Die Sehnsucht kann freischwebend für sich existieren, ohne daß sie sofort gestillt werden müßte. Sie muß sich auch nicht befriedigungshalber von jemandem oder von etwas abhängig machen. Es genügt, daß sie da ist und unser Leben hoffnungsfroh stimmt. Körperlich vollzieht sie sich in einem volleren Atem, der unabdingbar ist, will man aus seiner kleinlichen Einstellung in eine großzügigere übergehen. Die Brust macht sich weit, die Arme werden ausgedehnt. Jedem Dehnen wohnt ein Sehnen inne. Ein Bedürfnis, sich auszustrecken und auszudehnen, liegt vor, wenn man vom Schlaf erwacht ist und es ganz neu mit dem Leben aufnimmt. Mit der

Sehnsucht richten sich gute Gefühle in die Welt hinaus: „Seid umschlungen, Millionen", sagt die Sehnsucht in einem ozeanischen Gefühl. Sobald es aber an die Erfüllung des Herzenswunsches geht, muß man eine Auswahl vornehmen und zur Einschränkung der Gefühlsweite im Interesse realistischer Wirkbreite bereit sein. Aus der Sehnsucht entsteht dann das Verlangen.

Die Sehnsucht ist etwas so Lebenswichtiges, daß sie nicht von anderen Menschen abhängig gemacht werden sollte. Wir brauchen sie für uns selbst. Die Sehnsucht ist ein Erfüllungsdrang, der uns über jede augenblickliche Sättigung immer wieder hinausführen wird. Dennoch wird sie sich hin und wieder an einen Menschen knüpfen und ausprobieren, inwieweit sie sich auch in einer Beziehung zur Realisierung bringen läßt. Menschliche Beziehungen sind allemal der beste Aufenthalt für sie. Man kann von der Sehnsucht sagen, daß sie Bezüge herstellt, aber sie geht niemals in einer Beziehung ganz auf, so wenig wie sich Träume jemals total bewahrheiten lassen.

Sehnsucht und Illusion

Das Problem mit der Sehnsucht fängt an, wenn alle Sehnsüchte auf einen Menschen geworfen werden. Der Ersehnte soll dann all das sein, was der Sehnsüchtige selbst nicht ist, und soll all das bringen, was im bisherigen Leben an Bedürfnisbefriedigung nicht abgedeckt war. Mit der Fixierung der Sehnsucht an einen bestimmten Partner wird sie zur Illusion und muß notwendigerweise enttäuscht werden. Als Sehnsuchtsziel in diesem umfassenden Sinne eignet sich nur ein Partner, den man noch nicht so gut kennt, dessen Schwachstellen also noch nicht deutlich zutage getreten sind.

Die Bedürfnisse ausbreiten

Viele Menschen mag die Idee kurios erscheinen, daß man seine Bedürfnisse ausbreiten soll. Würden sie ihre Bedürfnisse zur Schau stellen, kämen sie sich exhibitionistisch vor. Es leuchtet ihnen keineswegs ein, daß man Bedürfnisse feilbieten soll. Das kann sich ändern, wenn wir uns die Frage stellen: „Wie sollte jemand auf uns eingehen, wenn wir keinen Anhaltspunkt liefern, worauf?"

Wer seine Bedürfnisse kennt und wem sie unaufgebbar wichtig sind, wird sich auf den Weg machen und sich bereithalten, wenn es sein muß, für viele Begegnungen. Das Bedürfnis selbst wird zur treibenden Kraft im Kontakt. Das Bedürfnis wird weiter gespannt. Es durchdringt Arme und Hände und ist von dem Moment an schon weit mehr als eine passive Erwartungshaltung. Das Bedürfnis ist eine bewegende Kraft. Es macht uns sehnsüchtig, ohne daß das Ergebnis der Befriedigung sofort ersichtlich sein müßte.

Das Verlangen wiederfinden

Im Wort *Verlangen* ist all das mitenthalten, was wir Bioenergetiker uns darunter vorstellen: Man macht sich lang, streckt sich aus, bekommt lange Arme, Hände und Finger und spannt so einen Bogen zwischen dem eigenen Bedürfnis und den Befriedigungsmöglichkeiten. Man legt sich für seine Bedürfnisse ins Zeug und streckt sich ausdehnend denen entgegen, die wesentlich zur Erfüllung beitragen können. Wie sieht es mit dem Verlangen aus? Ist welches da? Und wenn nicht? Ist es erstorben, ist es überdeckt oder ist es nur momentan zurückgehalten?

Wir Bioenergetiker gehen davon aus, daß in jedem Menschen Verlangen grundsätzlich da ist. Es muß der Person nicht erst beigebracht werden. Ist es nicht sofort auffindbar, dann ist es blockiert, möglicherweise auch aufgehalten worden. Für diesen Fall ist das Verlangen trotzdem da, doch steht es der Person aktuell nicht zur Verfügung.

Wer sich nur so von ungefähr mit seinem Bedürfnis zeigt, kriegt nicht, was er wirklich will. Ich will Liebe. Gut, das will schließlich jeder. Aber wie denn, wo denn, was denn? Soll das der andere erraten oder auf Gutdünken irgendwas anbieten? Hätte das eine Chance, vom Bedürftigen gutgeheißen zu werden? Wohl kaum. Damit schiebt man dem anderen das Geschäft der Verdeutlichung zu. Solange man intakte Gliedmaßen hat und sich stimmlich artikulieren kann, kann man selbst nicht unerheblich zur Verdeutlichung seines Anliegens beitragen.

Sehnsucht

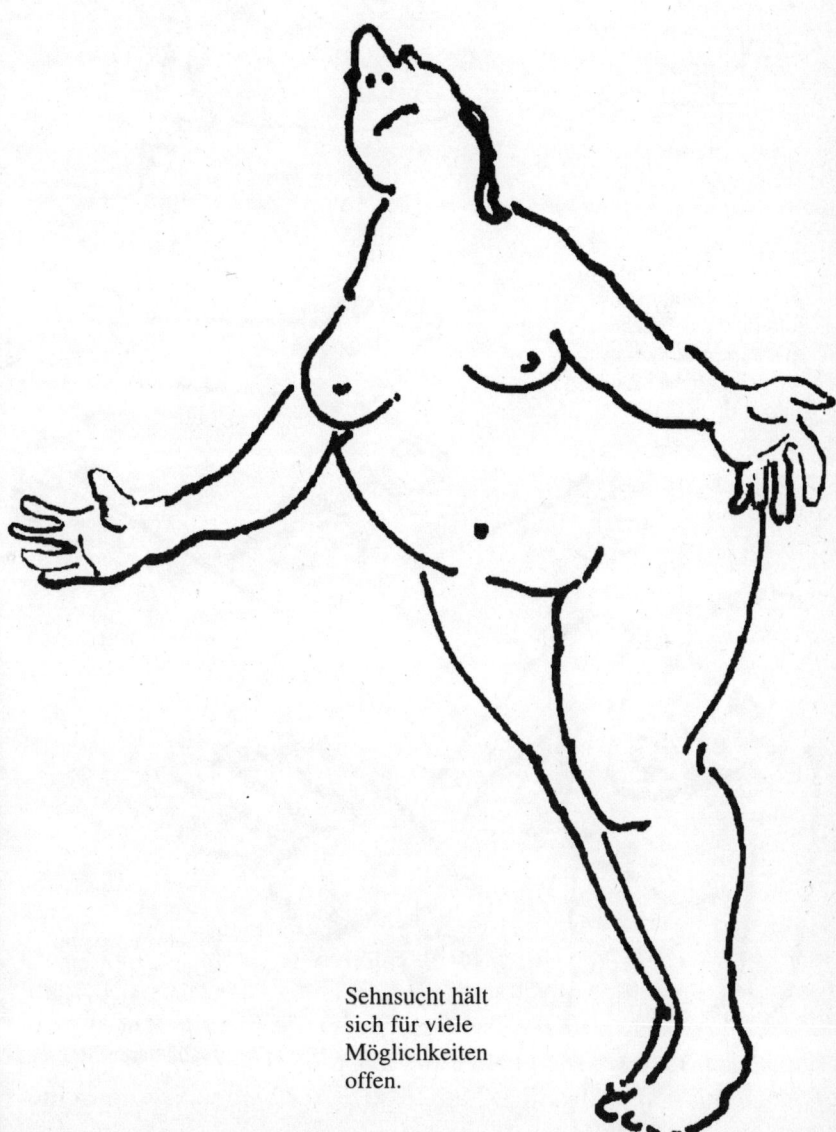

Sehnsucht hält
sich für viele
Möglichkeiten
offen.

Verlangen – sich langmachgen, greifen und begreifen

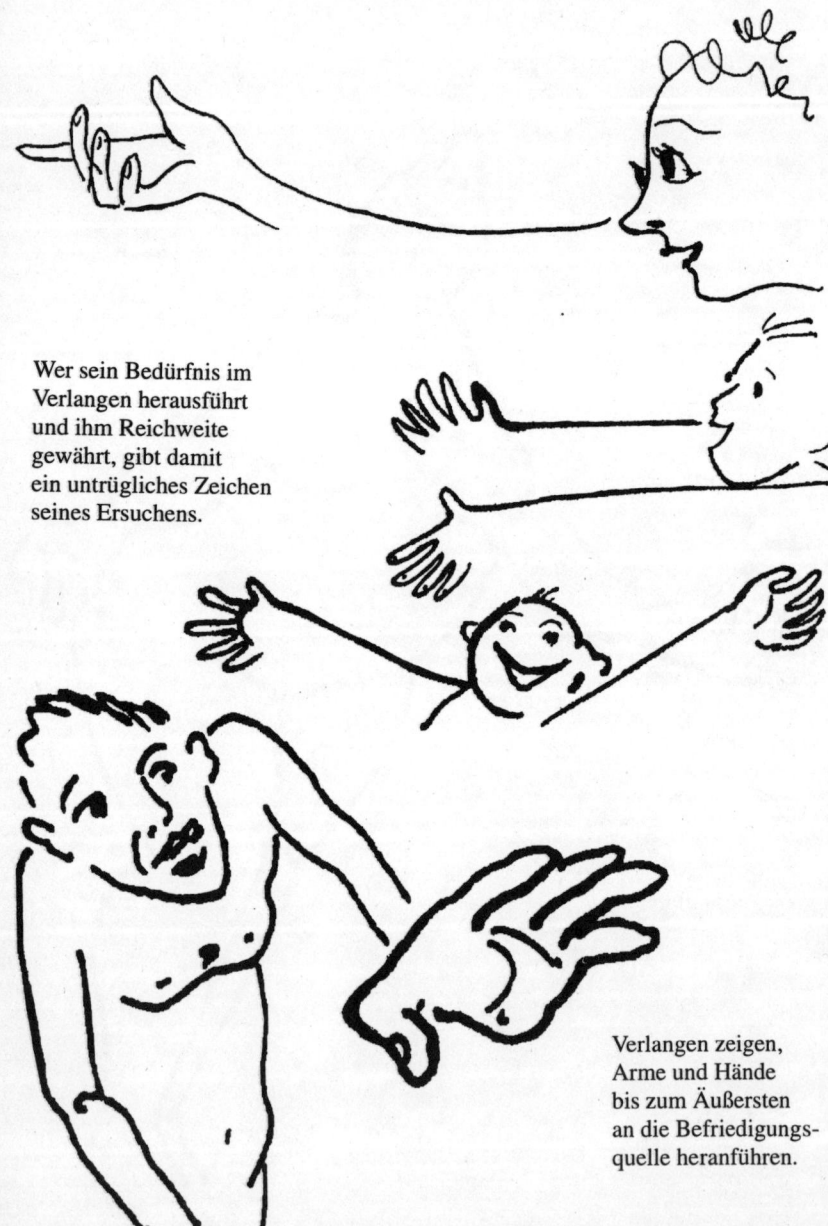

Wer sein Bedürfnis im
Verlangen herausführt
und ihm Reichweite
gewährt, gibt damit
ein untrügliches Zeichen
seines Ersuchens.

Verlangen zeigen,
Arme und Hände
bis zum Äußersten
an die Befriedigungs-
quelle heranführen.

3. Keine Lust, um was zu bitten

Der Sinn des Bittens

Bitten begründet sozialen Zusammenhang. Habe ich einen Anspruch auf etwas, dann brauche ich nicht den Weg des Bittens zu beschreiten, um zu meiner Sache zu kommen. Ich fordere mein Recht kurzerhand ein. Der andere muß damit herausrücken, ob er will oder nicht. Dem Anspruchsdenken ist Bitten fremd.

Bitten ist Hinwendung an einen anderen. Man stelle sich vor, zwei Egomane gehen ihren egoistischen Interessen nach. Wie mag es zwischen diesen beiden Menschen zur Begründung eines sozialen Bewußtseins kommen? Nicht dadurch, daß sie gemeinsame Sache machen, sondern allein durch das aneinander gerichtete Ersuchen. Der Appell an den anderen ist immer auch zugleich ein Bekenntnis zu sozialer Angewiesenheit, was aber nicht Abhängigkeit impliziert. In Abhängigkeit spannt sich kein Bogen vom Ich zum Du. In der Abhängigkeit vermeidet man die Selbständigkeit, die zuallererst die Grundlage für gegenseitiges Interesse abgeben kann. Abhängigkeit läßt jede Spannung zwischen Ich und Du vermissen. Sie vereinnahmt, was ihr nicht mehr zusteht. Sie benutzt die anderen als Krücke. Bitten hingegen ist wie das Schlagen eines Bogens vom einen zum anderen. Wie die andere Seite sich verhalten mag, ist ihre Sache. Es soll nicht vorbedacht, oktroyiert oder sonstwie vorweggenommen werden. Das Spannende an einer vorgebrachten Bitte ist die hoffnungsvolle Erwartung, wie die Antwort ausfallen mag. Wie wird es dem Du belieben? Bitten bedeutet auch, dem anderen die Freiheit zuzugestehen, die Bitte abzulehnen. Egal, wie die freie Antwort ausfällt, nur sie eröffnet eine Auseinandersetzung, in deren Verlauf beide deutlicher mitbekommen, woran sie miteinander sind und mit wem sie es eigentlich zu tun bekommen.

Von der Gegenseite aus gesehen, ist es immer etwas komisch, wenn man mit jemandem zu tun bekommt, von dem man nicht so recht weiß, was er eigentlich will, der einen aber ständig anmacht. Die Analyse von Personen, die jemanden ungern um etwas bitten, hat mir immer wieder gezeigt, daß das Handicap auf deren eigenen Seite lag und nicht der anderen Seite unterstellt werden darf. Ist es

mir mit einem Wunsch ganz ernst, dann werde ich viele Wege und
Mittel ersinnen, diesen Wunsch an den Mann bzw. die Frau zu bringen.

Würden wir Gelegenheit haben, uns selbst genauer zu beobachten, dann würden wir einsehen, daß der Transfer zum anderen hin
aufgrund der Schwäche unseres Ausdrucks und der Verzagtheit unseres Gemütes sehr zu wünschen übrigläßt. Schon in uns selbst befinden sich die Barrieren, die den Ausdruck verzerren. Es kann
sein, daß die Stimme fremd oder mechanisch klingt. Es ist oft so,
daß wir sie in dem Moment verfremden, wo uns unser Flehen bewußt wird. Dieses Verhalten offenbart ein gespanntes Verhältnis
mit latenter Feindseligkeit, denn Freunde würden so nicht miteinan-
ander umspringen. Wer sich nicht ranzugehen traut, befindet sich
in einem Teufelskreis. Der andere wird schon gar nicht erst mit
den eigenen Wünschen bedacht. Man unterstellt ihm, er würde sich
ohnehin nicht um einen kümmern. Damit schiebt man ihn aus der
Vertrautheit hinaus in die Fremdheit. Die Fremdheit schlägt mangels vertrauensfördernder Erfahrungen in Feindseligkeit um. Die
Feindseligkeit produziert eine Haltung, in der man mit Verbitterung sich selbst der Nächste wird und zur Konsequenz gelangt, den
anderen als nicht hilfreich aus seinem Leben herauszuhalten.

Die Ausdrucksgeste des Bittens

Wenn sich Bedürfnisse melden, merkt man, daß man vom anderen
etwas will und darauf angewiesen ist, auch zu bekommen. Ein ver-
nünftiger Mensch wird zur Erreichung seines Ziels alles mobilisie-
ren, d. h. alle Hebel in Bewegung setzen. Die nächstliegenden Hebel sind die Gelenke. Alle Hebel in Bewegung setzen heißt, seine
Gliedmaßen zum vollen Gebrauch kommen zu lassen.

Die Standardübung, womit Bitten zum Ausdruck gebracht wird,
ist das Ausreichen mit Armen und Händen. Die Haltung ist den Babys abgeguckt. Werden die Hände verlangend nach vorn gebracht,
die Brust durch Vorkehrung des Brustbeins offensiv gehalten, die
Lippen ausgestülpt und vermag man dies mit seinem persönlichen
Bedürfnis nach Wärme und Nähe in Verbindung zu bringen, dann
kommt Sehnsucht auf, welche die Voraussetzung ist für den Auf-

bruch ins Verlangen. Das Innerste kehrt sich kommunikations-suchend nach außen und durchdringt den Körper über die Schultern, Oberarme, Unterarme, Hände bis in die Fingerspitzen. Einem Kondor gleich, der mit seinen Schwingen das Element Luft erfaßt, greift das Kind nach der Wirklichkeit aus, auf die es bedürftig angewiesen ist. Voller Erwartung und ungebrochen spannt es sein Gefühl zwischen Armen und Händen aus.

Das Bitten kommt manche so peinlich an, daß sie glauben, sie könnten es nicht über sich bringen, als Bittsteller in Erscheinung zu treten. Die Haltung der Arme zeigt: Da ist die Luft raus, da legt sich jemand nicht mit all seinen Kräften ins Zeug. Da streckt jemand seine Arme mechanisch aus, wie ein Zombie oder wie ein Kran. Die Verlangensanzeige unterbleibt. Da checkt ein anderer dauernd die Lage und faßt sich ständig an den Kopf. Man sieht geradezu das Bemühen, mit an Sicherheit grenzender Wahrscheinlichkeit herausbekommen zu wollen, wie die Chancen liegen. Wieder eine andere Person bringt zwar die Arme heraus, aber sie bleiben entweder ungerichtet, irgendwo ins Leere eines Niemandslandes deutend, oder die Hände scheinen – resignativ – fast schon von den Armen abzufallen.

Solcher Ausdruck verrät nichts von einer fiebernden Dynamik, die nicht müde wird, wiederholt anzusetzen, und die immer wieder Anlauf auf den anderen nimmt; man sieht kein flehentliches Hin und Her und Hinaus, ganz ausgestreckt, als Demonstration unbedingten Appells. Das Bitten wird oft sehr verkrampft angenähert, und diese Annäherungsweise bedingt dann auch, daß man sich nicht mehr darüber zu freuen vermag, wenn der Erfüllungsmoment gekommen ist. Man steht auch nach der Erfüllung noch zu sehr unter dem Eindruck all der Mühsal und all des immensen Aufwandes vor der Zielerreichung.

Warum kann jemand Berührung oder andere Anteilnahme nicht annehmen? Meist ist es so, daß eine Lebenslehre durchschlägt: Du bekommst nichts umsonst. Unter dem Druck, die bekommende Wohltat durch eine geeignete Gegengabe kompensieren zu sollen, vergißt man, den Moment der Anteilnahme zu genießen. Man ist weit davon entfernt, die Berührung als ein Geschenk zu erachten, wobei den Geber nichts mehr erfreuen kann als ein Nehmer, der mit vollem Herzen zuspricht.

Der gesellige Wert des Bittens

„Bittet, und es wird euch gegeben", so heißt es in der Bibel. Damit umschreibt sie eine Erfahrung, die wir auch in der Bioenergetik machen können. Das flehentliche Bitten rührt das Herz und macht harte Herzen barmherzig. Wer nicht bitten gelernt hat, ist meist etwas verbittert und wird sich meist auch nicht dankbar zeigen für das, was er bekommen hat. Das Bitten rückt Nehmer und Geber zusammen. Es versetzt den anderen in die Lage, für mich da zu sein. Geschieht solches in Wechselseitigkeit, dann stiftet das ein Gefühl sozialer Zusammengehörigkeit. Für viele ist am Bitten nur die Notwendigkeit einsichtig, nicht aber ihr geselliger Wert. Nach ihrer Meinung darf es nicht angehen, nur deshalb schon zu bitten, weil dies einem Wunsch entspricht. Sie setzen Bitten mit Betteln gleich. Ohne ersichtlichen Grund darf man den anderen nicht in Anspruch nehmen. Genaugenommen darf man den anderen nur um Hilfe angehen, wenn man Hilfe nötig hat, nicht aber um sich solchermaßen sein Leben zu erleichtern. Letzteres wäre unverschämt. Ich meine, in unübertriebener Selbständigkeit hat man die Gefälligkeiten, die man sich gegenseitig erweisen könnte, zu schnell über Bord gehen lassen. Wir fragen uns vor jedem Bitten, ob wir das Erbetene nicht zur Not auch allein tun können. Wir haben das Bitten verlernt und üben uns in Arroganz, die nicht mehr fragt und nicht mehr bittet. An die Stelle einer Begegnung mit einer freiwilligen Leistung tritt dann die Maßnahme, die eigentlich auch an eine Institution delegiert werden könnte. Oder wir versuchen, uns nur noch selbst zu helfen. Beim Selbstversorger läuft letztlich alles auf Selbstbefriedigung hinaus. Spätestens hier wird deutlich, wieviel Einsamkeit in Kauf genommen wird, wenn man vom Bitten Abstand nimmt.

Die Inszenierung von Dramen

Neurotiker fühlen sich vom Frust schmerzlich getroffen und sind in der Folge maßlos enttäuscht. Sie wollen nicht mehr. Dies ist ihre Schlußfolgerung, weil das Kriegen so schwer ist. Weil sie nichts wollen, unternehmen sie auch keine Schritte mehr, die zur Erlangung eines Zieles notwendig sind. Sie rühren keinen Finger. Sie werden inaktiv, was die Erfüllung ihrer Lebensbedürfnisse anbetrifft, und können doch ihre Wünsche nicht aufgeben. Würden sie verzichten, dann würden sie gestärkt im Leben stehen können. So aber sieht es mehr nach reiner Verdrängung aus. Die Folge davon ist, daß sie weitschweifig über Umwege und Umleitungen, jedenfalls ganz kompliziert an ihre Befriedigung heranzukommen trachten.

Sehr verbreitet ist der Umweg über die Inszenierung von Hilflosigkeit und Katastrophe, denn im Ernstfall sind die anderen zur Hilfeleistung sogar verpflichtet. Wenn aber nur der Ernstfall zur sozialen Wohltat berechtigen soll, dann haben wir die Bittensebene bereits verlassen, und nunmehr stehen sich diejenigen gegenüber, die einen Anspruch zu haben glauben, und diejenigen, die in die Pflicht genommen werden. Irgendwie wird die ganze Angelegenheit zwanghaft. Der vorgeblich Bittende, in Wirklichkeit aber Fordernde, stellt sich gottserbärmlich an, daß man zum Unmenschen wird, wenn man nicht hilft. Die Freiwilligkeit ist dahin. Beide Seiten zwingen sich zu etwas. „Du mußt mir geben" steht der Haltung „Das kann ich mir nicht mit ansehen" gegenüber.

Das Drama der Verzweiflung

Es ist in der Tat so, daß man niemandem helfen kann, der keine Anstalten macht, sein Bedürfnis herauszukehren. Verzweifelte ziehen Gewinn daraus, daß sich andere erfolglos um sie bemühen. Sie mögen es schon, wenn man sich um sie bemüht. Aber sie lassen die Hilfsangebote wirkungslos danebengehen, was den Verdacht erweckt, daß sie die Zuwendung nur benutzen, um zum großen Return auszuholen. Als Verzweifelter fühlt man sich nicht mehr ganz so allein, wenn auch der andere am Ende etwas hilflos und ratlos dasteht. Psychologen und andere hilflose Helfer stehen vor einer schweren Aufgabe, wenn sie dem Betroffenen gesprächsweise beizukommen versuchen. Die rein sprachliche Auseinandersetzung über Probleme veranlaßt den Klienten, sich kompliziert darzustellen, und den Therapeuten, allen Verwicklungen vielschichtig nachzugehen. Dadurch entsteht eine Situation, die sich beidseitig ausnutzen läßt. Der Klient macht sich und dem Therapeuten etwas vor, weil ihm dessen Gefallen an komplexen Zusammenhängen nicht entgeht. Bezieht man hingegen den Körper mit ein, sieht man sehr schnell, daß sich hinter dem lauthalsen Klagen über Zukurzkommen und Leerausgehen nicht ein Querschnittsgelähmter befindet, sondern ein Mensch mit intakten Gliedmaßen. Weit davon entfernt, diese zu nutzen, befleißigt sich der Klient, seine Ziele als unerreichbar und seine Situation als ausweglos darzustellen. Die Kluft zwischen Sprache und Körperzustand weist auf einen Widerspruch hin, dessen Lösung wesentlich zum Therapieerfolg beiträgt. Der Körper ist zwar ein komplexes Gebilde, und doch arbeitet er unentwegt nach einfachen Prinzipien. Unmöglichkeiten gibt es im Körper nicht. Das Leben drängt unablässig weiter. Unmöglichkeiten sind Hirnwichse, Behauptungen gegen das Leben. Zustände, in denen wir nicht weiterwissen, verzagt und lustlos geworden sind, sprechen, vom Lebensprozeß aus gesehen, doch nicht gegen Lösungen. Sie sprechen nur gegen kurzfristige Lösungen, wie sie das Gehirn als Sofortmaßnahmen anbietet. Vom Gefühl aus würde auch Verzweiflung als Provisorium zu behandeln sein und nicht als die Ausweglosigkeit einer Endstation. Das Denken wagt Feststellungen zu treffen, wo es besser wäre, sich aufs Gefühl zu verlassen. Vor dem Gefühl, das auf die inneren Lebensprozesse Bedacht nimmt, ist alles nur von vorübergehender Dauer.

Protest und Resignation

Bitten und Flehen bleiben nur so lange sinnvoll, als wenigstens eine geringe Aussicht auf Gewährung besteht. Es macht keinen Sinn, jemanden um etwas zu bitten, wenn feststeht, daß man nichts bekommt. Dessen sollte sich auch der Verweigerer bewußt sein. Der Verweigerer macht sich durch die Unterlassung gewährbarer Hilfe zum geeigneten Zielobjekt für Verachtung. Dies um so mehr, wenn der Bedürftige zuvor mit allen Mitteln und in höflicher Form auf seine Lage aufmerksam gemacht hat und auch nichts unterlassen hat, sein Bedürfnis in aller Deutlichkeit zu signalisieren. Hartherzigkeit zu praktizieren, wo Barmherzigkeit angezeigt gewesen wäre, macht einen zu einer hassenswerten Person, zumal dann, wenn der Bedürftige der Angewiesenheit nicht entkommen kann, weil er entweder noch zu klein oder aber bereits so geschwächt ist, daß er nicht mehr die Kraft aufbringen kann, sich anderweitig umzugukken.

Resignation ist *eine* mögliche Reaktion auf chronische Frustrierung von Bitten. Der abgewiesene Bittsteller geht nicht in Frontstellung, sondern zieht es vor, mit dem frustrierten Menschen nichts mehr zu tun haben zu wollen. Aber Resignation ist immer die unvitalste Lösung, die man im Konfliktfalle wählen kann. Der Resignierte verliert die Kraft, in sich etwas bewegen zu können. Er hat auch nicht mehr die Energie, um in anderen etwas bewegen zu können. Wer einem nichts gibt, obwohl er durchaus könnte und gleichwohl den Appell der Bedürftigkeit deutlich und unverkennbar vernommen hat, verhält sich, sozial gesehen, wie ein Feind. Einen Feind wird man in aller Regel ungern um etwas bitten. So man etwas unbedingt haben muß und eine andere Beschaffung nicht in Frage kommt, wird man es sich ungefragt nehmen, es notfalls sogar stehlen. Aber auch Gewaltanwendung ist die falsche Lösung, weil auch sie aufs Gefühl verzichtet und ebenso gefühllos bei der Durchsetzung des eigenen Bedürfnisses wird, wie sie es der Gegenseite vorwirft. Die Seele geht auf Widerstand, wenn man ihr ungefühlig beizukommen versucht. Gewaltanwendung ist die falsche Lösung, weil sich derjenige nie zu etwas zwingen läßt, der die Macht hat, gegen einen vorgehen zu können. Durch die Anwendung von Gewalt wird der andere in seiner Verhärtung bestätigt.

Wird man von Versagungen betroffen und ist schmerzlich bis ärgerlich berührt, dann ist es gut, wenn man einen Weg mit diesen Gefühlen findet. Lebt man seinen Protest und seine Wut angemessen aus, dann fällt man nicht so leicht der Verbitterung anheim. Man gestattet sich nur für kurze Zeit, auf den anderen böse zu sein. Man wird aber nicht nachtragend sein und nicht dem anderen auf Dauer Vorhaltungen machen. Sich im Protest Luft zu machen ist auch wichtig, obgleich man im ersten Moment des Frustes vielleicht so verblüfft war, daß es einem richtig den Atem verschlug. Dieser atemlose Zustand ist psychohygienisch gefährlich, weil man dann dazu neigt, zu lange eingeschnappt zu bleiben, mit der energetischen Konsequenz zu kollabieren, anstatt wie ein Nomade weiterzuziehen oder alsbald wieder zur Tagesordnung überzugehen.

Wunschdenken

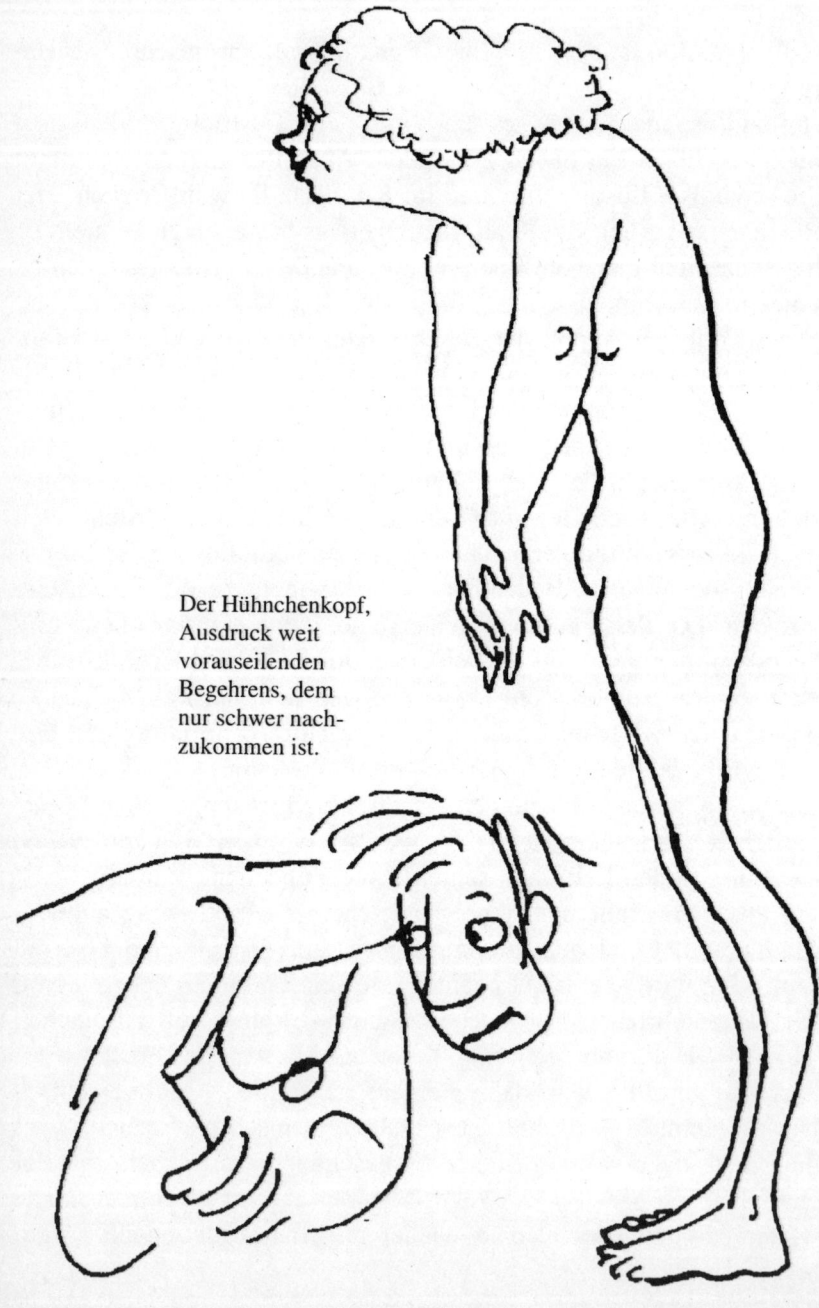

Der Hühnchenkopf,
Ausdruck weit
vorauseilenden
Begehrens, dem
nur schwer nach-
zukommen ist.

Neugier, die sich Illusionen macht

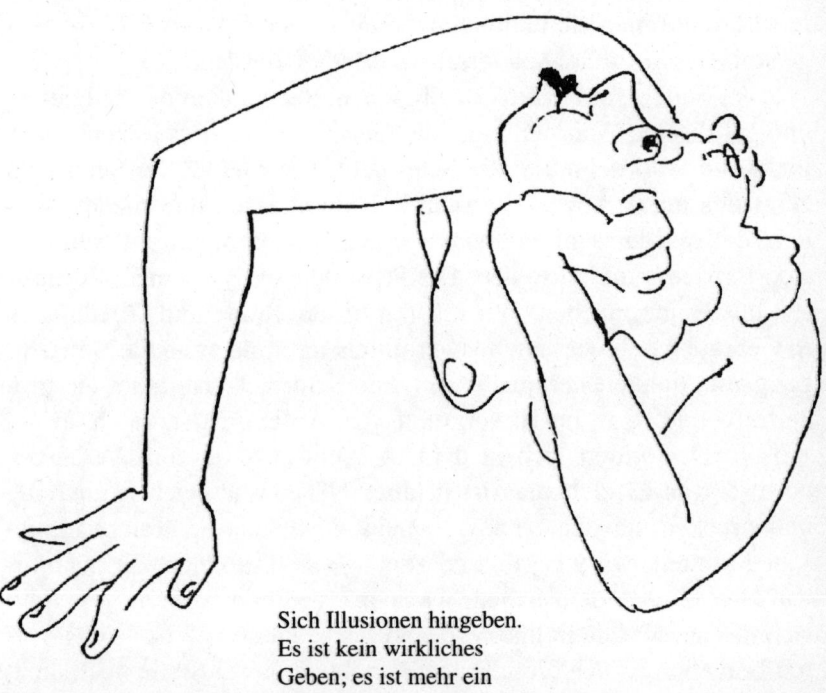

Sich Illusionen hingeben.
Es ist kein wirkliches
Geben; es ist mehr ein
„Habenwollen".

4. Vieles ist unangenehm

Nehmen

„Man muß das Leben zu nehmen wissen." Es ist schon so: Nur wenn ich viel vom Leben draußen nehme, fühle ich mich im Leben. Wenn ich nicht viel Anteil nehme, bin ich imstande, daß andere an mir Anteil nehmen können. Wer nichts nimmt, kriegt nichts ab. Wer das Leben nicht so nimmt, wie es ist, wird oft frustriert sein, verschmäht er doch, was es zu bieten hat. Nehmen ist wahrnehmen. Die Wahrheit ist, daß wir aufs Nehmen angewiesen sind. Das Wort Wahr*nehmung* zeigt dies funktionell ständig an. Es ist eine der größten Blockierungen, sich der Wahr*nehmung*snotwendigkeit nicht mehr bewußt zu sein. Wenn wir uns in stillen Stunden den Luxus der Selbstwahr*nehmung* gestatten, dann kann es sein, daß wir uns leer fühlen. Wenn man leer ist, wird man – so man sich in Ruhe besieht – auf seinen Hunger gestoßen. Vom Hunger ausgehend könnte man sich aufnahmebereit machen. Wofür? Diese Frage sollte nicht im Schnellverfahren erledigt werden.

Zwei Seiten sind in Ruhe zu besehen: nach außen die neugierige und geruhsame Wahrnehmung der Gegebenheiten des Lebens, nach innen die Wahrnehmung der Sehnsucht. Das Gefühl der Sehnsucht zeigt uns unser Angewiesensein auf die anderen und macht deutlich, daß wir tatsächlich etwas von außen bekommen müssen, soll sich Befriedigung einstellen. Die Sehnsucht aktiviert uns. Wir müssen uns Beine machen. Wir müssen unsere Sinne und Gliedmaßen in Gebrauch nehmen, um uns vermittels ihrer näher an die Befriedigungsmöglichkeit heranzuführen. Die Sehnsucht ist dabei die große treibende Kraft im Hintergrund. Am Anfang ist sie noch unspezifisch. Das ändert sich in dem Moment, wo sie zum Verlangen wird: Etwas Erreichbares ist in ihrer Nähe. Wir machen uns lang und strecken uns danach aus. Es heißt zupacken. Spätestens in diesem Moment, wo wir greifend zugange sind, können wir auch einen Begriff von dem haben, was wir eigentlich wollen. Wie fühlt sich das an, was da in unserer Hand festgehalten ist? Ist es das, was wir brauchen? Auch diese Frage braucht an dieser Stelle noch nicht definitiv gelöst zu werden. Es gibt noch andere Prüfmöglichkeiten.

Jedenfalls ist es jetzt mal an der Zeit, das Gegriffene zu sich zu holen, heranzuziehen und zum Zwecke der Aufnahme zum Munde zu führen. Jetzt heißt es nochmals prüfen, die Sache auf der Zunge zergehen zu lassen. Wird sie von unseren Geschmacksnerven akzeptiert, dann kann der Einverleibung nichts mehr im Weg stehen.

Im Genuß kommen verschiedene Komponenten zusammen: sich Zeit nehmen, prüfen, sondieren, auswählen, sich schmecken lassen. Das Begehrte entzieht sich dem Genuß, wenn man sich ihm mit zwanghaften Vorstellungen nähert. Wir kriegen dann nicht viel vom Leben mit. Die Art und Weise des Nehmens ist auch immer die des Zusammenführens von Bedürfnis und Befriedigung. Wer aus seinem Verlangen heraus sich einem Menschen bittend nähert, hat größere Erfolgsaussichten als jemand, der klagend zu verstehen geben will, daß der andere ihm eigentlich diese Befriedigung schuldet. Wer nichts kriegt, ist womöglich leer ausgegangen, weil die Signalisierung seiner Bedürfnisse unklar blieb. Eine Umwelt, die nicht gelernt hat, Bedürfnisse an den Augen abzulesen, reagiert – unter Druck gesetzt – irritiert, was sich in Fragen, die wenig Bedacht auf das Bedürfnis als Gefühl nehmen, zum Ausdruck bringt: „Was willst du von mir?" oder: „Kann ich etwas für dich tun?" Der Hunger, die Bedürfnisse, die Sehnsucht und das Verlangen, sie alle zusammen dürften doch imstande sein, deutlich herauszustellen, was man eigentlich von den anderen haben will. Aber man wird sich schon auf sie besinnen müssen.

Ich glaube nicht, daß es wichtig ist, dies *oder* das, dies *und* das im Leben zu bekommen. Viel wichtiger ist unser Umgang mit der Welt und mit uns. Es gibt immer einen Weg, wie sich Bedürfnisse und Erfüllbarkeiten zusammenbringen lassen. Das Nehmen hat im Hunger seinen Ausgangspunkt. Es endet in dem Moment, wo wir das Eingenommene dem Körper zur weiteren Verarbeitung übergeben. Das Herangeholte und Einverleibte muß dann noch innere Qualität annehmen. Eines steht fest: Es ist nie das Ding, dessen Besitz glücklich macht. Es kann immer nur das Erleben sein. Deshalb meine ich, daß der Prozeß des Nehmens erst mit der Empfängnis seinen tiefen Abschluß findet, wenn das Erbetene und Bekommene als Geschenk angenommen ist und ein Gefühl der Dankbarkeit für die Bereitstellung durch die anderen hinterläßt. Am Ende ist es nicht mehr wichtig zu wissen, was man hat. Es ist besser zu wissen, 1. wen man hat,

d. h. mit wem man es zu tun hat, und 2. daß man in seiner Art der Darstellung von Bedürfnissen sich einen Weg zum Herzen dieses Menschen bahnen kann. Zwei Dinge stehen dieser Entwicklung im Wege: Das eine ist die Haltung des Sich-versorgen-Lassens, das andere ist die Art, wie die Geber etwas verabreichen. Funktioniert alles bestens, geht aber der menschliche Bezug auf Null, dann hat man zwar gekriegt, wird aber um die Innigkeit schaffende Zueinandervermittlung betrogen. Was zur Folge hat, daß man sich seiner Angewiesenheit schämt.

Kräftige Arme haben

Schon junge Menschen beklagen zuweilen den Umstand, daß sie des Morgens aufwachen und sich ihre Gliedmaßen zusammensuchen müssen. Insbesondere die Arme sind eingeschlafen und bleiben es noch einige Zeit. Man kann sich leicht vorstellen, daß taube Hände, solange sie in diesem Zustand sind, nicht ohne weiteres imstande sind, zuzugreifen. Auch dürfte es ihnen schwerfallen, sich zu artikulieren, ganz zu schweigen von der mit einem Handicap versehenen Ausführung der Absicht, etwas zu erhangeln und an sich heranzuziehen. Sind die Arme nicht intakt, dann dürfte auch eine Umarmung nicht unmittelbar bevorstehen. Wer ohne Armgefühl ist bzw. zeitweise auf ein solches verzichten muß, ist ein Mensch, der sich aufs Ausdenken seiner Bedürfnisbefriedigung verlegen muß, ohne daß er sich suchend auf den Weg begibt. Das Haben und Habenwollen tritt gegenüber dem Erreichen = Ausreichen = Auslangen in den Vordergrund.

Für die Vitalität ist das Kriegen von untergeordneter Bedeutung. Viel wichtiger ist es zu spüren, daß man Arme hat, derer man sich bedienen kann, um immer wieder verlangend nach dem auszugreifen, worauf das Bedürfnis aus ist. Im Ausstrecken von Armen und Händen wird dem Verlangen Ausdruck gegeben und ein Prozeß in Gang gebracht, bei dem die Sehnsucht um zukünftiger Befriedigung willen in die Tat umgesetzt wird. Sobald Befriedigung nicht nur theoretisch erdacht ist, sondern real zur Einlösung vorgebracht wird, beginnen Arme und Hände zu erwachen. Man hat dann keine eingeschlafenen Arme mehr. Solange der Wunsch diese Aktion von innen her durchzieht, folgt man dem Gefühl aktiver Lebensgestaltung, das sowohl Signalisierung des Bedürfnisses als auch vehementes Kontaktsuchen mit einschließt. Das ist, was von seiten des Subjektes geschehen kann, auch wenn die Welt noch kein „grünes Licht" gibt. Die Welt wird sich dem Begehrenden nicht sofort zur Verfügung stellen. Sie will gebeten sein. Sie will in gebührender Weise aufmerksam gemacht werden.

Nehmen wir einmal an, die Welt behindert unser Vorbringen und behandelt unsere Wünsche abschlägig. Wenn es einem mit der Befriedigung seiner Wünsche wichtig ist, dann wird der Impuls des Erreichenwollens nicht einfach aus Schultern, Armen und Händen herausgenommen, bloß weil es zu einer kurzzeitigen Frustration gekommen ist. Vielmehr rollt er sich aus Wut möglicherweise zur Faust ein, um sich danach wieder in offener Hand auszurollen und aufs Neue vorstellig zu werden. Das Verlangen ist und bleibt da. Der Frust wird gespürt, kann dem Verlangen aber letztlich nichts anhaben. Sogar in der Wut trägt es sich durch – oder, anders ausgedrückt, die Wut sorgt dafür, daß das Verlangen seine Kraft beim Wiedererwachen behält. Die Aggression speist ihre Energie dem Verlangen ein, so daß es auf intensiverem Niveau zur Fortsetzung gebracht werden kann.

Im Wartestand der kommenden Ereignisse verharren

Wartende treten auf der Stelle. Äußerlich tut sich wenig, obwohl im Inneren ganz viel los sein kann. Wie ein Pubertierender, der sich noch immer aufs Träumen verlegt hat, anstatt Schritte zur Verwirklichung seiner illustren Ideen im Prozeß der Emanzipation zu unternehmen, fühlt man sich mal himmelhoch jauchzend, mal zu Tode betrübt. Wer angesichts einer schwierigen Lebenssituation diese nur aussitzen will, macht sich zwangsläufig Vorstellungen. Die Phantasie, die sich in diesen Vorstellungen tummelt, hängt sich an Illusionen und kann mitunter schlimmer sein, als die Lebenswirklichkeit zu leiden aufgibt. Wer die Dinge nicht mutig anpackt, sondern nach der Devise lebt „Es gäbe viel zu tun, warten wir es ab", den holt die unbewältigte Vergangenheit in der Gegenwart ein.

Die Impotenz des „Ich-kann-nicht"

„Ich kann das nicht" ist eine stereotype Wendung, die der Orale gern im Munde führt. Mit ihr dirigiert er sich an mancher Verantwortung vorbei. *Ich kann nicht* schlägt einem jedwede Möglichkeit zur Zusammenarbeit aus der Hand. Von einem etwas zu verlangen, was er nicht kann, ist ungehörig. Wenn man sich aber mal genauer ansieht, was so ein Oraler vorgibt, alles nicht zu können, dann fällt es einem doch schwer, ihm das gutgläubig abzunehmen. Da kann plötzlich ein ausgewachsener Mann nicht mehr, was eigentlich jedes Kind kann. Da drückt sich eine ausgewachsene Frau um eine aktive Bemühung mit so viel Kunstfertigkeit herum, daß man von den Ausreden richtig angetan sein könnte. Das Reden über das, was man nicht kann, scheut keinen Aufwand. Unlust ist eindringlich bemüht, das Gegenüber von seinem Nichtkönnen zu überzeugen. Solches Reden von ständigem „Ich-kann-nicht" kann endlich gestoppt werden, wenn man es als einen wenig aussichtsreichen Versuch ansieht, sich eine Impotenzbescheinigung auszustellen. Im Körper gibt es kein „Ich-kann-nicht". Der Körper ist Prozeß. Alles Lebenswichtige sucht sich, so gut es kann, weiterzubringen. Ein Nicht gibt es nicht. Also sollte die Rede nur davon sein, was man kann. Ist es wenig, dann ist es eben wenig. Aber zu einem Anfang wird es vielleicht reichen.

Mit der Aussage „Ich-kann-nicht" ist man vor sich selbst weiterer Verantwortung enthoben. Fängt man an, das selber zu glauben, kommt es nicht mehr zu einer eingehenden Prüfung der Kräfte. Auch wird geflissentlich unterlassen, sich seine Möglichkeiten anzusehen. Jeder Prozeß wird im Keim erstickt. Wenn man das Leben so wenig hochkommen läßt, dann ergibt sich wiederum die Situation, auf die beim Oralen immer alles hinausläuft: „Das bringt mir nichts. Ich sehe überhaupt nicht ein, was das soll." Man kann niemanden, der mit solchen Aussagen ausbüchsen will, die Motivation zurückgeben. Wer etwas nicht kann, soll es lassen. Basta. Niemand braucht mehr zu tun, als er kann.

Hilflosigkeit

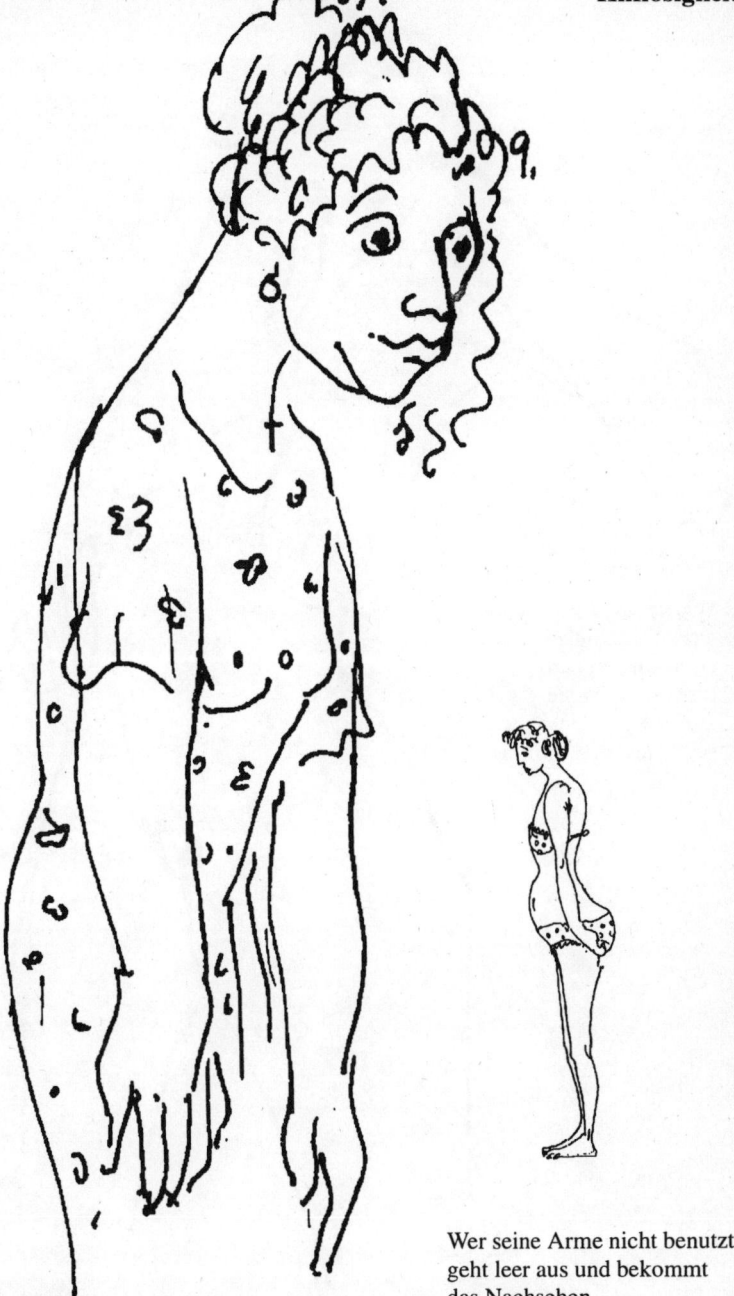

Wer seine Arme nicht benutzt,
geht leer aus und bekommt
das Nachsehen.

Wenn der Partner nicht rechtzeitig (rechtsseitig) zur Stelle ist

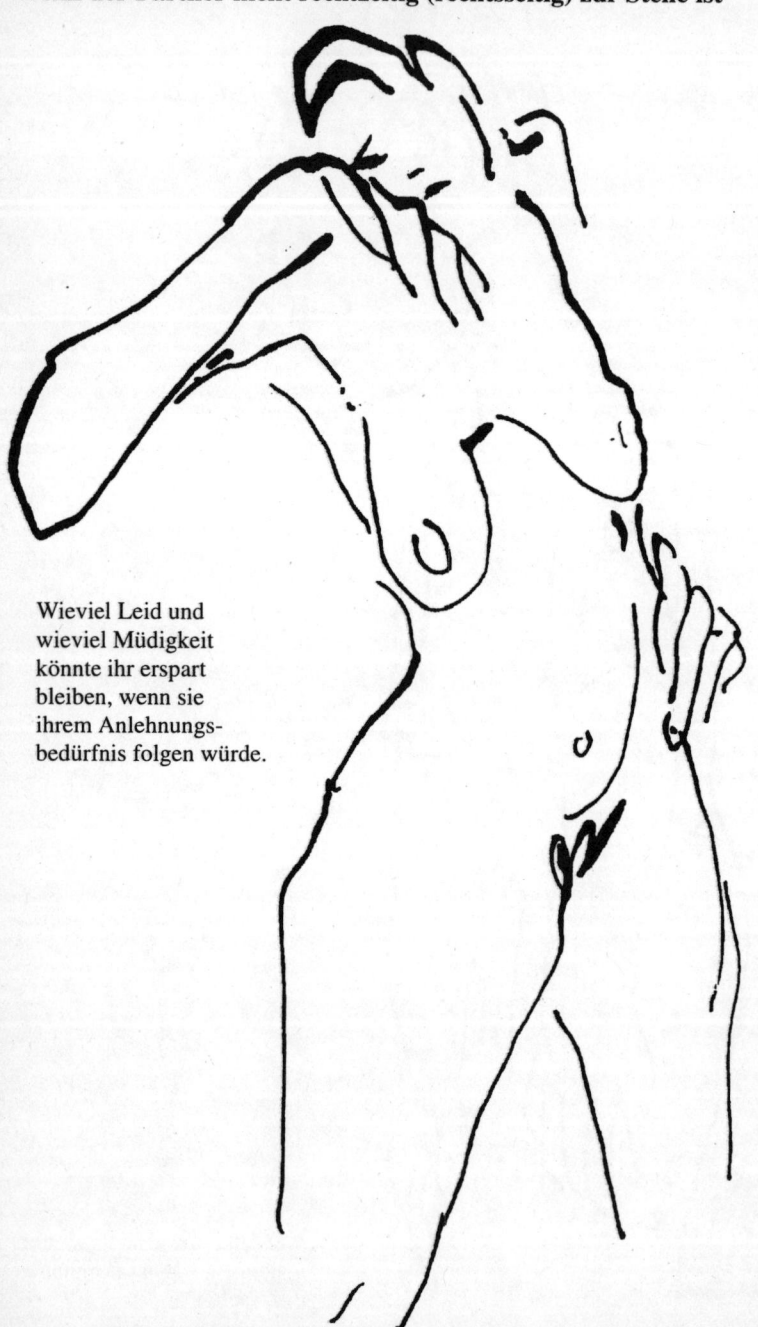

Wieviel Leid und
wieviel Müdigkeit
könnte ihr erspart
bleiben, wenn sie
ihrem Anlehnungs-
bedürfnis folgen würde.

5. Begehrlichkeit und Unzufriedenheit

Begehrlichkeiten stehen existentiellen Bedürfnissen entgegen

Existentielle Bedürfnisse betreffen das Menschliche in uns wie in anderen. Wünsche ich mir Freundschaft und menschliche Verbundenheit, dann kann ich nicht wie ein Irrer zu Werke gehen. Ich werde mein Ziel nur erreichen, wenn ich mich jeglicher Zwanghaftigkeit enthalte. Ich kann nicht einfach auf dieses Ziel besinnungslos zuschießen. Ich kann nur meinen Wunsch anzubringen versuchen. Ist er vorgebracht, dann kommt der Adressat mit seiner Art ins Spiel. Je nachdem, wie sensibel und offen er im Augenblick ist, um so eher ist Gewähr gegeben, daß mein Wunsch innerliches Gehör findet. Sonst bedarf es weiterer kommunikativer Zwischenschritte, bis die Situation sich günstiger darstellt. Ich werde durch jede momentane Frustration darauf gebracht, mich zurückzubesinnen, ob mein Begehr existentiell wichtig ist. Ist es das, kann mit Leichtigkeit ein zweiter oder dritter oder mehrfacher Anlauf genommen werden, um den anderen auf mich und meine Bedürfnisse aufmerksam zu machen. Ein Bedürftiger besteht die Geduldsproben, die durch Frust bei nicht sofortiger Erfüllung eintreten. Er kann sich in Geduld üben, weil er sich menschlich nicht wie ein Glücksspieler illusionär verausgabt und weil er weiß, daß sein Ansinnen der freiwilligen Einlenkung des anderen in dessen Zeitwahl bedarf. Weil dem so ist, wird man gut daran tun, selbst existentielle Bedürfnisse der anderen Seite auch nie so einfach an den Kopf zu werfen. Es ist ein Hin und Her, es ist ein Prozeß des Sich-wechselseitig-Erschließens. Der Bedürftige erhält durch die Zeitspanne, die bis zur Erfüllung ins Land geht, mannigfaltige Gelegenheit, sich innerlich mit sich selbst auseinanderzusetzen und die Notwendigkeit seines Bedürfnisses zu überprüfen. Der Adressat kann sich in Ruhe selbst auf den Bedürftigen einstellen und kann sich darüber klarwerden, ob er sich persönlich engagieren will. Gutes braucht seine Zeit, braucht Fühlzeit, die beiden Seiten ein gegenseitiges Entgegenkommen im Gefühl ermöglicht. Mit Druck ist da nichts zu machen. Unter Druck werden Türen zu Recht zuspringen. Findet man nicht zu seinen Bedürfnissen, sondern ist man von Begehrlichkeiten besetzt und beherrscht, dann liegt eine menschliche Tragödie dahinter. Vermutlich haben die primären Beziehungen nicht den Wert menschlicher Verbundenheit verdeutlichen können. Es ist zu vermuten, daß das Kind mit seinem menschlichen Verlangen ständig Reinfälle erlebt hat und darüber schier irre geworden ist. Jedes Kind hält sich bis zum Erweis des Gegenteils für sehr wichtig. Deshalb empfindet es von sich aus keine Scham, mit seinem Bedürfnis bei den Bezugspersonen vorstellig zu werden. Die Scham entsteht erst, wenn es selbst als lästig und sein Ersuchen als unberechtigt zurückgewiesen wird. Das Kind verlernt dadurch systematisch das, was unter persönlicher Wertschätzung zu verstehen ist. Es beginnt, sich mit Surrogaten zu begnügen. Es nimmt Sachen für wichtiger, weil Sachen verläßlicher und verfügbarer sind. Es macht die Erfahrung, daß den Menschen gerade das Menschliche zuviel ist, wogegen sie sich gerne in materielle Unkosten stürzen.

Sehnsucht und Habenwollen

Die Sehnsucht ist eine Bewegung hin-zu, Habenwollen ist eine Bewegung her-zu. In der Praxis menschlichen Verhaltens wird das Her-zu gerne kaschiert, weil es sich nicht gut macht, besitzergreifend aufzutreten. So kommt es, daß man sich lieber sehnsüchtig darstellt, es aber de facto nicht bringt, weil der Druck unerfüllter Bedürfnisse eine andere Strategie nahelegt. Die unbewußt vorgespiegelte Sehnsucht bringt den anderen mit der Bemerkung „Ich habe meinen Teil besorgt, jetzt bist du dran" unter Zugzwang.

Es ist ein Wert an sich, ein Gefühl klar zum Ausdruck zu bringen und es in seinem Vollzug nicht aufzuhalten. Mir ist es wichtig, zu betonen, daß das Subjekt des Fühlens sehr viel davon hat, daß ihm der eigene Ausdruck gelungen ist. Es kommt nicht darauf an, mit dem, was man fühlt, nach außen erfolgreich zu sein. Ein Großteil der Misere kommt tatsächlich daher, daß innerlich und äußerlich sinnvolle Vollzüge in eine Abhängigkeit zu einem äußerlich gemessenen Erfolg geraten. Das Gefühl wird, bevor es für artikulationswürdig befunden wird, mit seiner eventuellen Außenwirkung verrechnet.

Auf der Suche nach dem spannenden Leben

Oral Blockierte verfügen über wenig Spannkraft. Sie geben sich betont lässig. Ihre Lässigkeit ist gleichwohl nicht entspannt, eher kraftlos. Es sieht so aus, als ob sie der Anstrengung nicht fähig wären und sich deshalb so spannungslos gehenlassen würden. Wenn man sich immer nur gehenläßt, dann spürt man sich nicht mehr.

Wer mir soweit gefolgt ist, versteht, warum die Oralen das spannende Leben aufsuchen. Wenn ein Oraler sagt: „Ich bin gespannt", dann hat er sich beieinander. Für einen Moment fühlt er sich tough. Er merkt, wo er anfängt und wo er aufhört. Kein Zweifel, der Orale braucht die Spannung. Und er verschafft sie sich. Er stürzt sich ins Geschehen. Er schlingt in sich hinein, süchtig-sehnsüchtig. Weil er aber unvorbereitet ist, versteht er sich nicht darauf, sich angemessen zu verhalten, sondern neigt dazu, sein Fassungsvermögen zu überschätzen. Die Außenwirklichkeit kommt Knall auf Fall bedrängend nahe, und das löst Spannung aus. Zunächst konnte das Leben nicht genug bieten, und im Oralen schrie alles nach mehr. Jetzt, wo er es kriegen kann, sitzt er in der Spannung fest. Alles ist nur noch spannend, aber nicht mehr entspannend. Im Zugriff auf das Leben gelingt es ihm dennoch nicht, Leben festzuhalten. Über kurz oder lang läuft es ihm wieder weg und läßt ihn armselig zurück. Der Orale kann nicht voll nehmen; er verwechselt es mit festhalten. Deshalb befällt ihn gleich danach so eine unendlich große Traurigkeit. Jemand, der nicht versteht, immer wieder zu nehmen, muß deprimiert sein, wenn ihm die Felle wegschwimmen.

6. Es ist immer zu wenig

„Es ist immer zu wenig" ist eine Standardformulierung des Oralen. Es ist zu wenig an Zeit und Gelegenheit. Wonach bemißt der Orale das? Auf keinen Fall entnimmt er diese Auskunft seinem Fassungsvermögen. Denn würde er das tun, dann ginge es ihm nicht um zu wenig, sondern um Hunger. Wenn er satt wäre, dann wäre er satt. So verhält es sich allerdings beim Oralen nicht. Er ist niemals satt.

Er hat nie genug. Es reicht hinten und vorne nicht. Irgendwie hat er sich aus Bitterkeit über die weit zurückliegenden Frustrationen der Vergangenheit von seinem ursprünglichen Verlangen abgekoppelt und große Erwartungen zurechtgelegt. Erinnerungen haben ihren Sitz im Leben im Gehirn eingenommen. Jeder Magen ist einmal vollzukriegen – nur der vom Oral-Geschädigten nicht, weil er kopfmäßig auf etwas aus ist, das weder einem inneren Bedürfnis entnommen noch diesem angepaßt ist. Das Auseinanderdriften von aktuellen Bedürfnissen und genereller Bedürftigkeit, mit der sich der Orale liebend gern befaßt, ermöglicht ein schier unendliches Ungenügen. Wer will da Abhilfe schaffen? Man könnte ihnen alles geben. Man könnte sich das letzte Hemd für sie ausziehen, sie blieben dabei, es ist zu wenig, es ist nicht genug, und es ist mal wieder nicht das Richtige dabei.

Würde man in diesem Augenblick auf sich und seine Bedürfnisse schauen, dann würde man vielleicht ein Bedürfnis registrieren, das gerade in diesem Moment nach vorne gekommen ist. Man könnte darangehen, dieses Bedürfnis zuerst mal unter Dach und Fach zu bringen. Aber damit kann man einem Oralen nicht kommen. Er sieht immer alles, was ihm fehlt, ganz global und überhaupt. Fragt man ihn ganz genau, was ihm jetzt fehlt und was man ihm jetzt im Moment Gutes tun könnte, dann weicht er einer solchen Betrachtung der Dinge aus. Dann darf man sich nicht wundern, daß sein Berg an Unbefriedigtheit nicht abgetragen wird. Es ist und bleibt immer zu wenig. Entweder alles oder nichts.

Hilfsbedürftigkeit und Hilflosigkeit

Verleugnet jemand seine Hilfsbedürftigkeit, dann ersetzt er sie durch das Gefühl der Hilflosigkeit. Hilflos geworden kann er die ganze Welt unterlassener Hilfeleistung bezichtigen, also so tun, als ob die Welt ihn wider besseres Wissen und trotz ausreichender Mittel im Stich gelassen habe. Er fühlt sich von der Welt verraten und betrogen. Verleugnung hat es oftmals an sich, daß man die Wirkverhalten umkehrt und die Tatsachen auf den Kopf stellt. So kann man häufig beobachten, daß Menschen, die selbst voller Bedürfnisse stecken, sich deretwegen aber schämen, anderen das zukommen

Frust führt zum Verdruß

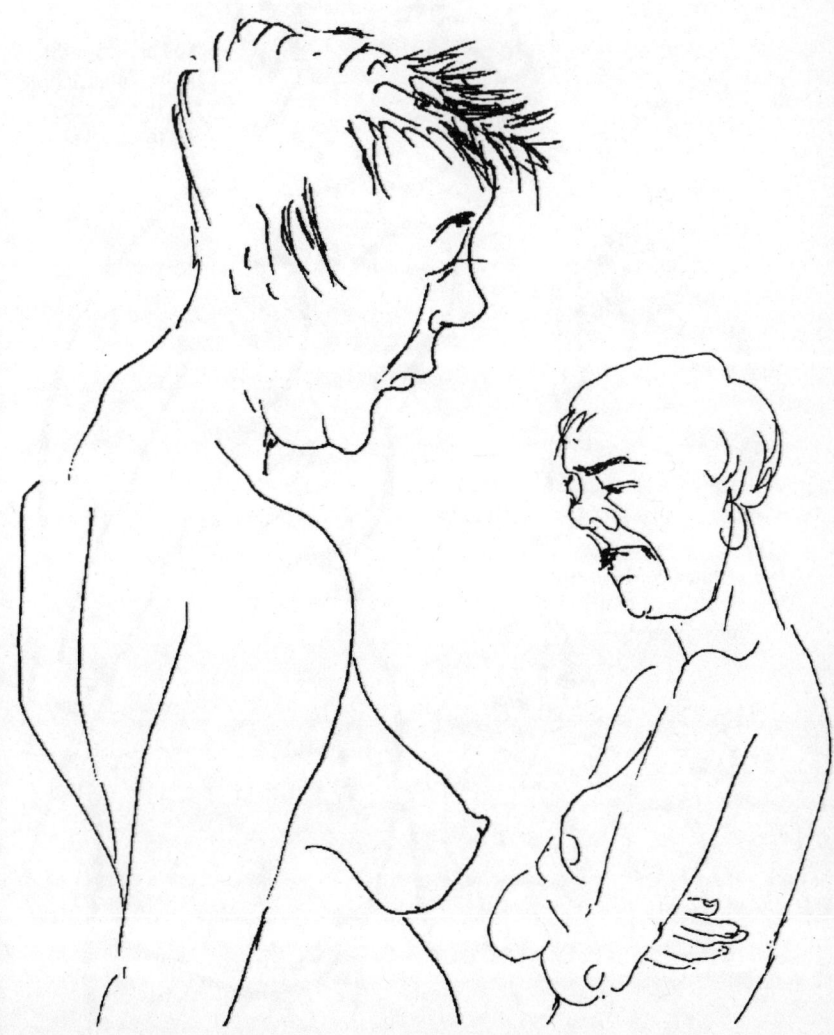

Verdruß macht bitter

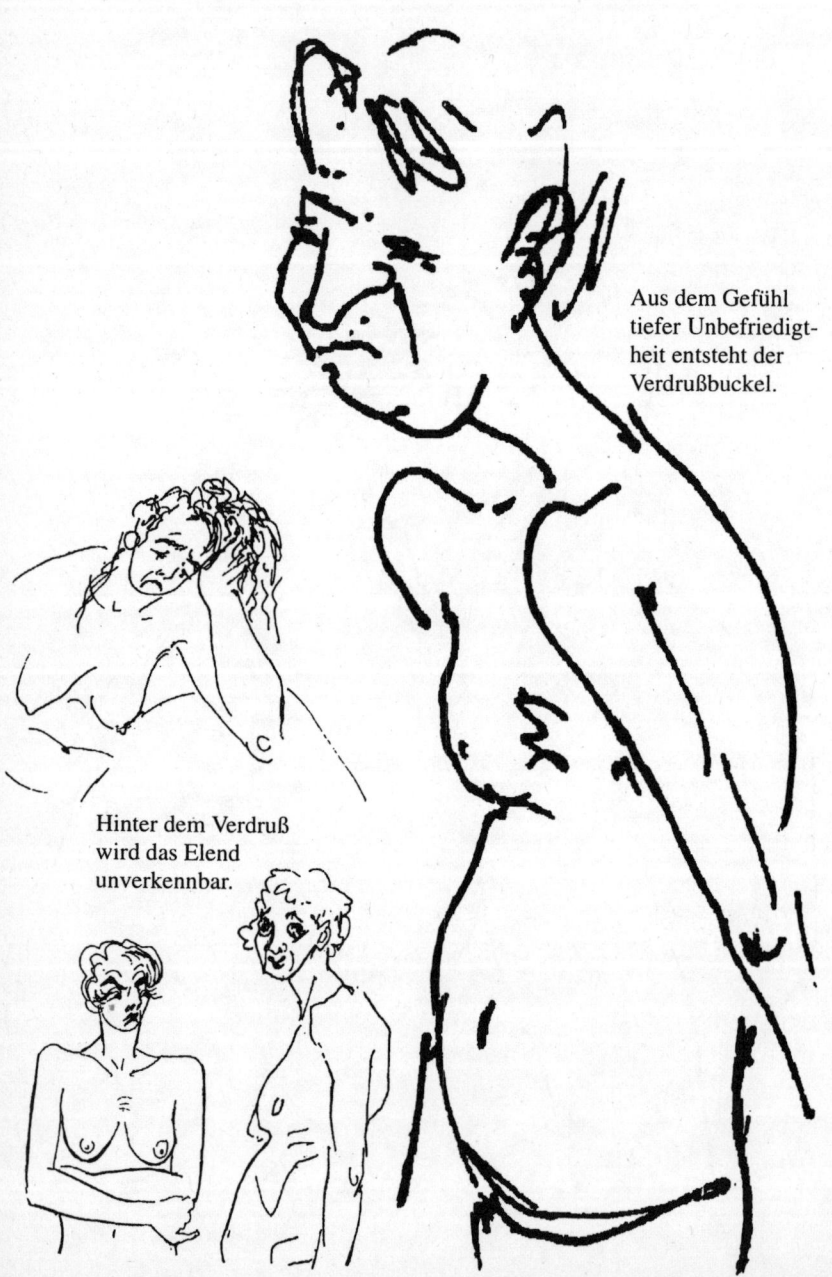

Aus dem Gefühl
tiefer Unbefriedigt-
heit entsteht der
Verdrußbuckel.

Hinter dem Verdruß
wird das Elend
unverkennbar.

lassen, was sie eigentlich für sich selbst haben wollen. Sie kümmern sich in übertriebener Weise um andere und wollen es eigentlich selbst bekommen. Sie tun das, nicht weil sie die Bedürfnisse des anderen sehen und zu deren Befriedigung beitragen wollen. Bedürfnisse des anderen vermögen sie so wenig zu sehen wie ihre eigenen. Sie tun es aus einem bestimmten Drang und Zwang. Ihre unrealistische Wahrnehmung wird durch Mutmaßung ersetzt. Viel Verleugnung von Bedürfnis auf der eigenen Seite führt dann zur Überschüttung des anderen mit einer Art Liebe, die dieser gar nicht abgerufen hat.

Verleugnung von Bedürftigkeit führt zu großen Fehlwahrnehmungen. Weil man mit seinen eigenen Bedürfnissen nicht herauskommt und es unterläßt, mit ihnen in der Welt vorzurücken, neigt man dazu, seine Bedürftigkeit in andere hineinzuprojizieren, dies aber gleichzeitig zu verkennen, was dazu führt, daß man verlangende Augen als liebenden Blick auslegt und in der Partnerwahl auf einen Menschen hereinfällt, der gleichermaßen bedürftig ist und eigentlich auch nur nehmen, aber nicht geben will. Man neigt dazu, große Augen, die vielleicht nur aus Erstaunen so weit aufgerissen wurden, für offen und einladend zu halten. Mit diesen Fehlwahrnehmungen kann man seine Unzufriedenheit zementieren: Die Welt legt es auf Betrug an. Man fühlt sich von allen verraten.

Es ist ziemlich klar, daß der chronisch Unzufriedene andere mit seiner Stimmung ansteckt. Er kann es nicht mit ansehen, wenn es anderen besser geht als ihm, er wird sie von dem zu überzeugen versuchen, was ihn bewegt. Wenn sich das auf Vorstellungen hin verdichtet wie „Alles hat keinen Sinn" oder „Die Lage ist hoffnungslos" oder „Man wird immer nur übers Ohr gehauen", dann werden diese Vorstellungen durchaus ihre Abnehmer finden. Auch den anderen sind solche Empfindungen nicht fremd. Der chronisch Unzufriedene fühlt sich besser, wenn seine Welt- und Lebenssicht auch außerhalb geteilt wird. Aber es ist eine Katastrophe, wenn Menschen nur noch übereinkommen, indem sie sich gegenseitig herunterziehen.

7. Depression

Damit der bioenergetische Prozeß der Depression besser verstanden wird, will ich schon zu Beginn die gesamte emotionale Verlaufsgestalt aufzeigen: Ein Leben, das wie alles Leben auf Lust aus ist, wird frustriert. Jetzt müßte eigentlich die Wut auf den Plan treten. Man sieht aber keine Möglichkeit, aggressiv herauszukommen. Statt dessen wird die Aggressionsbereitschaft im Keime erstickt. Die Wut wird hinuntergeschluckt. Sie soll unten bleiben. Da die Reflexe für baldige Befreiung sorgen würden, werden die Reflexe (vor allem der Würge- und Kotzreflex) blockiert. Die inneren Regungen werden immer mehr unterdrückt. Die Stimmung geht in den Keller. Die Seele vermag nicht einmal durch Weinen Entlastung zu bekommen. Sie geht auch auf Tauchstation. Zu allem Elend wird der Befreiungsdruck noch tiefer unterdrückt und im Ärger festgetreten. Die Person verliert all die Möglichkeiten, die beim Ausfall der Lust zum Zwecke ihrer Wiedererlangung in Anschlag zu bringen sind. Dann ist die Depression voll entwickelt.

Frustrationen wird es immer geben

Bevor die Traurigkeit im Organismus Platz nehmen durfte, war das Leben eindeutig lustorientiert. Jeder, der im Leben steht, weiß, daß es oft genug anders kommt, als man denkt. Das Leben ist bisweilen frustrierend, und man wird nur erwachsen, wenn man damit auch zurechtkommt. Die Frage ist nur immer die, wieviel Versagung man in einer bestimmten Zeit (v)ertragen kann. Wenn man immer nur Frustrationen und nichts anderes als Versagungen zu seinen frühen Erfahrungen zählen durfte, dann will wohl jeder irgendwann einmal einen Schlußstrich ziehen und sich sagen: „Nicht schon wieder, mir reicht's." Damit sind in aller Regel aber die Frustrationen noch immer nicht vom Tisch. Sie lassen sich weder verhindern noch abstellen. Was bleibt mir also übrig, wenn ich trotzdem zu einem lustvollen Leben zurückfinden möchte? Mich empören und wütend werden? Hilft das schon nicht, die gewünschte Unterstützung zu bekommen, so hilft zumindest der Energiestoß, von dem

Depression

Fehlt es an Ladung,
Hoffnung und Tatkraft,
dann sinkt der Körper
aus Schwäche zusam-
men, er kollabiert.
Die Aussichten
sind gleich null.

Absturz in einen
Schacht, aus dem
es kein Entrinnen
zu geben scheint.

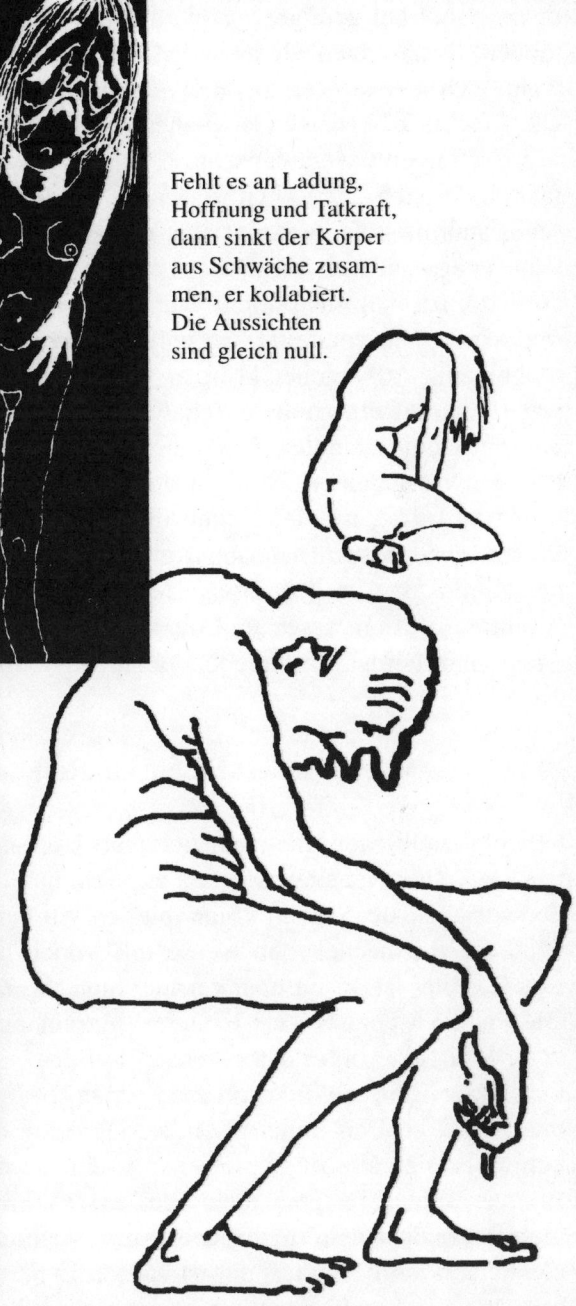

man dabei erfaßt wird, welcher erlaubt, seinen Weg mit Entschiedenheit und bei genügender Intelligenz auch mit verfeinerten Methoden fortzusetzen. Jedes Kind wird zunächst einmal wütend, wenn sich seinem Verlangen etwas in den Weg stellt. Der natürliche Ausdruck ist, daß es zu weinen beginnt. Es hofft, mit dem Weinen doch noch das gewünschte Ergebnis zu erreichen, und manchmal findet sich doch noch eine Drittperson, die sich seines Wunsches annimmt. Ob es weint oder nicht – es will die Frust-Sachlage keineswegs auf sich beruhen lassen. Es kommt wieder und wieder an und wird mal mit seinem Wunsch, mal mit seinen Tränen, mal mit seiner Wut vorstellig. So will es Herzen erschüttern und Haltungen zum Aufweichen bringen. Gelingt dies nicht, dann bringt es seine Wut auf eine höhere Schaltstufe. Eine frustrierende Umwelt und ein wutentbranntes Kind steigern sich gegenseitig hoch. Jeder hat so etwas schon erlebt, und wenn man nicht in irgendeiner Weise direkt betroffen ist, dann kann man an dem Geschehen Gefallen finden, an der unaufhaltsamen und unermüdlichen Wiederholung des Kindes und an den Erwachsenen, die sich nur schwerlich zur Vitalität aufrufen lassen und die manchmal nicht so recht wissen, wie man mit einem Energiebündel von Kind umgehen soll.

Wer frustriert ist, hat ein Recht auf Wut

Obwohl viele Menschen in wichtigen Lebenslagen aufs äußerste frustriert sind, machen sie keinen Gebrauch von ihrer Wut. Sie überspringen sie. Sie tun sie ab mit den Worten wie: „Ich will doch keine Szene machen, ich werde mich doch nicht so aufspielen." Das Resultat ist, wenn man genauer hinsieht, etwas sehr Unvitales. Die Person ist im Nu ins Hintertreffen gelangt und findet sich in einer Situation vor, in der sie noch öfter das Nachsehen bekommen wird. Sagen Sie mir, wie soll man jemanden trösten, der sofort enttäuscht ist und den Bankrott erklärt? Wie soll man jemandem noch helfen, für den alle Züge bereits abgefahren sind? Wer von sich am Ende zu sein behauptet, ohne alles ausprobiert zu haben, mag für viele besonders bemitleidenswert sein, für mich nicht. Nehme ich die Person beim Wort, dann ist sie am Ende; um das zu belegen, schafft sie sich eine Situation, in der niemand mehr viel mit ihr anfangen kann, denn sie ist ja am Ende, d. h. für Weitergehendes nicht mehr zugänglich. Traurige Menschen sind bereits ins Loch gefallen und versumpfen. Sie halten sich dort unerreichbar auf. Selbst wenn man entschlossen ist, ihnen zu helfen, müssen die Versuche an der Unzugänglichkeit scheitern. Im Schacht eines abgrundtiefen Absturzes sind Hilfsaktionen sehr aufwendig und manchmal trotzdem nicht sehr erfolgreich. Solange man in der Vorstellung gefangen bleibt, man sei niedergeschlagen worden, man sei am Boden zerstört, man sei am Ende, so lange ist guter Rat teuer.

Wer's mit der Wut nicht hält, zahlt oft den Preis der Traurigkeit

Anstatt mittels der Wut seinen Weg fortzusetzen, läßt sich der Traurige von seiner Wut abbringen. Das Leben ist frustrierend. Die Reaktion darauf darf Wut sein. Sie müßte irgendwie herausgelassen werden. Der traurig Depressive unterdrückt jedwede aggressive Anwandlung, und weil die aufbrausende Energie nicht einfach aus der Welt zu schaffen ist, muß sie unterdrückt werden. Das macht der Depressive so, daß er die Wut einfach hinunterschluckt. Dann stört sie zumindest oben das Bewußtsein nicht mehr. Mit dem Verschwinden der Wut auf der oberen Bildfläche des Bewußtseins zieht die Person viel von ihrer Vitalität hinunter. Der Verzicht auf Expression bedingt Depression. Der Traurige zieht sich in Umgehung eines klaren Ausdrucks Depression zu. Statt heraus geht es hinunter, leider auch mit der Stimmung. Ich würde nicht behaupten wollen, daß der Traurige diese Situation bewußt wählt; eigentlich will er sich nur Unannehmlichkeiten im Gefolge von Auseinandersetzungen ersparen. Erst viel später merkt er, daß die Natur solches nicht leidlos mit sich machen läßt.

Es ginge ja, aber es geht nicht, ist die innere Selbstbeantwortung der Frage: „Was soll ich tun?", die sich viele Niedergedrückte immer wieder stellen, die sie aber oft nicht an sich selbst, sondern an andere richten. So holen sie sich viele Ratschläge ein, die sie anschließend abschmettern müssen, weil ihnen niemand abnehmen kann, aus eigenem Gefühl und eigenem Antrieb zu existieren. Kommt es dicke im Leben, dann würde manch einer lieber platzen als gute Miene zum bösen Spiel zu machen. Aber die Angst vor der Explosion läßt die Kraft der Energien nach innen platzen. Implosion anstelle von Explosion, ein Magendurchbruch als Zeichen, daß es nach innen geknallt hat, bloß weil man der Welt das wahre Gesicht seiner Emotionen vorenthalten wollte, aus Angst, eins draufzukriegen.

Depression und Wiedererlangung des Ausdrucks

Depression drückt auf die Stimmung. Dem niedergedrückten Ausdruck folgt tiefe Niedergedrücktheit. Es darf nicht den geringsten Zweifel geben, daß depressive Stimmungen den Energiehaushalt beeinflussen und somit den Muskeltonus bestimmen. Das Gesicht bekommt hängende Züge, der Bauch zeigt Überlappungen über dem Bauchnabel. Dieser Lamettaeffekt bedingt nicht nur das traurige Erscheinungsbild, sondern macht zudem deutlich, daß die Kraft zu einer aufrechten Haltung und zu einem aufrechten Gang abhanden gekommen ist. Depressive sehen abgespannt aus.

Heraus aus der Depression kommen zu wollen gebietet, den ganzen Weg retour zu gehen. Alle Stationen müssen nochmals durchgegangen werden. Die Depression muß stufenweise zurückverfolgt werden. Vom Niedergeschlagensein ausgehend, gilt es, den Weg zur verschluckten Wut zurückzufinden, von da zum Frust, der das Ganze ausgelöst hat; von da aus muß das Bedürfnis wiedergefunden und anerkannt werden. Im Zuge der Auflösung gilt es, oftmals seinem Ärger Luft zu machen, es gilt, zu seiner Aggression zu stehen, man muß wiedererlernen, seine Reflexe mobil werden zu lassen. Wie sie hereingenommen wurden, genauso selbstverständlich müssen diese Dinge wieder hinaus. Der Weg hinaus ist der Weg über den Ausdruck. Durch ihn werden die unliebsamen Gäste wieder an die frische Luft gesetzt, von wo aus sie künftig nur dann Zutritt erhalten sollten, wenn vom Bedürfnis aus eine eindeutige Einladung ergangen ist. Ex-pression ist das Gegenteil von De-pression. Was De- ist und hinunterzieht, muß Ex- werden, d. h. so gut und so bald wie möglich hinausgebracht werden, damit es nicht bedrücken und belasten kann. Depressive müssen lernen, wie sie aktiv mit dem Frust umgehen können. Der leidige Umgangsstil mit den Unpäßlichkeiten des Lebens, wie ihn sich die Depressiven zu eigen machen, ist nicht naturgegeben, sondern ein Zwang, alles nach innen zu nehmen und viel zu viel mit sich selber abzumachen.

8. Sucht

Wie Sucht entsteht

Vielfach wird Sucht als ein unwiderstehliches Verlangen nach einem bestimmten Erlebniszustand beschrieben. Ich kann mit dieser Definition nichts anfangen, weil ich bei Süchtigen gerade das vermisse, was ich mit Verlangen bezeichnen würde. Ich sehe nicht, daß sie bei sich und ihren Bedürfnissen ansetzen und sich für ihre Bedürfnisse langmachen. Für mich ist Sucht das Erreichenwollen eines Erlebniszustandes, ohne Verlangen zu entwickeln. Der Süchtige will blitzschnell ohne großes Dazutun in einen begehrenswerten Zustand versetzt sein. An die Stelle von Verlangen tritt die Anspruchshaltung, eine Haltung, bei der man verlangenslos dennoch alles haben will. Der Süchtige negiert dabei gänzlich den Prozeß der langsamen Angleichung von Bedürfnissen an Bereitstellungen. Sein Kriegenwollen schießt sofort aufs Ziel zu. Für ihn gilt es, die verkürzte Straße zum Glück einzuschlagen. Man darf Verlangen nicht mit Machenschaften verwechseln. Auch die Drogies machen sich Mühe. Dennoch ist es nicht das Verlangen, das sie auf den Weg bringt, denn dieses kommt nur in Gang, wenn man es auf seine Bedürfnisse ankommen läßt.

Süchtige stumpfen ab. Süchtige sind abgestumpft. Das klingt vorwurfsvoll, ist aber nur wörtlich gemeint. Ihr Verlangen hat sich zurückentwickelt, und zurück blieb nur noch ein Rudiment, ein Stumpf. Das Baby dehnt sich mit allen zur Verfügung stehenden Organen in das Verlangen hinein. Der geöffnete Mund, die Saugbewegung und ein bisweilen unterlaufender Schnalzton geben beredt Auskunft. Sie sind zugleich Appell der Bedürftigkeit wie Ausdruck der Stimmungslage. Der enorme Aufwand zur Verdeutlichung seiner Bedürfnisse verfehlt meist nicht sein Ziel, die Bezugsperson zu einem fürsorgerischen Engagement zu bewegen. Eine Wunsch-anzeige dieser Art ist nicht schon deshalb Zwang zu nennen, bloß weil ein eindringlicher unüberhörbarer Appell damit verknüpft ist. Der Appell richtet sich an die Gebensbereitschaft der Bezugsper-son. Leider passiert es zu oft, daß die Bezugsperson die Antwort schuldig bleibt. Folge: Die Zuwendung mit dem Lebensnotwendi-gen unterbleibt. Die Bezugsperson kann dafür viele Gründe geltend machen. Sie nimmt dem Kind seine Bedürftigkeit nicht ab; sie sieht überhaupt nicht die Angewiesenheit des Kindes, und sie betont daher, daß sie sich von dem unablässigen Betteln und ärgerlichen Quengeln nicht terrorisieren lassen wolle. (Zweifelsohne können Kinder ganz „schön" nervig sein, und ihre Ungeduld kann zur Stra-paze werden).

Normalerweise findet die Ungeduld des Bittenden ein Ende, wenn das Verlangen gestillt wird. Jeder vernünftige Mensch wird aufhören zu klopfen und Ruhe einkehren lassen, wenn die Tür auf-gemacht ist. Stillen heißt im erweiterten Verständnis, das Mögliche dazu beizutragen, daß es still werden kann. Befriedigung um-schreibt etwas Ähnliches. Sind die Bedürfnisse befriedigt, kehrt Friede zwischen den Menschen ein, sozialer Friede. Es kennzeich-net den Süchtigen, daß er nicht mehr zufriedenzustellen ist, durch nichts und niemanden. Der Süchtige hat irgend etwas im Visier. Kriegt er das nicht, dann ist ihm an anderem auch nicht gelegen. Grad und Ausmaß der Fixierung bedingen, daß der Süchtige gar nicht mitbekommt, wie viele Türen ihm offenstehen und wie viele Menschen bereit sind, auf ihn einzugehen. Er wünscht sich, daß sie sich nach seinem eigenen Sinn (= Eigensinn) unterwerfen. Da den Personen der Außenwelt daran nicht gelegen sein kann, müssen sie ihn frustrieren. Diese Erfahrung genügt ihm mal wieder, um sein auf Verachtung begründetes Weltbild zu befestigen. Er tut so, als ob die Personen, die sich seiner Suchtneigung entgegenstellen, ihm extra eine neue Kerbe hauten. Schließt man, wie er, die Möglich-keit eines Übereinkommens zwischen Menschen aus, dann offen-bart dies ein Zerwürfnis und kommt einer Kampfansage gleich. So-lange dieses innerlich befestigte Zerwürfnis fortexistiert, wird der Süchtige alle Angebote verwerfen. Krasse Beispiele von Mager-süchtigen zeigen, wie weit das gehen kann. Sie lassen sich einfach nicht mehr versorgen, weil sie sich so sehr aufs Kämpfen verlegt haben, daß sie sogar Hunger bekämpfen, weil dieser ihre lebensnotwendige Angewiesenheit auf die Welt und ihre Versorgungsquellen zu Bewußtsein bringen könnte. Wem der Appetit vergangen ist, der kann und will keinen Frieden mit der Welt schließen.

Sucht durch Entkoppelung vom Bedürfnis

Man stelle sich einen Mann mit 80 Kilo Lebendgewicht vor. Dieser Mann ist irgendwo eingeladen und bittet um etwas zu essen. Er bekommt zur Antwort: Du bist schon schwer genug. Es ist noch nicht an der Zeit, daß du essen kriegen müßtest. Wenn sich ein Gastgeber so verhielte, dann würden wir dies mit Recht ungehörig empfinden. Unserer Gesellschaft macht es nichts aus, ein solches Verhalten für das Kleinkind zu empfehlen: klare Zeitregelungen, Zufüttern, gegebenenfalls schreien lassen.

Man stelle sich eine pflegebedürftige Person vor, bei der nur ab und zu mal ein Helfer hereinschaut, um das Allernotwendigste zu regeln. Die betreute Person ist gezwungen, alle Bedürfnisse, die sie hat, sofort aufzuzählen, sonst zieht die Betreuerperson weiter. Wir sehen: Wer so nebenbei abgespeist wird, lernt Ansprüche zu stellen und andere unentwegt zu beschäftigen. So ergeht es vielen, die das Gefühl haben, die Zeit, die sich jemand zur Verfügung stellt, sei viel zu knapp. Alle diese Menschen fühlen sich aufgerufen, möglichst viele Anliegen auf einmal zusammenzupacken, zur Dokumentation, daß man sich zeitintensiv um sie kümmern solle.

Sucht hat von beidem etwas. Sie entkoppelt das Essen vom Hunger, indem zur Eile treibende Zeitvorstellungen dazwischentreten. Abgehoben vom Hungerbedürfnis kann es dann zwischen Bedürfnisauftritt und dessen Befriedigung nicht schnell genug gehen. Ist die Gelegenheit gegeben und ist die Lage günstig, dann wird einem Vergnügen zugesprochen, obwohl die Zeitumstände vom Hunger her gesehen ungünstig liegen. So lernt man, wider sein Gefühl zu handeln, wenn es etwas zu haben gilt. Die Devise heißt dann: jetzt oder nie. Das Verhältnis zum Objekt des Begehrens hat sich verobjektiviert. Die subjektive Befindlichkeit wird gänzlich unberücksichtigt gelassen. Bei allen Süchten können wir immer wieder sehen, daß es wenig auf das ankommt, was in einem selbst geschieht. Das Innere wird außengelenkt. Es wird nur noch in der Form eines „unwiderstehlichen Verlangens" zur Kenntnis genommen.

Blicken wir noch einmal kurz auf den gesamten Geschehenszusammenhang. Da ist das Verlangen, welches das Bedürfnis auf den Weg bringt. Wohin? Zu den anderen. Der Bedürftige ist darauf angewiesen, daß ihm etwas zuteil wird oder zugeteilt wird. Wer sich in Armut zu seiner Bedürftigkeit bekennt, wird nicht darauf warten, bis ihm ein Angebot unterbreitet wird. Das Bedürfnis macht sich zum Holen bereit. Es zieht den Bedürftigen zu der Befriedigungsquelle hin. Der Hunger ist der Motor, der dahingehend antreibt. Dem Hunger Geltung zu verschaffen, auch wenn sich Widerstände auftun, Geduld in der Verfolgung seines Zieles aufzubringen und zu einem mehrfachen Anlauf bereit zu sein, falls sich das Gegenüber fürs erste ablehnend verhalten sollte, spricht dafür, daß man sich selbst mit seinen Bedürfnissen ernst nimmt und sie auch trotz vielfältiger Frustrationen weiter zu verfolgen bereit ist.

Süchtige lassen sich von Frustrationen ins Bockshorn jagen. Sie verleugnen eher ihre Angewiesenheit, als daß sie sich zu unablässigem Bitten bereitfinden würden. Sie kriegen es fertig, sich vom Hunger abzuschneiden und sich sogar noch ihrer Appetitlosigkeit zu rühmen. Sie nehmen sich aus dem lebenswichtigen Prozeß einfach heraus. Sie katapultieren sich in einen Zustand, der es an Erbarmen mit sich selbst missen läßt. Als Faustregel mag gelten: Wo immer ein lebendiger Vorgang, der sich vielleicht sogar alltäglich wiederholen sollte, zu einem Zustand wird – entweder ständig Hunger oder nie Hunger –, liegt die Vermutung nahe, daß dramatische Konflikte diese Sturheit und vermessene Einseitigkeit hervorgebracht haben. Indem das Leben als Austauschprozeß geleugnet wird, kann eine Position bezogen werden, die, von außen her betrachtet, wie eine letzte Entschiedenheit aussieht: immer nur Hunger haben und nie genug kriegen oder satt sein, die Nase gestrichen voll haben. Wer sich ärgert, stellt oft seine Natur hintan oder schaltet sie gar aus. Dramatische Verwicklungen mit den engsten Bezugspersonen können enorm aufgebauscht werden. „Von dir nehme ich nichts und niemals mehr was an." „Was ich nicht in absehbarer Zeit kriege, brauche ich auch nicht." „Ich komme auch alleine ganz gut klar." Diese Schutzbehauptungen sollen einem über den Appetit hinweghelfen, aber sie schaffen ihn als leidigen Umstand zugleich ab. Man schneidet sich ins eigene Fleisch. Wenn das nicht Autoaggression ist!

Beim Ausbleiben von Verlangen wird der Erlebnis*zustand* zum Wichtigsten. Süchtige sind auf High-Erlebnisse aus. Sie streben das Spitzenerlebnis an. Stellt sich dieses nicht ein, dann fühlen sie sich außerstande, einen Anfang zu einem längeren Prozeßverlauf zu finden. Sie fangen an zu grübeln und denken lediglich an Beschaffungsmaßnahmen. Süchtige sind gar nicht so verlangend, wie man manchmal denken mag. Sie sehen eher wie Grübler aus, also wie jemand, der sich aufs Denken zurückgezogen hat. Der Grund liegt darin, daß ihnen das Gespür für wirkliche Bedürfnisse abgeht. Bedürfnisse sind der Quellgrund für die Entstehung eines Dranges. Der Hunger bringt diesen auf den Weg. Er eröffnet eine Suchbewegung. Die Suche führt auf Menschen zu, die manchmal nur über Bitten zu erreichen sind. Seine Bedürfnisse auf den Weg zu bringen ist unvereinbar mit einer passiv-abwartenden Haltung. Wer seine Bedürfnisse nicht Befriedigung suchend auf den Weg schickt und wer sich zu schade ist, unablässig zu bitten und durch Bitten zu bewegen, ist nicht mehr von der Notwendigkeit des Nehmens im Lebensvollzug überzeugt und von daher gesehen potentiell süchtig.

Wer im Kontakt mit seinen Bedürfnissen ist, wird befriedigungsorientiert seine ganze Merkfähigkeit aufbieten und dadurch den Bedürfnissen zum Durchbruch verhelfen. Er wird auch ständig an seinem Ausdruck arbeiten. Niemand soll von sich leichtfertig behaupten, er habe seinen maximalen Ausdruck zur Formulierung seines Bedürfnisses gefunden. Wer die Kraft des Saugreflexes eines Babys einmal erfahren hat, wer seinen Finger oder seine Nase einmal in den Sog des Saugreflexes gebracht hat, der wird im Erstaunen über die Energien des Kindes die Bedürfnisartikulation des Erwachsenen für eine energielose und schlappe Angelegenheit halten müssen. Im Saugen des Kindes wirkt die Kraft eines Mittelklassestaubsaugers auf uns ein. Dem entgegen scheinen unsere erwachsenen Augen, unsere Lippen und unsere Arme oft nur noch auf schwachen Trost aus zu sein. Der Gesichtsausdruck vermittelt keinen eindringlichen Appell, sondern nur noch eine hilflose Demonstration mit einer versteckten Aufforderung: Du sollst dir etwas für mich einfallen lassen. Das kommt dabei rum, wenn man seine Arme nur noch beim Achselzucken bewegt oder um Wegwerfbewegungen auszustreuen.

Die Härte, mit der ich die dröge Lahmheit eines Süchtigen beschrieben habe, soll nicht verdecken, daß ich gut verstehen kann, wie vielfache Enttäuschungen einen Menschen auf inneren Abstand zu seinen wirklich notwendigen Versorgungsquellen bringen können. Ich habe für die energieschwache Demonstration der Bedürfnisse vollstes Verständnis, wenn ich mir vor Augen halte, daß dieser Mensch als Kind unsagbar oft mit Hunger und Verlangen auf die Welt zugegangen ist und nicht zur Kenntnis genommen wurde. Und hat sich seinem Ausdruck aufgrund der Versagenserlebnisse noch die Wut dazugesellt, dann wurde in ihm gar nur noch das garstig-böse Kind gesehen, dem man mit allen zu Gebote stehenden Mitteln Mores beibringen mußte. Das Kind wurde mißachtet und u. U. geprügelt und war über so eine Behandlung mit Recht geschockt. Die Wirkung eines Schocks ist immer noch in der Unkoordiniertheit und Langsamkeit der Bewegungen nachweisbar. Mir ist auch klar: Eine den Bedürfnissen des Kindes gleichgültig gegenüberstehende Bezugsperson ist es auf Dauer nicht wert, daß man die Hände nach ihr ausstreckt. Wenn die zur Versorgung des Kindes Verpflichteten nicht da waren, dann hat es keinen Sinn, vorzusprechen oder sonstwie sanft seine Bedürfnisse vorzutragen. Wenn auch noch der Schrei überhört worden ist und es anschließend Prügel setzte, dann hat es einem auch noch die Sprache als Mittel des Ausdrucks verschlagen. Hilflosigkeit ist eine Konsequenz daraus. Dabei kommen bei ihm Gedanken auf, daß es wiederum und wiederum nicht kriegen würde, wenn es darum nachsuchte, und es läßt es ganz sein. Es will nicht noch einmal die Schmach des Ins-Leere-Greifens oder der harschen Abfuhr riskieren. Es hat das Bitten eingestellt. Es hat die entsprechenden Ausdrucksorgane stillgelegt.

Verkürzungen im Lebensausdruck sind immer Konsequenzen aus Lebenserfahrungen. In der oralen Phase unserer frühkindlichen Entwicklung waren wir sehr auf die Unterstützung unserer Umwelt angewiesen. Unsere Muskeln wären aus dem erfolgreichen Abschluß einer Nehmens-Aktion gestärkt hervorgegangen. Hätten die Bezugspersonen uns ermutigt, dann hätten sie uns trotz manchen

Frustes, der zu verkraften gewesen wäre, dennoch bei Laune gehalten. Bei Laune gehalten ist man in der Regel so lange, als noch die geringste Aussicht auf Gewährung besteht. Wir können davon ausgehen, daß fast jeder von uns über ein erträgliches Maß hinaus mit Frustrationen beschwert worden ist. Insofern sind wir alle leicht in Panik zu versetzen, wenn uns im späteren Leben eine Sache danebengeht, von der wir uns so viel Befriedigung versprochen haben. Wir stecken alle mehr oder weniger voller Nachholbedürfnisse. Wir neigen dazu, unsere Umwelt im Bedarfsfall eher an ihre Pflicht zu erinnern, anstatt bittend in Erscheinung zu treten. Bei allem Verständnis über die sonderbaren Wege, die ein Mensch auf dem Weg zu seiner Bedürfnisbefriedigung einschlagen mag, der beste und direkteste ist das Bitten. Bioenergetische Arbeit kennt viele Übungen, die uns modellnehmend am Verhalten eines unbeschädigten Kleinkindes wieder dazu veranlassen, den direkten Zugang zum Herzen eines Menschen über das Bitten zu nehmen. Was glauben Sie, wie schwer das ist, wenn man es erst einmal verlernt hat? Wir drücken uns drum herum, oder wir verfallen in einen Befehlston, hauen auf den Putz, oder wir jammern und klagen der Welt etwas vor. Das eine bedingt das andere. Wenn wir nur kriegen, wenn wir Geschütze auffahren lassen oder verkommen am Boden liegen, dann verkommt das Kriegen zum Kriegführen.

Sich bedienen lassen

„Das bringt mir nichts" kann man die Oralen häufig reden hören. Für Süchtige ist diese Redewendung gängig. Es geht also darum, daß man es gebracht bekommt. Was ist das „es", das es bringen soll? Ist es das Schicksal? Oder ist die Redewendung einfach nur unpräzise. Eigentlich müßte es heißen: „Wer bringt mir was? Wer ist für mich da?" Die Frage geht darauf hin, wer es bringen soll. Verpflichtet zu bringen ist jemand, der einem anderen etwas schuldet. Der Orale redet sich ein, daß die ganze Welt ihm ganz viel schuldet. Er geht stillschweigend davon aus, das es der anderen Leute verdammte Pflicht und Schuldigkeit ist, für ihn da zu sein und für ihn tätig zu werden. Er will Bemühungen sehen. Ob sie etwas nützen, das steht auf einem anderen Blatt. Wie sinnhaft etwas

Was bringt's mir?

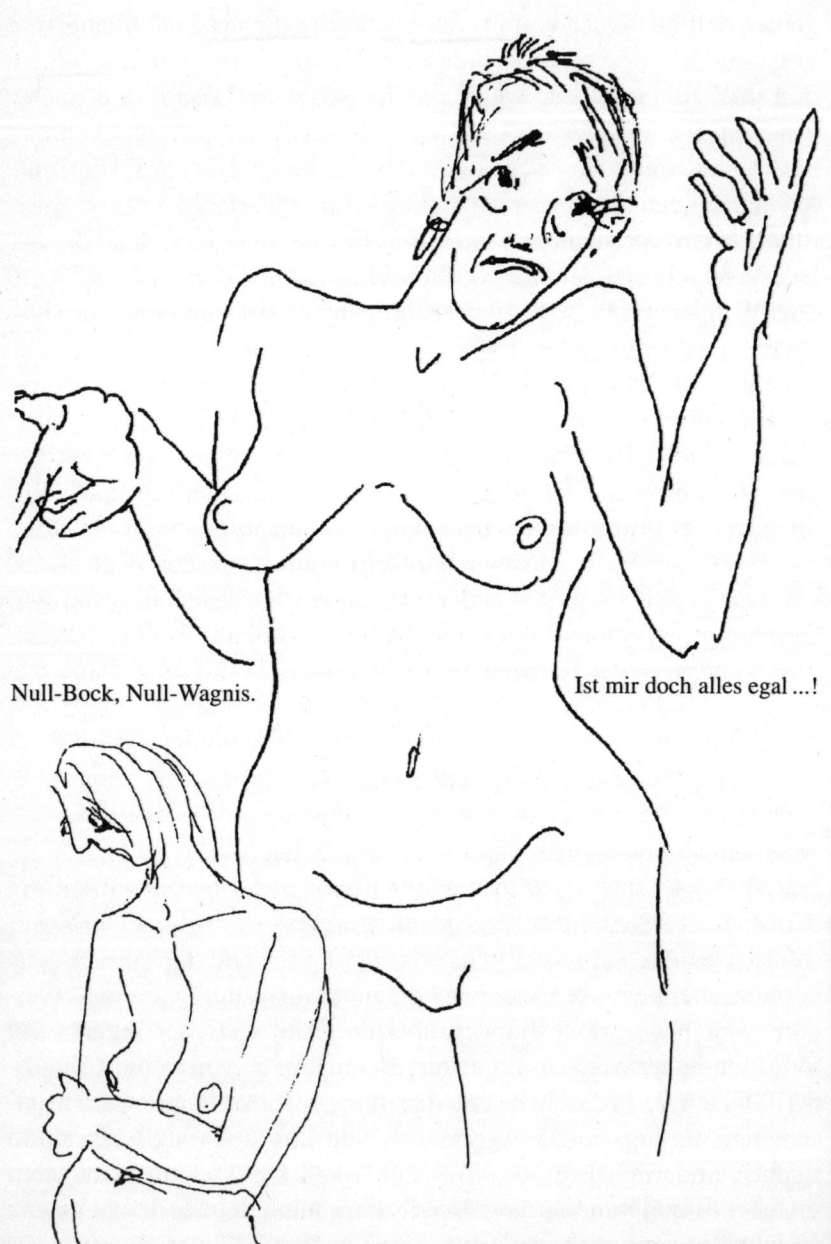

Null-Bock, Null-Wagnis.

Ist mir doch alles egal ...!

ist, darauf kommt es ihm nicht an. Die Menschen seiner Umwelt sollen sich um ihn kümmern. Das mag auch der tiefere Grund sein, warum es ihm nichts ausmacht, Sorgen zu bereiten. Er hat nämlich herausgefunden, daß andere sich um so mehr auf die Beine machen, je mehr Probleme er aufgibt oder je mehr er zu Sorgen Veranlassung gibt. Für ihn ist die Sachlage klar. Wenn es etwas zu tun gibt, dann sind immer die anderen am Zug. Er bringt sie schon unter Zugzwang. Er läßt sich bedienen. Das ist die Wiedergutmachung für die Unannehmlichkeiten seines bisherigen Lebens. Normale Menschen wundern sich oft darüber, wie ein Mensch sich selbst so gleichgültig gegenüberstehen kann, daß er selbst dann nichts unternimmt, wenn er so dick in der Patsche sitzt. Es geht, wenn man die eigene Untätigkeit zum Prinzip erhoben hat und wirklich davon überzeugt ist, daß die anderen einem eine Menge schulden.

Süchtige verleugnen den Austausch zwischen Mensch und Mensch

Die Sucht depersonalisiert. Dem Süchtigen kommt es nur noch auf die Sache an. Die Hauptsache ist, daß sie rüberkommt, wann immer er sie braucht. Süchtige haben die Anspruchshaltung, daß ihnen zusteht, was sie begehren. Die Welt schuldet ihnen ihren Spaß. Sie fallen leicht aus der Rolle und flippen aus, wenn man sich ihren Machenschaften widersetzt. Aggressiv macht sie alles, was nicht so wie gedacht rüberkommt, wenn sozusagen die Vollzugsmeldung ausbleibt. Aggressiv macht sie jeder, der nicht die Rolle mitspielt, die ihm zugedacht ist, meist die Rolle eines Erfüllungsgehilfen.

Normalerweise braucht man Aggressionen, um seinem Verlangen über Hindernisse hinwegzuhelfen. Vermittels der Aggression wird man unermüdlich mit seinen Bedürfnissen vorstellig, womöglich so lange, bis sich in einem streng und hart wirkenden Menschen Rührung zeigt. Aggression will im ursprünglichen Sinn nichts anderes sein als die trefflichste und somit betroffen machendste Herangehensweise. Kommt man nicht so leicht durch, macht sie es möglich, daß man es mit Nachdruck oder mit einer anderen gewieften Methode probiert, also den Eindringlichkeitsgrad erhöht. Der Süchtige hingegen setzt die Aggression nicht ein, um mit seinem Bedürfnis in Austausch zu kommen. Der Süchtige könnte brutal werden gegen die, die es wagen, sich ihm entgegenzustellen. Seine Tendenz ist es, Widerstände kurzerhand aus dem Weg zu räumen. Die Aggression mutiert zur Gewalt, wenn sie die subjektive Freiwilligkeit des Gebers nicht achtet. Sollte sich sogar ein Mensch als Widerstand aufbauen, muß auch er beseitigt werden, damit der einmal eingeschlagene Weg fortgesetzt werden kann, ohne sich von klugscheißerischen Einwänden beeinflussen zu lassen. Nichts steht zur Disposition mit den Menschen seiner Umwelt. Entweder sie spuren oder sie sollen ihn erleben. Er läßt nicht mit sich verhandeln, geschweige denn kritisch in Frage stellen. Entweder es läuft oder es läuft nicht.

Das Doppelgesicht der Sucht

Ich unterscheide zwei verschiedene Formen von Süchten:

Typ 1: Die Person unter dem Einfluß massiv wirkender Außeneinflüsse

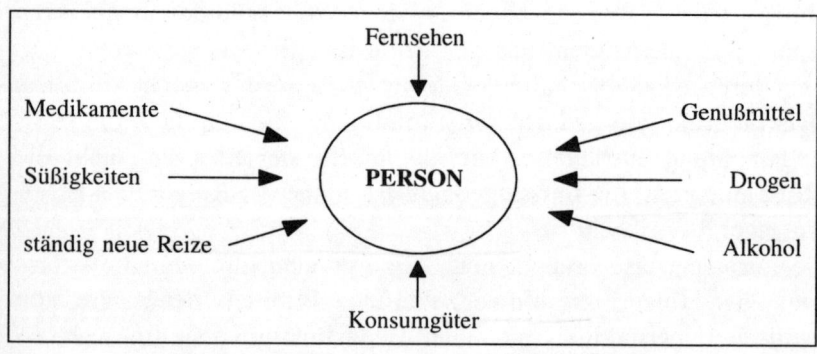

Wie deutlich zu ersehen ist, sind die Drogen *ein* Faktor, der von außen in die Person hinein*regiert*. Würde die Person lediglich stofflich stimuliert, behielte sie ihre Verantwortungs-, Entscheidungs- und Handlungskompetenz. Zieht jedoch jemand einen Stoff *in sich hinein*, beginnt der Stoff im Inneren seine Wirksamkeit zu entfalten, und zwar auf das Nerven-, auf das Muskel-, das Gefäß- und das Drüsensystem. Die Person verliert sich aus der Hand: Sie depersonalisiert. Sie wird diffus. Die Anregung, die sie sich versprach, ist zu einem aufregenden, überwältigenden Prozeß ausgewachsen. Die Person ist nicht in der Lage, die schnell aufeinanderfolgenden Geschehnisse auf die Reihe zu bringen. Sie gerät durcheinander, verspielt ihre innere Stabilität und Ordnung und wechselt sie gegen chaotische Gefühle ein. Sie verliert den Halt. Verständlich ist, daß jemand, der aus einer großen inneren Strenge mit zwanghafter Selbstdizplin gekommen ist, damit kokettieren kann, mit einem Schlag, sozusagen auf die Schnelle, einem neuartigen Gefühlszustand gegenübergestellt zu sein.

Auf jeden Fall sind diese Stoffe Energieträger. Fraglich ist, ob sie ihre Wirksamkeit der Person zur Verfügung stellen oder ob die Person zu einem Reaktionsbündel degeneriert. Ohne Zweifel benötigt der Mensch zur Erhaltung seines Lebens die Aufnahme von hochwirksamen Stoffen, die das Lebensgeschehen in Betrieb halten sollen und vermittels derer sich der Organismus optimal aussteuert. Zu seinen Funktionen zählen die Fähigkeiten der Verwandlung, der Transformation und der Assimilation von Stoffen. Verliert der Organismus diese Integrationsfähigkeit der Stoffe zum Wohle der Person, d. h. verzichtet der Mensch auf einen Stoffwechselvorgang nach Maßgabe der Weisheit seines Körpers, dann verliert er die natürliche Basis seiner Lebensvollzüge, mit anderen Worten: Die Person ist nicht mehr Herr in ihrem eigenen Hause. Das Ergebnis ist die Entfremdung und Enteignung der Person. Seelisch gesprochen, geht dieser Mensch seiner Gefühle verlustig, gibt seine Selbständigkeit auf, beschränkt sich aufs Reagieren. Der Weg in die eine oder andere Form der Fremdbestimmung ist gewiesen.

Das Suchtproblem kann jedoch auch aus einem anderen Blickwinkel gesehen werden.

Typ 2: Die Person, die sich grenzenlos verausgabt

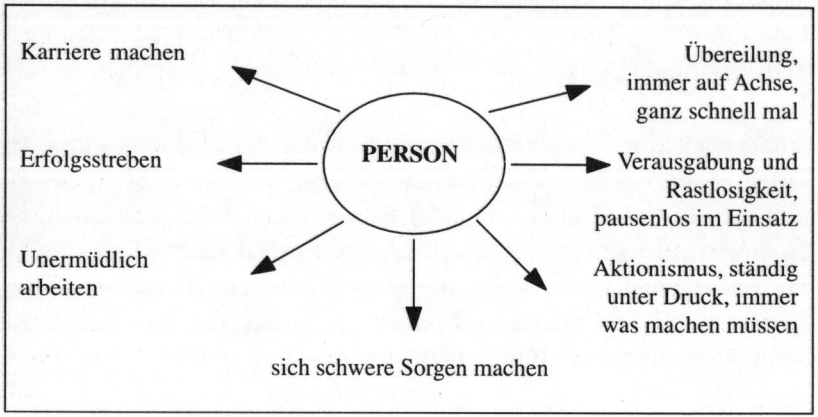

Es scheint nicht nur *Input*-Süchte zu geben, auch der *Output* kann das Gesicht der Sucht annehmen. Auch die Auspowerung (das Raubbau-Treiben mit den eigenen Kräften) kann zu einem Problem werden. Die Person erleidet einen Substanzverlust; sie erschöpft sich, verliert die Ruhe und die Regenerationsfähigkeit. Sie definiert sich ausschließlich durch das Machen und Schaffen. „Sich zu lassen" und einfach nur zu „sein" sind Fremdwörter geworden.

Zeit ist Geld. Zeitplanung wird groß geschrieben. Glück wird erworben, Liebe verdient, Respekt erkauft. Alles hat seinen Preis. Um den Preis aufzubringen, bedarf es unermüdlicher, selbstloser und immerwährender Arbeit. Die Erarbeitung von allem und jedem und das rastlose Engagement machen das Leben zur Schikane (obwohl es lange Zeit – solange Erfolg und Karriere winken – als äußerst erfüllt betrachtet werden kann). Der sich verausgabende Mensch lebt auf Kosten seiner Energiereserven. Er streßt sich (meist für einen als gut angenommenen Zweck). Auch hier zeigt sich: Am Ende wird die Person von ihren Aktivitäten abhängig, und das Arbeiten nimmt Selbstzweckcharakter an. Auf der Strecke bleiben Lust, Liebe und Geselligkeit, d. h. all jenes, was nur in und aus der Entspannung und Muße hervorkommen kann, vor allem: persönliche Werte und zwischenmenschliche Kontakte. Dadurch, daß diese Menschen immer auf dem Sprung sind, können sie nur flüchtige Kontakte zulassen.

Sucht ist beides:
Einerseits die Überfremdung durch übermäßige Vereinnahmungen
und andererseits die Entfremdung durch übermäßige Verausgabun-
gen.

Sucht hat immer etwas mit Personverlust zu tun. Mit Zunahme der
Sucht treten Sachbezüge an die Stelle von Personenbeziehungen.
Die Interessenlenkung geht von Sachen aus oder auf Sachen zu.
Der menschliche Bezug tritt in den Hintergrund.

Sieht man die beiden Suchtstrukturen in einer Wechselwirkung,
dann produziert eine Gesellschaft in dem Maße Süchtige und Ab-
hängige vom Typ der Personen, die nur kriegen und haben wollen,
als die Vätergeneration an der Ausweitung der Macht und des Be-
sitzstandes interessiert ist, d. h. sich auch nur hinter Sachen ver-
schanzt und die Jüngeren aus Zeitknappheit an die Sachwelt verweist. Macht und Kontrollsucht und die Haltung des „Wir können
alles selber machen" verführen dazu, daß andere, die daran keinen
Anteil haben und nie haben werden, sich auf die faule Haut legen
und darüber zu phantasieren beginnen, wie sie bei geringstem Aufwand „ganz auf die Schnelle" zum größtmöglichen Glück kommen
können. Die Suchtformen bereiten sich gegenseitig das Feld. Die,
die alles selber machen, verhindern, daß andere das Ihrige tun, weil
sie in Opposition zu meinen beginnen, es gäbe nichts zu tun. Die
Nichtstuer verführen dazu, für sie zu tun, und werden vollends apa-
thisch. Eine Zeit-ist-Geld-Mentalität wirkt sich ebenso verheerend
aus wie die Haltung des Zeittotschlagens.

III. Der psychopathische Charakter
Machen und Haben
über *Sein und Werden* stellen

Es kennzeichnet den Psychopathen, daß er aus dem normalen Entwicklungsverlauf ausschert. Er versteht sich als *die* Ausnahme. Eigenmächtig behauptet er, etwas zu haben, ohne es einer Entwicklung verdanken zu wollen. Dem Psychopathen fehlt die Anerkenntnis der wichtigen Funktionen *Bejahen* und *Nehmen,* die in Phase 1 und Phase 2 zum Aufbau der Person beitragen. Er verleugnet seine existentiellen Wurzeln und den Werdegang seines Herkommens.

MACHEN UND HABEN ANSTELLE VON SEIN
Entwicklungen können nie schnell genug vorankommen, sie werden gepuscht, sozusagen mit Turbokraft vorangebracht. Zu schnell, zu viel – das bestimmt ihr Leben. Im Konkurrenzkampf gilt es, obenauf zu sein, sich keine Blöße zu geben, bloß keiner Schwäche nachzugeben. In Gesprächen geht es darum, den anderen auf sein Niveau zu ziehen, weil derjenige, der über die Kommunikationsebene verfügt, den Stil jeglicher Auseinandersetzung bestimmen kann. Für den Psychopathen werden Gespräche fast immer zu einem Heimspiel mit Heimvorteil, für den anderen zum Auswärtsspiel. Er selbst verspürt wenig Lust, sich auf fremdem Gelände zu bewegen, es sei denn, es gelänge ihm, auch dort so den Ton anzugeben, als ob er zu Hause wäre.

Enormo (über der Norm liegen, etwas Besonderes sein), *Grandioso* (super sein, über dem Rest der Menschheit stehen) können anschaulicher als das Wort *Psychopath* zum Ausdruck bringen, wie ein narzißtisches Gehabe der Person auferlegt, ein Ego-Star zu sein, einer, der seine Großartigkeit nur sich selbst zu verdanken und zuzuschreiben (ver)mag. Psychopathen sind machtorientiert und verschreiben sich gern dem Erfolg, wobei Schönheit und Sexappeal eine große Rolle spielen. Sie verstehen, sich ins rechte Licht zu rükken. Sie haben im Auge, was ihrem Image zuträglich ist. Ohne in einem natürlichen Entwicklungsverlauf durch organische Kräfte gestützt zu sein, werden Entwicklungen kurzerhand übersprungen, weil es unerträglich wäre, der Situation des Kleinseins allzu lange ausgesetzt zu bleiben. Wenn entwicklungsbedingte Förderung ausbleibt, kommt das Kind unter Druck, entwicklungsunabhängig mehr aus sich zu machen, als naturell gegeben ist. Es bildet sich das Bedürfnis aus, weiter zu sein, als man ist. Die Rolle, die man spielen kann, wird wichtiger als naturgewachsenes Sosein.

In dem Maße, wie die Identifikation (Selbstfindung und Selbstbehaltung) mit Außenfiguren nicht einem innen gewachsenen Bedürfnis und der natürlichen Reife des Kindes entspricht, überwuchert die Rolle die Entwicklung einer eigenen Identität. Die innere Wahrnehmung des eigenen Selbst und das Gefühl bleiben auf der Strecke. Psychopathen sind in dem Maße, wie sie äußerlicher Identifikation huldigen, von ihrem Gefühl weg, aber ihrer Zeit voraus. Eine zu große Identifizierung mit Leit-Modell-Vor-Bildern wirkt sich zuungunsten eigener Identitätsfindung aus, die nach meinem Dafürhalten nur über Dialog, Auseinandersetzung, Diskurs und gegenseitigen Respekt zu gewinnen ist. Im folgenden werden drei verschiedene psychopathische Ausformungen vorgestellt.

1. Zu hoch: Die Mächtigen. *Der Machtaspekt spielt eine große Rolle, wenn man vorzeitig erwachsen, d. h. größer sein will, als die momentane Situation hergibt. Strebt man schnelles Erwachsenwerden an, um wie die ausgeguckten Erwachsenen das Sagen zu haben, dann führt das zu einem Überhang an Selbstbehauptung, zu Überlegenheitsgefühlen und zu Machtgebaren à la „Mir kann keiner!".*

2. Zu früh: Die Frühreifen. *Zur Frühreife motiviert, wenn man seinem Alter und seinem Entwicklungsstand voraus sein möchte, um der Vorteile voll ausgeprägter Geschlechtlichkeit habhaft zu werden, wo man angemacht, umworben, manchmal auch zu etwas Lustigem verführt wird. Man will möglichst schnell dahinkommen, ja imstande (= im Stande) sein, wo es mehr zu erleben gibt.*

3. Zu viel: Die Funktionalisierten. *Vorzeitig, ehe man kräftemäßig soweit ist, also vor der Zeit was taugen zu wollen, führt in die Funktionalisierung. Indem man unter Aufbietung aller Kräfte*

Über-Soll bringt und über seine Leistungsgrenze hinweggeht, instrumentalisiert man sich für hochgehängte Ziele und bietet sich zugleich als Funktionär für hehre Unternehmungsziele an, wobei man zum Apparatschik verkommen kann.

Die alltägliche Psychopathie besteht darin, daß wir alle auf Größeres ausgerichtet sind. Mit unserem Streben versuchen wir, an ein Image heranzureichen, das uns auf der Sonnenseite des Lebens angesiedelt sein läßt. Niveau zu halten kann geradezu zu einem Zwang werden. Krisenzeiten zeigen, wie schwer es uns fällt, die Ansprüche ans Leben hinunterzuschrauben, eine Stufe tiefer zu gehen oder kürzerzutreten. Wenn Besitzstandwahrung zur Norm erklärt ist, verliert man die Möglichkeit, nachzugeben und auf ein den Verhältnissen angemessenes Niveau hinunterzukommen.

Der Zeitgeist mit seinen Lifestyle-Trends verführt dazu, allem anderen voraus eine *gute* Figur abzugeben. Damit aber hat man noch immer nichts von seiner Lebendigkeit gegeben, eher hat man einem Bild entsprochen. Die Illustrationen hierzu versuchen zu zeigen, wie Äußerlichkeiten und Bewältigungsmechanismen aller Art Kriterien des gegenwärtigen Lebensstils geworden sind.

Die Funktionalisierten, im Zuschnitt sein

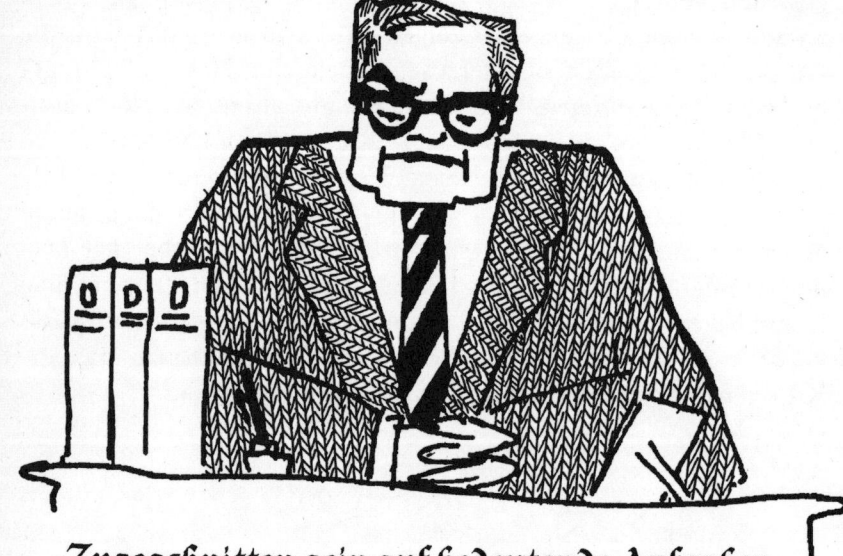

Zugeschnitten sein auf bedeutende Aufgaben

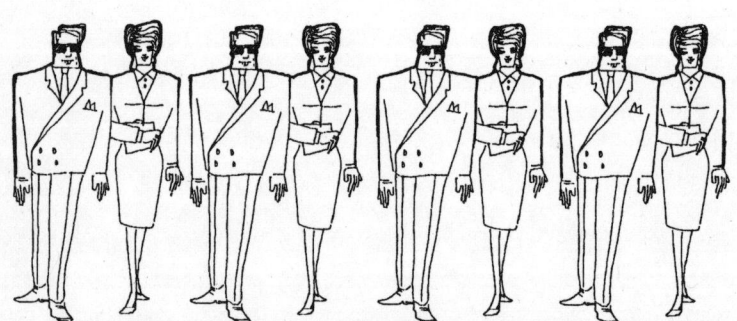

Aufeinander zugeschnitten. Angleichung auf hohem Niveau.

1. Der funktionalisierte Mensch

Kein Kind wird aus freiem Willen aufs Spielen verzichten, nur um möglichst bald in den Genuß von Erwachsenenprivilegien zu kommen. Wohl aber wird es in Augenblicken der Ohnmacht mit der Vorstellung kokettieren: Wenn ich erst mal groß bin... Aber es wird nicht alles drangeben, nur dieses einen Zieles wegen. Vielmehr ist davon auszugehen, daß ein Kind, das schon sehr früh Erwachsenenrollen übernimmt, funktionalisiert worden ist. Instrumentalisiert verfolgt das Kind eine wichtige Funktion in einem System, das es nicht zu verantworten hat, durch das es aber sehr früh in die Verantwortung gezogen wurde. Solchem Verhalten von Kindern geht die Erfahrung voraus, mit ihren Liebesgefühlen aufgelaufen zu sein. Sie haben die Erfahrung machen müssen, daß es für ihre besten Gefühle kein Gegenüber gab. Sie blieben ohne Widerhall. Gute Gefühle wurden mangels Anerkennung zu miesen Erfahrungen. Das führte dazu, daß Kinder sich anders zu präsentieren begannen.

Das Kind lernt großzutun. Diese Großtuerei besteht darin, immer etwas mehr aus sich machen zu müssen, als natürlicherweise gegeben ist. Ehe das Kind sich eine Vorstellung von sich machen konnte, entwarfen andere schon längst ein Bild von ihm. So muß man diese Kinder als Menschen sehen, die ganz früh in ihrem Leben um die Chance gebracht wurden, ihr eigenes Leben zu gestalten. Sie müssen die Lebensvorstellungen ihrer Umwelt verwirklichen. Sie müssen einem Image gerecht werden. Was den anderen über alles geht, das soll auch dem Kind nicht minder wichtig werden. Das Kind spürt den Einfluß von außen. Ihm fehlt aber die Lebenserfahrung, diesen Einfluß als innere Nötigung auszumachen. Deshalb gibt es nicht wenige Kinder, die sich scheinbar freiwillig wie karrierebewußte Erwachsene verhalten. Von außen her ist es schwer zu beurteilen, ob sie nach Höherem streben oder ob ihnen eine Meßlatte vorgegeben worden ist, die sie glauben unbedingt überspringen zu müssen. Kindsein kann so langweilig sein, wenn die eigenen Interessen von der Mitwelt nicht aufgefangen werden.

Wenn das Kind mehr hermacht, als es ist, folgt es nicht einem inneren Wachstums-Gesetz. Es erweist sich vielmehr schon sehr früh merkwürdig pragmatisch. Es hat mitbekommen, was in den Augen der Welt zählt. Es registriert das und sagt sich: Das kann ich auch. Es merkt, wie sehr es auf Äußerlichkeiten ankommt und wie sehr Statussymbole beeindrucken. Es sieht, daß es nur nach außen hin stimmen muß. Dies vor Augen, wirft sich das Kind in Schale. Wie es da drinnen aussieht, geht keinen etwas an. Wen kümmert das schon?

Typische Erscheinungsbilder solcher Fehlentwicklungen sind die *Mini-Erwachsenen:* der kleine Junge, der schon ein kleiner Mann ist, und das kleine Mädchen, das schon ein sexy Girl ist. Kleine Jungen können sich schon sehr früh ihrer körperlichen Stärke bewußt sein. Es macht ihnen Spaß, ihre Kräfte den schwachen Erwachsenen zu leihen. Kleine Jungen gefallen sich z. B. darin, sich angesichts der Hilflosigkeit weiblicher Bezugspersonen zu tapferen Männern zu mausern, zu Rittern ohne Furcht und Tadel. Hat Mutti Angst vor Mäusen und die Schwester Ekel davor, einen Frosch anzufassen, dann ist es für ihn kein Problem. Auch wenn er selbst das Glitschige des Frosches nicht mag und wenn ihm der Aufschrei der Mutter einen Schauder den Rücken hinunterlaufen läßt, ist das für ihn dennoch kein Grund, sich eine Blöße zu geben. Er wächst über sich selbst hinaus. Mag sein Verhalten am Anfang pure Angabe gewesen sein, es wird zu einem Selbstläufer, wenn er sich und anderen seine Großartigkeit lange genug vor Augen führt. Später fühlt er sich verpflichtet, das auch einzulösen, was er großsprecherisch angekündigt hat. Er kommt gar nicht mehr dazu, sich sein wirkliches Gefühl zu besehen, wenn ihn die Frauen lauthals ob seiner Kühnheit bestaunen. Das viel Wichtigere, so lernt er, ist, wenn die anderen ihn großartig finden und ihm dafür Respekt und Bewunderung zollen.

Ich werde den Eindruck nicht los, daß immer, wenn Männer Anwalt der Frauen spielen, solch eine oder eine ähnliche Geschichte im Hintergrund schwelt. Der kleine Junge glaubt sich als Mann, wenn er Frauen aus der Patsche hilft oder ihnen Unannehmlichkeiten aus dem Weg räumt. Sein Mannbildsein wird zu einem Kontrastbild der Frauen, die ihm zu früh die Aufgabe des Beschützers zudiktiert haben. In dieses Dilemma werden die kleinen Jungen oft auch dann gebracht, wenn sie ihre Mutter oder eine ähnlich liebgewonnene Person über ein Pech oder über einen Partnerverlust hinwegtrösten sollen. Trösten heißt: Halt und Geborgenheit zu geben. Er bräuchte das für sich, fühlt sich aber zu einem Rollenwechsel angehalten, weil seine Bezugspersonen dazu selbst nicht mehr in der Lage sind. Jeder sieht sofort ein, daß damit ein kleiner Junge heillos überfordert sein muß, zumal dann, wenn er Lückenbüßer des eigenen Vaters sein soll. Als Mitwisser der leidigen Gefühle seiner Mami versucht er, ihr weiteren Kummer zu ersparen; er bietet sich ihr als kleiner Mann an, damit die Einsamkeit für sie erträglich wird. Er springt in die Bresche.

Schon kleine Mädchen können sich ihrer körperlichen Vorzüge bewußt werden. Dagegen ist nichts einzuwenden. Das Problem beginnt da, wo sie lernen, diese zur Durchsetzung ihrer Wünsche auszuspielen, und sich dabei so geschickt anstellen, als ob sie um die Schwäche der Männer angesichts einer attraktiven Frau Bescheid wüßten. Bewegt sich das kleine Mädchen grazil und anmutig und ist seine Bewegung im Einklang mit seinem seelischen Empfinden, dann mag jedermann sich daran ergötzen. Es verhält sich anders, wenn es schon über eine gewisse Raffinesse verfügt. Es hat spitzgekriegt, wie man die Aufmerksamkeit von Männern zur Durchsetzung eigener Interessen gewinnt. Mädchen gefallen Männern, indem sie sexy sind.

Kommt das Mädchen dann früher als seine Altersgenossinnen in die Pubertät, dann wird es erst recht seine weiblichen Attribute – insbesondere Busen und Po – herausstellen. Vielleicht macht es sich auf einen bestimmten von der Mode diktierten Typ zurecht. Vielleicht zieht es eine bestimmte Masche ab, von der es den Effekt kennt. Das Mädchen liebt es, Blicke auf sich zu ziehen. Dafür braucht es nicht viel zu tun, nur etwas mehr vom Körper zu zeigen. Es lernt, Sexappeal zu zeigen, ohne daß dieser sich aus seinem Persönlichkeitsappeal ableiten würde. Es muß sich nur darauf verstehen, etwas Bestimmtes herzumachen. Ist das Mädchen sexy, dann wird es seinen Erfolg auf Männer kaum verfehlen. Es kann sich damit Nähe und Aufmerksamkeit einhandeln. Ist ihr die Nähe und die Aufmerksamkeit so wichtig geworden, wird es später mit 15 versucht sein, diese auch dann zu gewinnen, wenn sie an ihre Hingabe geknüpft werden. Damit nimmt meist das Elend seinen Lauf. Das Mädchen verfällt der Idee, sexuell alles zu machen oder alles machen zu lassen. Es kann dieser Idee huldigen, weil es ihr im Grunde ja um Nähe und Zärtlichkeit geht. Es weiß nicht, was es in seiner Unschuld tut.

Die Funktionalisierung eines Kindes kann z. B. auch kultivierte Verhaltensweisen oder besondere Intelligenzleistungen zum Thema haben. Häufig begegnet man Eltern, die voller Stolz die Intelligenz ihres altklugen Kleinkindes vorführen. Meistens wird es so sein, daß das Kind damit innerlich in seinem Wachsen wenig gefördert wird. Es lernt nicht, sich von innen heraus zu kultivieren. Zu gleicher Zeit versteht es sich aber vorzüglich, sich „kultiviert" zu geben – zur Freude einer Umwelt, von der es bestaunt wird. „Was? In diesem Alter?! Allerhand, meine Anerkennung." Wenn man es möglich machen kann, ist die Rolle, weiter zu sein als die anderen, zu schön, um abgewiesen werden zu können. Um einem unvorteilhaften Schicksal zu entgehen, tut das Kind alles. Es fängt früh an, sich ein Image von sich selbst zu kreieren. Es versucht, ein positives Bild von sich bei den anderen zu hinterlassen. Es ist auf Wirkung bedacht.

2. In die vollen gehen, schnell mal was erleben

Der Psychopath will es schnell mal zu viel bringen. Es will schnell mal was erleben. Er will das schnelle Geld machen. Er kommt schnell mal zu einem small talk vorbei. Er ist immer auf dem Sprung, er ist gut im Schuß. Weil alles so schnell gehen muß, muß der Psychopath sofort zur Sache kommen, was des öfteren heißt, daß für Gefühl, Sensibilität und Humanität keine Zeit bleibt. Würde jemand sich auf diese Werte berufen und ihn aus nicht sachlichen Erwägungen zu einer etwas anderen Ansicht der Dinge bewegen wollen, würde er ein solches Ansinnen mit der Bemerkung vom Tisch wischen, daß ihm für Humanitätsduselei die Zeit abginge.

Wer einen Zahn zulegt, kommt viel herum und macht viel durch. Weil man alles einmal durchgemacht hat, weil man alles gesehen und viel erlebt hat und weil man fast alles erreicht hat, glaubt man, durch und durch lebenserfahren zu sein. Die Streifzüge in die Welt des Erlebbaren und die abenteuerlichen Unternehmungen werden selbstredend einer ruhig-intensiven Erfahrung gleichgesetzt. Weil das Tempo ein so hoher, nicht in Frage gestellter Wert ist, kommt ein Hektiker nie auf die Idee, einer Fehlorientierung zu unterliegen. Auch ist er sich keiner Fehlhandlungen bewußt. Angegriffen stellt er sofort den Kontrast zu den lahmen Enten her, die in ihrer Schlafmützigkeit nicht viel vom Leben mitkriegen. Er kontrastiert sich zu den Unfähigen. Das braucht er, um sich seiner besseren Lebensweise ständig zu versichern und um Selbstzweifeln zu entgehen. Von außen her gesehen wird man den Verdacht nicht los, daß sich hier jemand ins Vergnügen stürzt, um es sich abzugewöhnen. Mit Blick auf zukünftige Erfahrungen, die unbedingt auch noch ins Repertoire aufgenommen werden müssen, wird ein richtiger Psychopath dies verleugnen. Nur wenige sind bereit, zuzugeben, daß sie so manches ausprobiert haben, nur um festzustellen, daß es nichts für sie ist. Die Erlebnisse liefen immer auf dasselbe hinaus: Manchmal war es ein unangenehmes Sättigungsgefühl, manchmal blieb ein schaler Geschmack zurück, und nicht selten war man von dem Wunsch geplagt, das nächste Mal dieses Erlebnis überhöhen zu müssen. Sieht man sich dann noch an, um welche Inhalte es geht, die man aus Überheblichkeit abzuschreiben bereit ist, dann kann nur Bedauern zurückbleiben. Man hat sich auf der Spielwiese vielfältiger Abenteuer ausgetobt und ist z. B. vom Geschmack auf Sexualität abgekommen. Man hat sich durch so viele Betten geschlagen, und als Ergebnis bleibt zurück, daß man nicht viel vom anderen Geschlecht hält. Man kennt sich in allen Tricks aus, um anderen Menschen zu imponieren, und doch ist man geneigt, sie zu verachten, weil sie sich so leicht beeindrucken lassen. Man blickt auf das, was einmal war, mit einem müden Lächeln zurück. Man ignoriert die Menschen, die sich haben benutzen lassen, und man redet wenig respektvoll über diejenigen, die sich ein Geschäft haben aufschwatzen lassen. Das alles gehört zu dem Gefühl der Überheblichkeit, über etwas hinwegzugehen, es weit hinter sich zu lassen.

Auch in Konfliktsituationen ist der Psychopath schnell und geht in die vollen. Er läßt sich nicht einfach verscheuchen. Er hält es nicht mit der Angst. Eher ist er bereit, angst und bange zu machen. Er hat herausgefunden, daß er in einem Konflikt dann nicht mehr

den kürzeren zieht, wenn er rechtzeitig auftrumpft. In Auseinandersetzungen geht er nicht nach innen und bezieht dort verängstigt
Position, er bringt im Gegenteil all seine Energien zum Einsatz, um
den Konfliktort nicht als Verlierer verlassen zu müssen. Er kehrt
sich nach außen. Er agiert im Affekt. Es wäre ihm äußerst unwohl,
würde er tatenlos mitansehen müssen, wie andere ihr Spiel mit ihm
treiben. Also sagt er sich: Ich muß schnell was machen, damit andere nicht in mein Leben hineinpfuschen. Weil alles immer so
schnell geht und dabei die Seele nicht so recht mitkommt, gerät er
in Gefahr, zu einem Exhibitionisten zu werden. Es kann vorkommen, daß er sein Privatleben in der Öffentlichkeit breittritt. Sein
Image redet ihm ein, er sei in jeder Hinsicht modellhaft. Er wagt,
Intimes auszuplaudern, und scheut nicht davor zurück, zu bekennen, mit wem er es treibt und wie er es in seinem Privatleben hält.
Er hat kein Gespür für das entwickelt, was „anständigerweise"
nicht veröffentlicht wird. Das Desinteresse an seiner Person glaubt
er dadurch wettmachen zu können, daß er sich nunmehr so gibt, als
ob alles, was er tut, von öffentlichem Interesse sein könnte.

Sich angemessen Zeit zu nehmen wird zu einem schier unmöglichen Unterfangen, solange der Tempomat der Hektik nicht ausge-
schaltet ist. Gefühle entwickeln sich nur in und mit der Zeit. Sie
brauchen ihre Wachstumszeit, wie alles Organismische. Sie ziehen
den Menschen in sich hinein und verwandeln ihn nach den inneren
Gesetzmäßigkeiten der Lebendigkeit. Jeder sich entwickelnde
Mensch ist immer nur mittendrin im Lebensprozeß, niemals darüber hinweg. Man kann schnell mal was erledigen, aber Besinnung
braucht Zeit. Besinnung greift erst dann, wenn man Zeitdruck hinter sich gelassen hat. Man braucht das Gefühl, Zeit vor sich zu haben, damit man sich in aller Ruhe fragen kann: Wofür nehme ich
mir Zeit? Wem schenke ich sie?

Dynamik, Blockierung und Erscheinungsbild
des Psychopathen

Das Erscheinungsbild des Psychopathen weist eine Verschiebung
des Körperschwerpunktes nach oben auf. Die Energien werden aus
dem unteren Bereich abgezogen in der Absicht, oben mehr zur Ver-

V-Figur: Oben stark, unten schwach

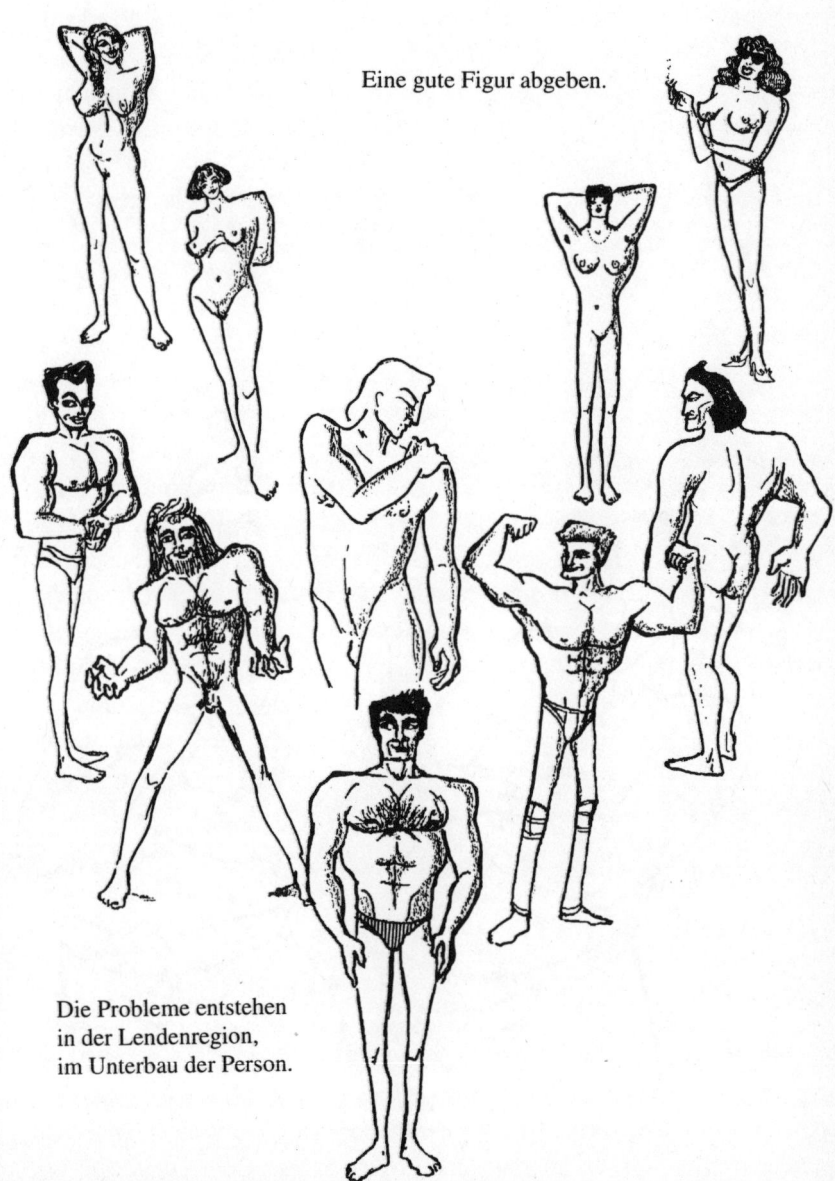

Eine gute Figur abgeben.

Die Probleme entstehen
in der Lendenregion,
im Unterbau der Person.

Sich gegenseitig übertrumpfen, niemandem was schuldig bleiben

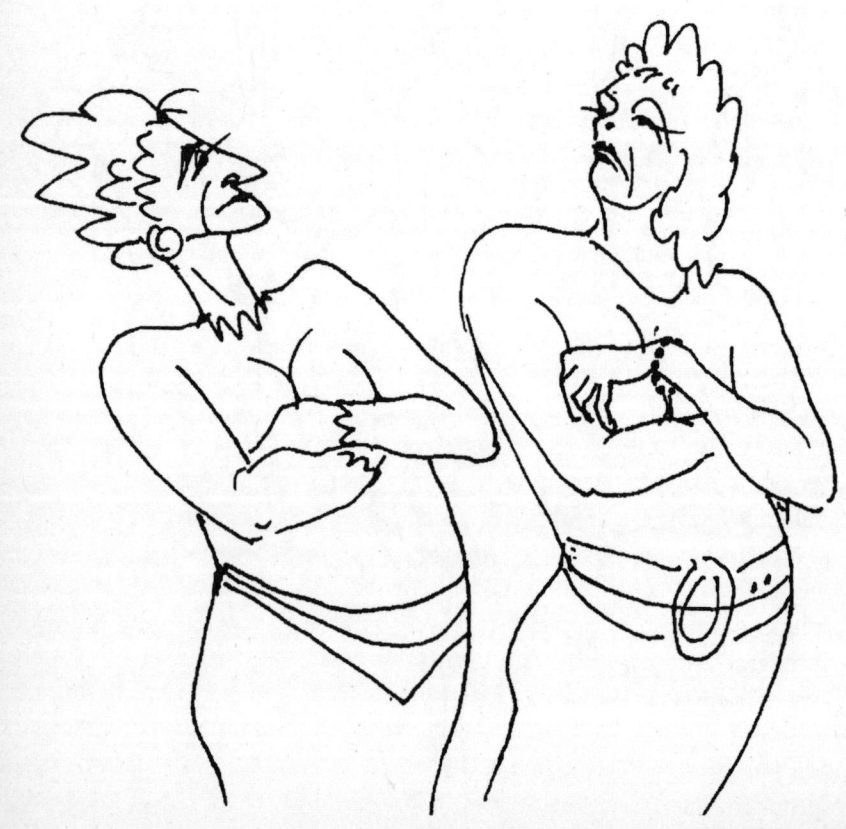

fügung zu haben. Diese Struktur entsteht folgendermaßen: Ein Kind, das keine Gelegenheit eingeräumt bekommt, sich gemäß seinem Naturell in Entwicklungsschritten zu realisieren, fühlt sich innerlich gedrängelt, ganz schnell viel aus sich zu machen. Seine Natur wird dabei zunächst mal von außen vergewaltigt; später ist es auch innerlich soweit, dasselbe gefühlsfeindliche Spiel auch nach innen fortzusetzen. Aber ehe das Kind sich dafür bereiterklärt hat, ist etwas anderes passiert. Ganz am Anfang hat das Kind wegen dieser unmenschlichen Umgangsart gelitten. Es stand vor der Entscheidung, sich hilflos abhängig zu machen oder sich zu unterwerfen. Beides fand nicht sein Belieben. Daß beides nicht in den Bereich der Entwicklungsmöglichkeiten gezogen wurde, dazu verhalf ihm sein Gefühl der Empörung. Es lernte, „auf die Empore zu gehen", wenn es ganz schlimm kommt. Es spielte sich auf, denn von oben kann man sich die Welt anders besehen. Am Anfang hatte dieses Emporkommen etwas Protestlerisches und Aufmüpfiges an sich. Später aber trat die Wahrnehmung der Vorteile in den Vordergrund. Die Überhebung hochhinaus bedingt die Verschiebung des Körperschwerpunktes nach oben, aber auch, daß der organismischen Basis der Person die Energien entzogen wurden.

Was ist die Basis einer Person, das *Unten,* dem die energetische Kraft ausgedünnt wird? Wer oben nachgibt, läßt sich immer zugleich auf das Tieferliegende ein. Wird dies nicht als schwarz und bedrohlich erlebt wie ein Loch, in das man hineingezogen wird, oder als ein Schlund, von dem man aufgesogen wird, dann steht dem Nachuntenkommen nichts im Wege. Das Nachuntengehen ist der Weg, einer Kraft zu begegnen, der Schwerkraft. Sie holt einen so lange nach unten, bis man sich unten, irdisch, in der Realität seiner Natur angesiedelt hat. Die Schwerkraft hört auf, nach unten zu ziehen, wenn man am Boden, an der Basis angelangt ist. Unten angestoßen, verwandelt sie sich in die umgekehrte Kraft, die den Prozeß nach oben mitträgt. Die Schwerkraft, die zulassend zur Einwurzelung gebracht wird, richtet auf und stellt ihre energetische Potenz dem Wachstumsprozeß zur Verfügung. Wer sich so irdisch verankert hat, würde Entwicklungsprozessen Raum geben und käme nicht auf die Idee, nur vom Kopf her mit allem schnell fertig werden zu wollen. Was im Prozeß befindlich ist, darf seine Zeit beanspruchen, darf sich seinen Platz nehmen inmitten des freien Spiels aller Kräfte. Es besteht keine Notwendigkeit, zum Zwecke eigener Verwirklichung etwas niederhalten zu müssen. Im Gegenteil – es wird von Wert erachtet, dem Gefühl den Boden zu bereiten, was nicht anderes heißt als: sich von unten aufzubauen. Jede Erbaulichkeit hat mit der Festigung des Fundaments zu beginnen.

Der Blick in die Umwelt vermittelt Grauen

Psychopathen sind Realisten. Sie vermögen ihre Sicht der Dinge durchaus zu belegen. Sie sehen, daß die Starken über die Schwachen herrschen. Sie erleben immer wieder, wie Dreistigkeit über Bescheidenheit triumphiert. Bei dieser Sicht der Dinge brechen sie aber nicht in Mitleid aus, sondern neigen der Schlußfolgerung zu, auch auf der Gewinnerseite stehen zu wollen, wo die Erfahrung von Schwäche als Ohnmacht interpretiert wird, die man sich nicht leisten kann, sonst wird man mißbraucht, plattgemacht oder sonstwie empfindlich getroffen. Des Psychopathen Beobachtung der menschlichen Geschichte hat nichts von der erholsamen Seite des Untenseins vermittelt. Er hält dies für unrealistische Romantik. Wenn es darauf ankommt, setzt er auf Stärke, d. h., er hält es lieber mit denen, die das Sagen haben. Er ergreift die Partei derer, die es unbedingt zu etwas bringen wollen. Er redet sich dieselbe Mitleidlosigkeit ein, die er rundherum beobachtet. Am Ende identifiziert er sich sogar eher mit dem Angreifer als mit dem Geschlagenen.

Sich besinnen und emotional nachreifen

Was macht das Überspringen von Entwicklungsschritten so verhängnisvoll? Die Kinder bringen's doch, was von ihnen erwartet wird. Die Tragik besteht darin, daß mit der Vorzeitigkeit zugleich der Weg in die Künstlichkeit eines aufgesetzten Verhaltens gegeben ist. Hier ist jemand seiner natürlichen Entwicklung vorausgeeilt und verhält sich nicht mehr substantiell. Hier manipuliert jemand und richtet sich nach dem aus, was von Bedeutung sein könnte im öffentlichen Interesse. Natürlicherweise folgt das Handeln dem

Sein. Diese Naturordnung wird auf den Kopf gestellt. Zuerst hebt man auf ein bestimmtes imageträchtiges Verhalten ab und legt gesteigerten Wert darauf, ein bestimmtes Erscheinungsbild abzugeben, dann sieht man zu, wie man sein Vorstellungsbild mit Leben füllt. Wichtig ist, daß man zunächst über das entsprechende Outfit verfügt. Mit der Zeit verklebt das Make-up mit der Haut, oder die Maske wächst ins Fleisch.

Was wir sind, sind wir, weil wir etwas aus den uns gegebenen Möglichkeiten von innen heraus entwickeln. Das Echte braucht inneres Wachstum gemäß den natürlichen Gegebenheiten. Das Leben ist Prozeß. Dieser kommt in Gang, wenn man sich für etwas erwärmt, d. h. wenn man mit Gefühl bei sich, bei den anderen oder bei der Sache ist. Die Bejahung führt zum Anfang eines Prozesses, der im weiteren Verlauf der Förderung bedarf. Die Frage der Förderung ist aufs engste mit dem energetischen Ausbau verknüpft, mit dem Erreichen dessen, was wir bioenergetisch Ladung nennen. Das persönlich Erreichbare wird innerlich gespürt und empfunden, also herausgefunden aus den Erfahrungen, die man mit sich selbst gemacht hat. Wer sich natürlich entwickelt, weiß, was er anderen und der Unterstützung anderer im Lauf seiner Entwicklung verdankt, und käme nicht auf die Idee eigenmächtiger Zuschreibung. Sich großzutun und so darzustellen, als ob man alles von ganz allein hingekriegt hätte, erweist sich bei näherer Betrachtung als Kompensation, als ein Versuch unbewußt gebliebenen Ausweichens vor der schmerzlichen Feststellung, doch nicht so eigenständig gefördert worden zu sein, wie man es sich gewünscht hätte. Der Verlust an fördernder Unterstützung hat einen auf sich selbst zurückgeworfen. Beziehungen bleiben dennoch nicht irrelevant: Psychopathen wollen durchaus Beziehungen haben, und sie haben auch Beziehungen. Beziehungen sind das Vitamin B des Erfolges. Wenn Psychopathen irgendwo auftauchen, dann legen sie Wert darauf, daß ihnen niemand in puncto Beachtung zuvorkommt. Man hat sie zu kennen, wenn nicht, werden sie umgehend dafür sorgen, daß man sie zur Kenntnis nimmt. Man könnte sagen: Weil sie keine Beziehungen im Sinne eines lebendigen Austauschs von Bedürfnis und Befriedigung gefunden haben, sind sie zu einer pragmatischen, kühl kalkulierenden Einstellung übergegangen. Alles andere wäre für sie Illusion.

3. Der Alleskönner und Selfmademan

Potenz – Impotenz

Das Elend der Psychopathen besteht darin, Entwicklungen überspringen zu wollen. Sie möchten nicht gerne Anfänger sein, sie möchten sofort Könner sein. Wer nicht anfangen will, weil er meint, das nicht nötig zu haben, setzt wenig auf Entwicklungen – mit der Folge: Er fängt mit sich und anderen wenig an, will die Leute eher für etwas gewinnen oder auf seine Seite ziehen. Seine Einbildung ist, ihm sei es gegeben. Was ihn veranlaßt, so zu tun, als ob er es ganz aus sich hätte. Dabei überhört er das tiefere Verständnis von *gegeben*. Psychopathen verkennen, daß auch sie irgendwann einmal dem zugesprochen haben und nehmend dem teilhaftig geworden sind, dessen sie sich jetzt so großkotzig brüsten.

Potent sein heißt im Grunde nichts anderes als fähig sein. Das Wort *Potenz* sagt nichts darüber aus, wie man zu dieser Fähigkeit gelangt ist. Man könnte sie ja gelernt haben, und viele Menschen, denen man begegnet ist, könnten durch ihre Anstrengungen mit dazu beigetragen haben. Die Tatsache, daß man etwas einer Entwicklung verdankt, würde der Potenz keinen Abbruch tun. Leider ist es üblich geworden, Potenz selbstherrlich zu verstehen, anstatt sie in Verbindung mit erworbener Kompetenz zu sehen. Unter sexueller Potenz mag Mann dann die Häufigkeit verstehen, wie oft Mann zum Schuß kam. Selbstredend wird so getan, als ob der Mann die Frauen damit glücklich gemacht habe. Solche Männer fühlen sich spendabel und spritzig wie eine Champagnerflasche, die geöffnet wurde, nachdem sie gerade geschüttelt worden ist. Bioenergetisch gesehen, ist Potenz die dritte Stufe einer Entwicklung, die mit der Bejahung lebendiger Impulse beginnt und sich über sensible Vorgänge fortsetzt. Potenzbesessene lassen nur den Höhepunkt der Kraftentfaltung gelten. Sie verleugnen, was davor und was dahinter liegt. Sie übertreiben, sie blenden, sie machen sich und anderen etwas vor.

... und immer wieder unter Beweis stellen, daß man noch spritzig ist.

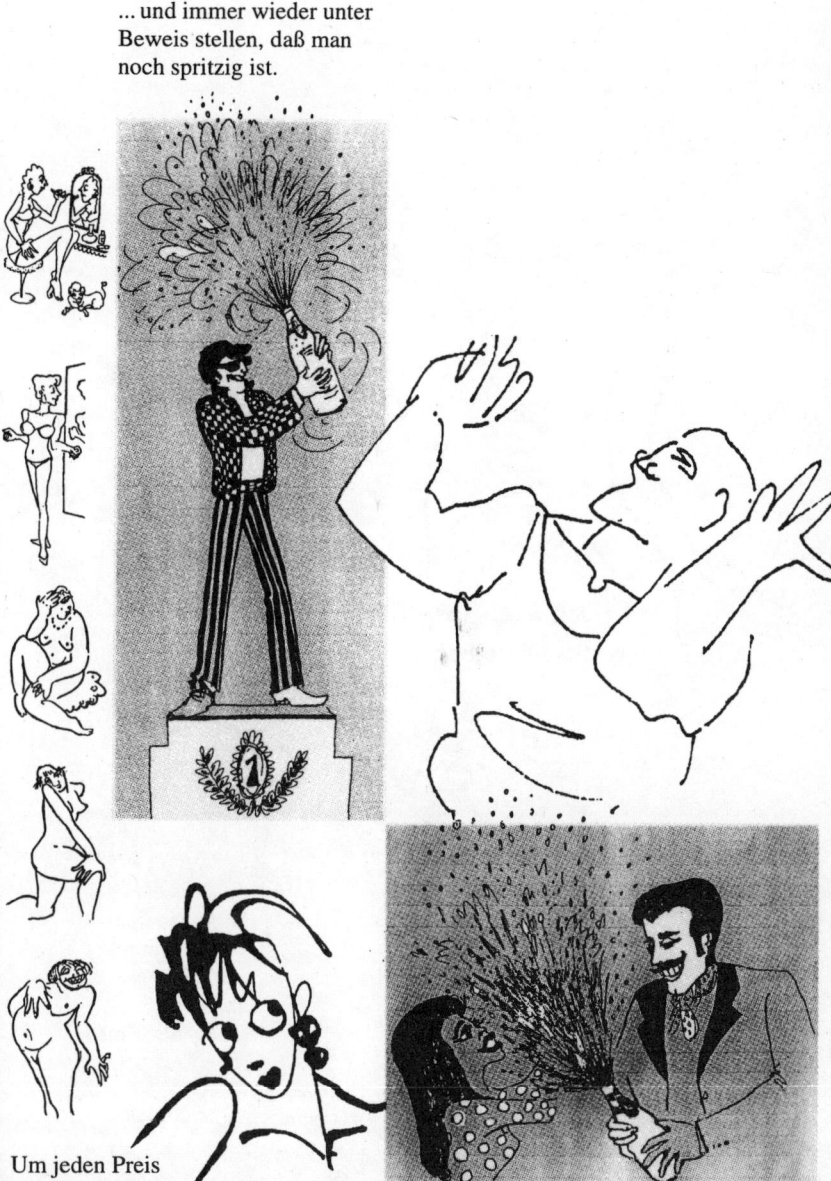

Um jeden Preis gefallen wollen.

Über alles und jeden verfügen

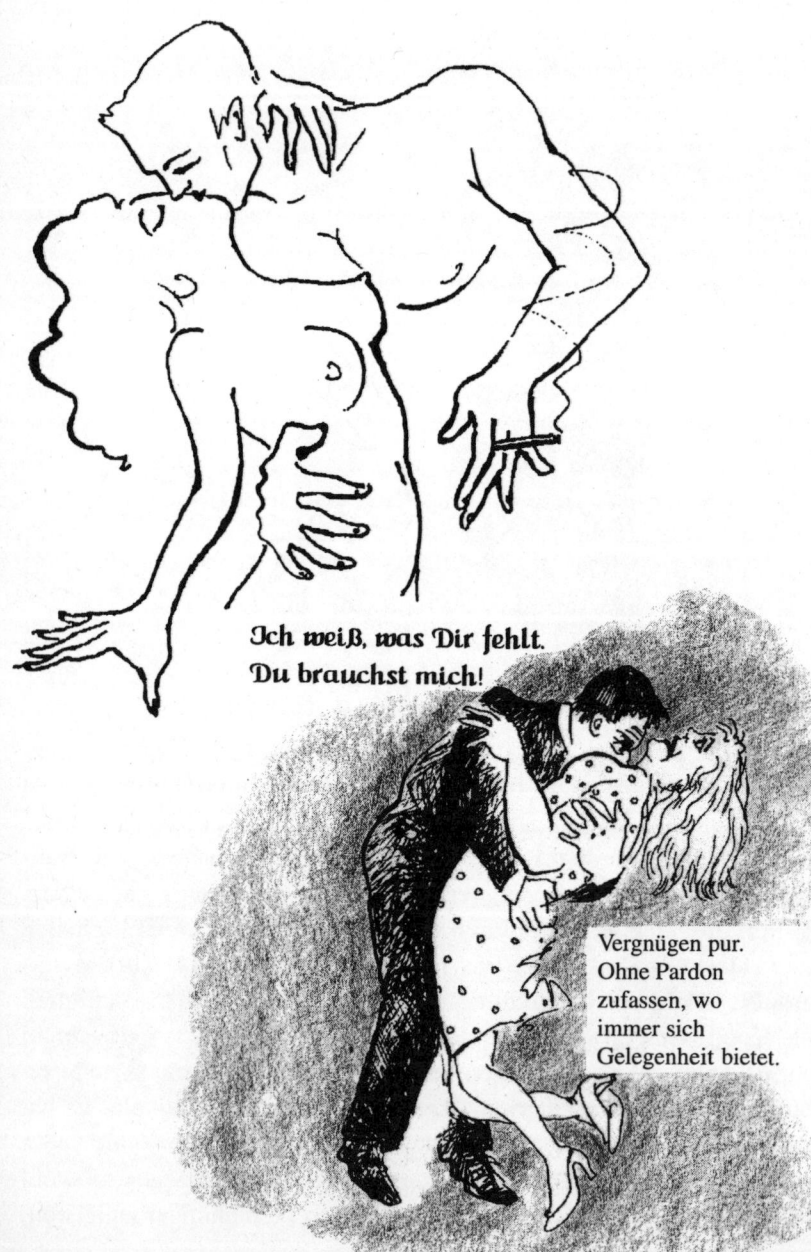

Ich weiß, was Dir fehlt.
Du brauchst mich!

Vergnügen pur.
Ohne Pardon
zufassen, wo
immer sich
Gelegenheit bietet.

Arroganz, Ungeduld und Dominanzbestrebungen

Ein Psychopath wird alles tun, um nur nicht abhängig zu erscheinen. Die Tatsache, daß er nach nichts und niemandem fragt, verweist auf seine Arroganz. Wo andere sich hilfesuchend nach Solidarität anderer umsehen, versucht er, die Regie zu übernehmen. Ein Psychopath setzt Bedingungen. Was auch immer geschieht, nichts soll passieren, es sei denn zu seinen Bedingungen. Anderes würde für ihn nicht akzeptabel sein.

Geduld ist unerläßliche Voraussetzung für Lernprozesse. Vieles läßt sich nur entwickeln, wenn man sich Zeit läßt oder im Laufe der Zeit auf die richtige Idee gebracht wird. Nicht so der Psychopath. Er ist ein Gleich-alles-Könner, d. h., er muß sofort alles können. Er ist ein Alles-gleich-Könner, d. h., er schuldet es seinem Image, daß er alles gleich gut hinkriegt. Entweder es gelingt ihm, gleich und ohne Umstände, oder es interessiert ihn nicht. Ein Psychopath setzt niemals sein Vertrauen in unvorhersehbare Entwicklungen. Sie könnten ja zu seinen Ungunsten ausfallen.

Psychopathen sind störanfällig

Niemand, der sich großtut, kann bei näherem Hinsehen das halten, was er verspricht. Wer mit einem Psychopathen intim zusammenlebt, merkt bald, daß es hinten und vorne, oben und unten nicht stimmt. Der betriebene Aufwand beim Sich-Hochhalten und Hochreißen ist zu groß, um auf längere Distanz aufrechterhalten werden zu können. Da der Psychopath so tut, als ob er es drauf habe, aus sich selbst, eigenmächtig und unabhängig, verzichtet er auf den Energienachschub, der ihm durch andere und durch die Eröffnung seiner empfänglichen Seite zuteil werden könnte. Wer nur agiert, gibt und gibt, ist bald verausgabt. In eigener Darstellung sieht der Psychopath darin lediglich eine Konditionsschwäche. Zu deren Behebung glaubt er, sich schnell sportiv, animativ oder autogen erholen zu können. Denn grundsätzlich liegt es ihm nicht, herumzuleiden oder herumzukränkeln. Er hat dennoch eine immense Angst, angeschlagen zu werden oder außer Form zu kommen. Weil er diese Ängste hegt, hält er dagegen, obwohl es für ihn besser wäre, sich auch einmal einen Durchhänger zu leisten.

Sich durchsetzen um jeden Preis

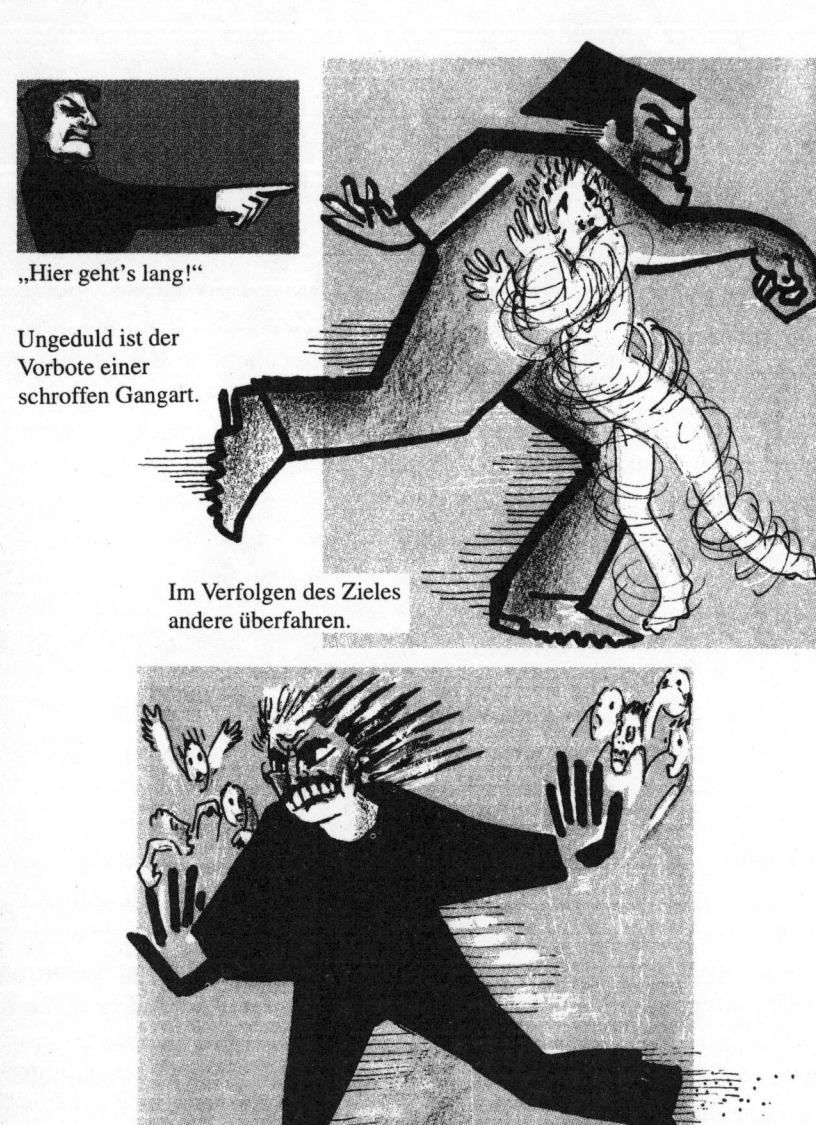

„Hier geht's lang!"

Ungeduld ist der
Vorbote einer
schroffen Gangart.

Im Verfolgen des Zieles
andere überfahren.

„Platz da!"
Jetzt komm ich!

Psychopathen sind störanfällig. Vollbeschäftigt mit der Erreichung der Bestform und bestrebt, diese zu erhalten, sind sie nie auf Störungen vorbereitet, womit sich jeder Mensch fast alltäglich auseinandersetzen muß. Störungen machen sie wild-wütend. Sie werden ungehalten. Manchmal schlägt sogar Brutalität durch.

Überkommen den Psychopathen Schmerzen, dann bezeichnet er das, was er fühlt, als *tierischen* Schmerz. Ist ihm schlecht, dann spricht er vielleicht davon, daß ihm *hundeelend* zumute sei. Indem er sich in solchen Momenten mit einem Tier vergleicht, deutet er an, daß er sich auf menschlicher Ebene nicht damit einverstanden erklären mag. Eine Schwäche herannahen zu fühlen, das Nachlassen der Kräfte so nach und nach mitzukriegen und den wirtschaftlichen Abstieg in allen Einzelheiten mitvollziehen zu müssen, das ist das Schlimmste, was ihm passieren kann. Sein Bestreben, den sozialen Status *auf Niveau und unter Kontrolle* zu halten, verbietet ihm die Einräumung zu großer Spielräume. Er ist nur daran interessiert, daß das passiert, was mit seinen Konzepten zur Deckung gebracht werden kann. Er hält auch Menschen nur so lange für tauglich, als sie möglichst schnell genau das tun, was er von ihnen erwartet hat. Er setzt die Regeln, er bestimmt die Ziele. Ungeduldig wartet er die Ergebnisse ab. Ungeduld ist immer der Vorbote einer schroffen Gangart. In Aussagen wie „Das kann doch nicht wahr sein" bekunden Psychopathen ihre Schwierigkeiten, die Realitäten hinzunehmen. Gäbe es eine Chance, Tatsachen gemäß den Erwartungen zu verfälschen, sie würden sich nicht scheuen, der Wirklichkeit Abbruch zu tun. Wahrheit ist für sie nur das, was sie für Wahrheit halten. Abstieg in allen Einzelheiten mitvollziehen zu müssen, das ist das Schlimmste, was ihnen zustoßen kann. Weil der Psychopath alles bestimmen und im Griff haben will, nimmt Unvorhergesehenes für ihn den Charakter von bösen Überraschungen an. Auch Kurven und Umwege sind Störungen auf seinem Erfolgsweg, auf dem steilen Weg nach oben.

In bezug auf seine Person ist es ähnlich. Er hat alles investiert, sich ein makelloses Image zu verleihen, und dann kommt jemand daher und verpaßt ihm Kritik, die sein Selbstwertgefühl ganz empfindlich anschlägt. Da soll er nicht bis zum Äußersten *auf*gebracht sein dürfen? Er jedenfalls hält seine emotionellen Ausbrüche für gerechtfertigt. Für ihn sind sie die passende Antwort auf „Majestätsbeleidigung".

Störungen sind im Leben notwendig, damit man sich in Frage stellen läßt. Es kann wünschenswert sein, aus der Fassung einer überholten Verfassung gebracht zu werden. Es könnte sein, daß man nicht unerheblich übertrieben hat. Es könnte sein, daß man mit dem, was man tut und vorhat, vom Wesen her gesehen, haarscharf danebenliegt. Vielleicht hat man übereilt auch viele Schritte abseits des Weges gemacht. Dann ist es doch gut, wenn man durch Störungen zu notwendiger Besinnung und in die Normalität zurückgebracht wird.

Sich anlehnen und Unterstützung holen

Es gibt zwei Dinge, die der Psychopath haßt wie die Pest. Er will nicht unterwürfig werden wie ein Masochist, und er will nicht abhängig werden wie ein Oraler. Durch die strikte Vermeidung dieser beiden Straßengräben im Ausbau von viel Willen und Selbständigkeit erschwert er sich den Zugang zu anderen Menschen und läßt andere nie zu nahe an sich herankommen. Er tut sich schwer, sich auf andere einzulassen. Wenn ein anderer ihm etwas sagen will, fürchtet er, auf der Stelle dessen Willen aufgedrückt zu bekommen. Vorbeugend hält er auf Distanz oder hört schon gar nicht so genau hin. Auf der anderen Seite verkennt er auch den Wert menschlicher Angewiesenheit, denn sobald er andere zu brauchen beginnt, sieht er auch schon die rote Lampe drohender Abhängigkeit, und sofort rappelt es in seinem Kopf, und er überlegt sich angestrengt, wie er seine Autonomie wahren kann. Damit macht er es sich schwer, sozial für andere Menschen dazusein bzw. andere für sich dasein zu lassen. Er gibt sich solo und verkennt gründlich seine soziale Natur.

Der Psychopath geht in der Verleugnung von Angewiesensein auf andere nicht selten so weit, daß er sich zur Lebens-Devise bzw. -Maxime macht: Nimm nichts, dann schuldest du nichts. Wird Hilfe angeboten, dann verschmäht er sie. Er verweigert die Annahme, obwohl die Hilfe gerade zu diesem Zeitpunkt genau richtig wäre. Er trickst es in Vermeidung von Kontakt so hin, daß sein Gefühl erst einige Zeit später durchschlägt, wenn die hilfsbereiten Men-

Eine starke Figur abgeben

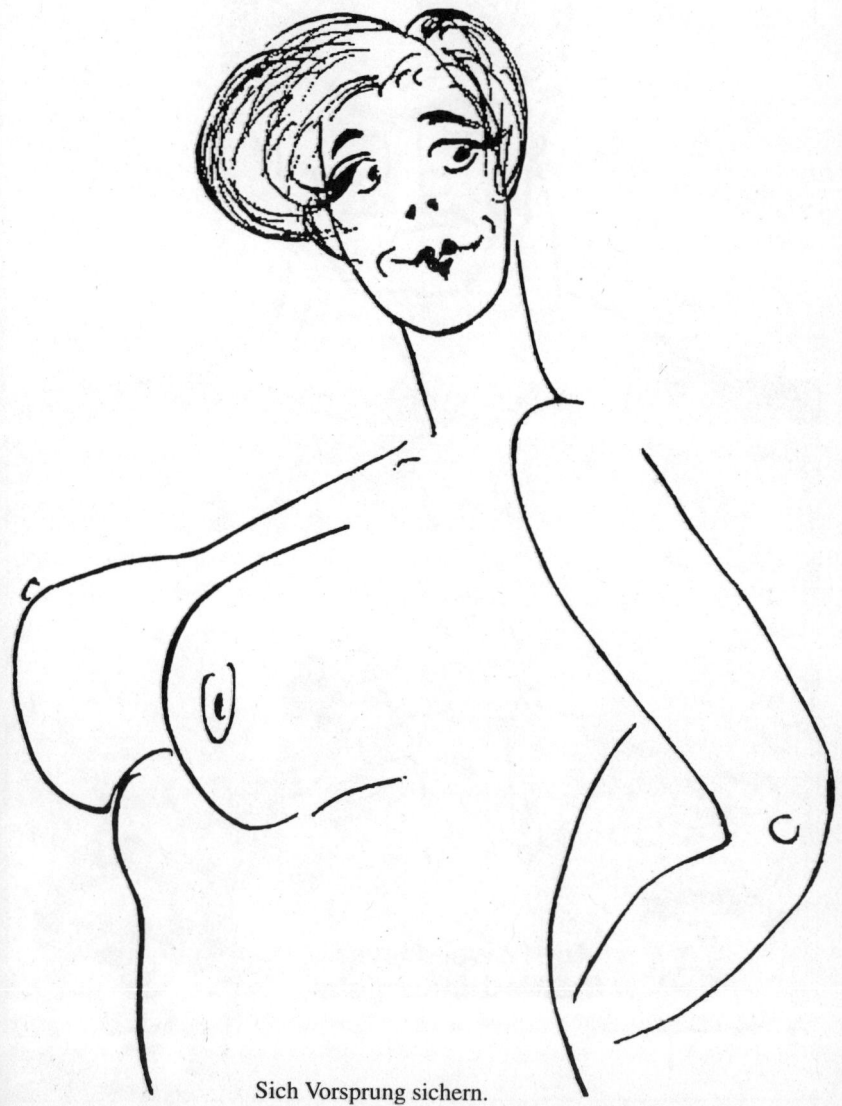

Sich Vorsprung sichern.

Arroganz der Macht

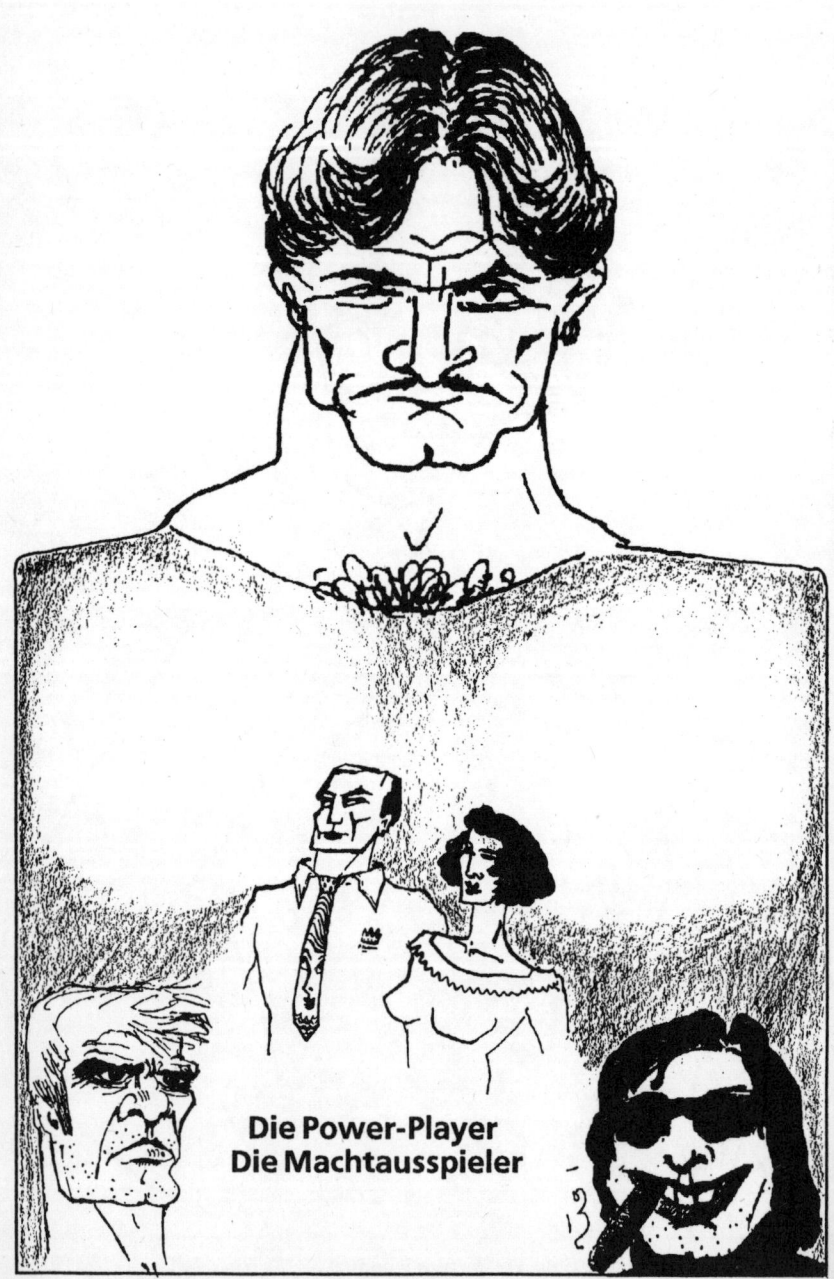

Eckigkeit, die verleugnete Schwäche

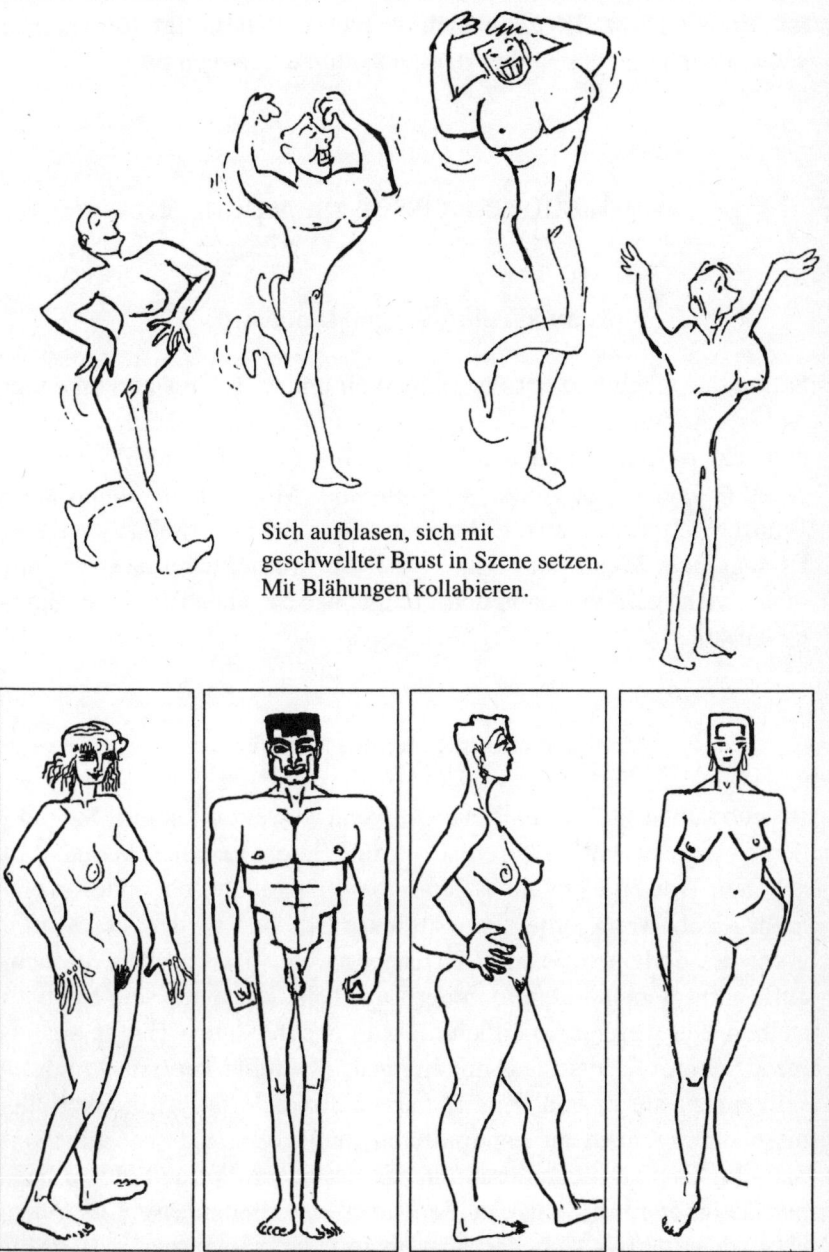

Sich aufblasen, sich mit
geschwellter Brust in Szene setzen.
Mit Blähungen kollabieren.

Der Schutzpanzer zerstört Rundungen. Andere ecken an.

schen sich verprellt zurückgezogen haben. Dann aber bewahrheitet sich seine Grundannahme, daß im Bedarfsfall niemand wirklich da ist. Er hat recht. Er kann sich wieder mal bestätigt fühlen. Ein schwacher Trost gegenüber dem, was ihm entgangen ist.

4. Mächtige müssen manipulieren

Wenn ich einmal groß bin, dann ...

Schon das Kleinkind hat Persönlichkeit und wünscht sich von daher nichts sehnlicher, als in seinem Eigensein erkannt zu werden. Es will entdeckt werden. Doch was für eine Welt findet es häufig vor? Auf Äußerlichkeiten bedachte Erwachsene. Mit seinem innerlichen Wunsch geht es leer aus. Es lernt, mit Surrogaten vorlieb zu nehmen. Es sagt sich: Wenn ich einmal groß sein werde, dann lass' ich mir nichts mehr gefallen, dann diktiere ich, wie es gehen und wo es langgehen soll.

Psychopathen sind Macher

Psychopathen fackeln nicht lange, wenn es was zu tun gilt. Sie packen es an. Sie wollen Taten sehen und Taten sprechen lassen. Mit schönen Worten ist es nicht getan, bei ihnen nicht, bei anderen erst recht nicht. Wenn jemand am Drücker ist, dann wollen sie es sein, nicht die anderen. Es mißfällt ihnen, wenn der leiseste Verdacht aufkommt, jemand könnte in der Lage sein, mit ihnen sein Spiel zu treiben. Sie werden sich doch nicht in anderer Leute Hände ausliefern. Schon die leiseste Andeutung des Gefühls von Ausgeliefertsein macht sie rasend. Ein Teil ihrer Strategie ist es, die Verhältnisse dahingehend zu manipulieren, daß völlig klar ist, wer wen braucht. Es sind die anderen, die sie brauchen. Werden die Anhänger lästig, werden sie wie heiße Kartoffeln fallengelassen. Der Psychopath entledigt sich der Kletten mit der wunderbaren Begründung, daß er für größere Aufgaben und für andere Beziehungen frei sein müsse. Dem kann schwerlich etwas entgegengehalten werden.

Das Gesetz des Handelns

Ein Psychopath läßt sich nicht aus dem Konzept bringen. Er diktiert das Gesetz des Handelns. Er bestimmt, welche Regeln gelten sollen. Vorgegebene Regeln läßt er nicht gelten. An diesem Punkt erweist er sich absolut ohne Anpassung. Er tut so, als ob ihm grundsätzlich alle Möglichkeiten offenstünden. Was und wie etwas zu geschehen habe, ist nur eine Willensangelegenheit. Man soll nur ihn mal ranlassen. Psychopathen gehen so weit, wie sie können. Von sich selbst her sind sie nicht mehr aufzuhalten. Normalerweise müßte man bereit sein, innezuhalten, wenn man Räume nicht mehr mit der eigenen Lebenskraft durchdringen kann. Man müßte doch auch mal genug haben, so man Räume nicht mehr persönlich nutzen kann. Allen Einflußsphären müßte immer noch ein Hauch des Persönlichen anhaften. Nicht so, wenn das Gefühl der Macht und des Erfolges alles andere überlagert. Da Macht auf Expansion aus ist, versucht sie sich imperial breitzumachen, grenzenlos. Wo sich Macht etabliert, hat die Natur wenig zu lachen.

Wille und Macht als Gegenspieler zum Gefühl

Wille und Macht gehören zusammen. Zum Zweck der Befestigung und Konsolidierung der Macht gesellt sich die Kontrolle dazu. Sie findet im Willen ihren engsten Verbündeten. Hat sich ein Mensch für Erfolg entschieden, dann wird auch das Denken von diesen Angelegenheiten beherrscht sein. Unverhofften Gefühlen gegenüber kommen Befürchtungen auf. Ist die Befürchtung groß, dann macht sich das psychopathische Bewußtsein disziplinierend über die Gefühle her und weist ihnen einen nachgeordneten Platz zu.

Das Leben bewältigen zu müssen macht einen psychopathischen Zug aus. Es zeigt ein Konflikt-Lösungsmuster auf, das die Schwierigkeiten zum Anlaß nimmt, möglichst schnell darüber hinweg zu sein. Auf der Bühne öffentlich dargestellten Lebens gibt es nur das gute Gelingen. Erwähnung findet nur, was geklappt hat. Die Erwartung geht auf, u. a. weil man den Dreh heraushatte, weil man es richtig anzustellen wußte. Viele Gefühle werden in ihrer Bedeutung verkannt. Das gilt besonders für die Schwäche. Schwäche wird nicht als das genommen, was sie in Wirklichkeit ist, nämlich ein Nachlassen der Kräfte und ein Hinweis darauf, sich eine regenerative Pause zu gönnen. Schwäche wird wie eine peinliche und deshalb möglichst schnell zu beseitigende Niederlage gehandelt. Dem Nachgeben wird kein Spielraum eingeräumt, nicht einmal bei sich selbst. Man hat an sich den Anspruch, immer top sein zu müssen.

Das Gute läßt sich aber nicht herbeidiktieren. Deshalb hilft man ihm geschickt durch Manipulation nach. Mit ein bißchen Intelligenz und etwas Willensanstrengung dürfte am Ende doch noch der gewünschte Erfolg seiner Realisierung zugeführt werden. Es muß irgendwie hinzukriegen sein, mag es kosten, was es wolle. Für alle mißlichen Empfindungen, die den Psychopathen tatenlos zusehen lassen, hat er nur ein Wort zur Verfügung: *Ohnmacht.* Wenn es nicht so geht, wie er will, sei es, daß er nicht die nötige Power auf die Waagschale bringt, sei es, daß er auf schier unüberwindliche Schwierigkeiten von außen trifft, immer fällt ihm als erstes Ohnmacht ein. Man sieht, daß er selbst dann noch mit der Macht verkoppelt bleibt, wenn eigentlich die Chance gegeben ist, im Leben anderes Platz greifen zu lassen. Nix da. Wenn er könnte, wie er wollte, dann würde er dies und das machen. Sollte jemand es wagen, sich in seinen Weg zu stellen, dann würde er ihn am liebsten abräumen. Wenn jemand sich ihm widersprechend entgegenstellen würde, dann würde er am liebsten zum entscheidenden Schlag ausholen. Wer in den Kategorien von Macht und Ohnmacht verfangen ist, hegt wirklich bedrohliche Gewaltphantasien. Macht appelliert nicht an die Freiheit der anderen. Gerade weil sie kommandiert und Gehorsam erheischt, verstellt sie sich den Zugang zum Herzen des anderen. Wer zu Gewalttätigkeiten neigt, sieht wohl die geringen Effekte, die sein Tun beim anderen hinterläßt, und daß sich Menschen mit Grauen abwenden, aber er spürt nicht, daß er diese Reaktion durch die Art seines freiheitsniederwalzenden Vorgehens hervorruft.

Wenn man aus dem Machtdenken heraustritt, dann kann man zuallererst wieder zu fühlen beginnen, etwas durchleben und durchleiden. Aber dem Psychopathen ist nicht der Geschmack danach. Er betreibt eine ausschnitthafte Welt- und Lebensbetrachtung, in der Untensein, Traurigsein, Unvermögendsein oder Sich-mal-schlecht-Fühlen nicht vorkommen dürfen. Der Psychopath ist „Highlander", er hat sein Leben nach oben verlagert und kann nunmehr nichts mehr so Richtiges mit den Niederungen des Lebens anfangen.

Der Clinch zwischen Macht und Selbstvertrauen

Der Psychopath ist jemand, der sich an Sachen oder Positionen festhält, die seinem Wesen immer äußerlich bleiben. Er huldigt Einbildungen über sich selbst, und er glaubt auch daran, daß ihm die eingebildete Kraft zur Verfügung steht. Von der Wahrscheinlichkeit, einer Fehleinschätzung zu unterliegen, möchte er sich nicht ankränkeln lassen. Was er sich an Wissen und Erfahrung hinzuholt, ist nur ein Ausbau des bereits Vorhandenen.

Wer die Pseudo-Sinnlichkeit der Macht verkostet hat, macht sich Vorstellungen darüber, wie das Erreichte zu steigern ist, zumindest wie der Besitzstand gewahrt werden kann. Die Gedanken kreisen um Daseinsvorsorge und um Sicherheiten. Vom Ich-Ideal eingegebene Vorstellungen und erfolgsorientierte Einbildungen sind das eine Korsett, das er zu seinem Machterhalt braucht. Das andere Korsett wird von seinem unbeugsamen Willen gebildet. Er will, oder er will nicht. Damit zeigt er auf, wie wichtig es ihm ist, zu denen zu gehören, die bestimmen, und nicht zu jenen, die sich etwas sagen lassen. Die Gedankengebäude und Willensstrategien im Interesse von Macht und Erfolg diktieren sein Leben, obwohl er so tut, als ob sie sein eigentliches Bedürfnis seien. Seine Manöver in Denken und Wollen verhindern, daß er sich von untergründigen Strömungen des Lebens, von tiefen Gefühlen, erfassen läßt. Er läßt sich nur auf solche Gefühle ein, die in seinen Kreisen zum guten Ton gehören.

Psychopathen behaupten immer wieder, daß sie sich durch nichts und niemanden unterkriegen lassen wollen. Manchmal meinen sie sogar, daß sie „Tod und Teufel" widerstehen können. Zumindest tun sie so oder treffen alle Vorkehrungen, daß ihnen keine

Triumph der Äußerlichkeit

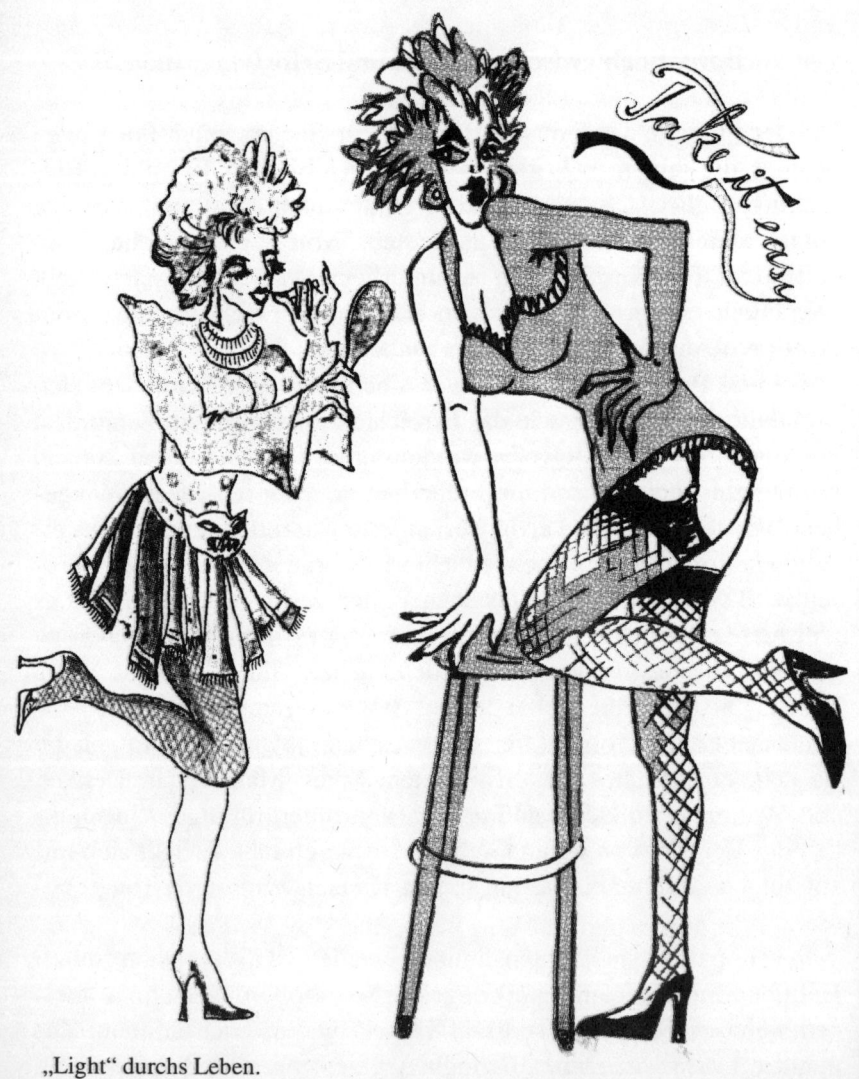

„Light" durchs Leben.

Krankheiten ins Haus stehen. Sie sind fit, und der Arzt hat ihnen beim letzten Durchchecken bestätigt, daß sie auch kerngesund seien. Mit Beteuerungen wie „Mich kriegt nichts runter" beweisen sie, daß sie einen letztlich vergeblichen Kampf gegen die Schwerkraft und die Endlichkeit ihrer irdischen Existenz aufgenommen haben. Das ist ihr Streß, und aus diesem resultiert ihre Tragödie. Wenn sie von der inneren Stimme zu größerer Einlassung aufgerufen werden, dann stellen sie sich taub, als Abwehr gegen das unbekannte Untergründige ihrer eigenen Natur. Werden sie aber entgegen allen Bestrebungen und trotz horrender Anstrengungen unfreiwillig tiefer in sich hineingezogen, dann fürchten sie, um den Verstand gebracht zu werden. Die Schwankungen und Destabilisierungen, die unruhige Zeiten mit sich bringen, sind für Machtmenschen bedrohlich. Es wäre anders, wenn sie die Unsicherheiten bejahen würden, sich von Gefühlen zu neuen Ufern mitnehmen ließen. Statt dessen verlegen sie sich lieber auf Selbstmanipulation. Die Droge Kokain ist zum Markenzeichen der Erfolgreichen geworden. Außerdem gibt es noch andere Mittelchen – Psychopharmaka und Designerdrogen –, die die Seele auf Erfolgskurs bringen und dafür sorgen, daß man die Höhenluft der einsamen Spitze besser verträgt. Herzmittel werden genommen, um Schritt zu halten. Manchmal übernimmt auch ein Gerät diese Funktion, der Herzschrittmacher. Immer heißt es das Niveau zu halten. Anabolika bringen die schnelle Kraft und Tranquilizer die nötige Entspannung. Wenn ein bestimmtes Image angesagt ist und die eigene „Visage" zu wünschen übrig läßt, kann auch dem noch schönheitsoperativ ab- und aufgeholfen werden.

5. Was Besonderes sein

Menschen, die was Besonderes sein müssen

Es gibt Menschen, die müssen außergewöhnlich sein und Außerordentliches leisten. Als gewöhnliche Menschen hätten sie es schwer. Unter alltägliche Bedingungen gestellt, fühlen sie sich un-

glücklich. Um dem zu entkommen, verlegen sie sich darauf, etwas
Besonderes zu sein. Ihnen steht der Sinn danach, aufsehenerregen-
de Dinge zu machen. Und warum das Ganze? Sie fürchten, sonst
übersehen zu werden, es sei denn, sie empfehlen sich extra dem
Augenmerk anderer, wobei es sich gut macht, wenn man sich auf
gesellschaftliche Trends versteht. Danach gehört denen die Beachtung, die etwas aus sich machen. Auf überragende Leistungen in
Sport und Arbeit wird geschaut. Da guckt dann keiner mehr an dir
vorbei. Gedacht, getan. So werden sie zu Siegertypen, d. h. zu Menschen, die sich in Top-Form bringen, weil sie glauben, nur ganz
oben existieren zu können. Sie puschen sich von Erfolg zu Erfolg,
um ja nicht nichtssagend dastehen zu müssen. Ganz unten zu ran-
gieren ist für sie mit einer Katastrophe gleichzusetzen; und deshalb
tun sie sich beim Ausbleiben von Erfolg eher etwas an, anstatt mit
dem vorlieb zu nehmen, was ihnen das Leben sonst noch bietet.
Was zählt, ist der Erfolg. Jetzt und solange sie oben sind, bekommt
ihnen die Luft sehr gut. Daß man auf der Spitze eines Berges keine
Massen finden kann, daß man sich öfter auf seinem Lebensweg allein weiß, wird bewußt in Kauf genommen. Der einsame Held ist
schließlich ihr Vorbild. Aber, wie gesagt, sie sind weit davon entfernt, irgend etwas dem Zufall zu überlassen. Es ist nicht Selbstvertrauen, das sie dorthin trug, wo sie sich mittlerweile befinden. Ihre
Lässigkeit trügt. Auch wenn sie sich betont lässig geben, dann
steckt doch mehr Methode als Zufall dahinter. Sie haben sich auf
leger gestylt. Jeder, der sie sieht, soll selbstverständlich meinen,
daß sie ein so glückliches Händchen haben und daß sie mit links
hinkriegen, wozu ein anderer zwei Hände braucht. Sie rühmen sich,
den Dreh herauszuhaben, aber keiner darf so recht wissen, wieviel
sie dafür üben mußten. Es paßt nicht zu ihrem Bild, als Abrackerer
dazustehen. Ganz entspannt im Hier und Jetzt zu sein, das ist ihre
Devise. Um das zu erreichen, haben sie sich schließlich manch eine
Entspannungskassette reingezogen. Das autogene Training beherrschen sie aus dem „Effeff". Ihre Pausen sind selbstredend nur
schöpferisch. Sie sind voller erbaulicher Aktivitäten. Ihre Kontakte
sind vom Feinsten, ihrem gesellschaftlichen Niveau bestens angemessen. Mit einem großen Maßnahmenbündel glauben sie, sich ihren Erfolg am besten absichern zu können. Wenn sie aber mal wirklich nicht drum herumkommen, sich unverstellter und abge-

schminkter zu sehen, dann kommt ihr ganzer Katzenjammer zum Vorschein. Wäre ihnen auch noch der Weg zu den imagestützenden Fachleuten verbaut, dann würden sie sich ihrer selbst gewahr. Sie würden sehen, daß sie inwendig weitab von jeder Gelassenheit sind; sie müßten sich der Erkenntnis stellen, daß ihre Anstrengungen lediglich zum Ziel haben, nicht abhängig zu werden.

Sich groß in Szene setzen

Der Psychopath muß sich interessant machen. Aufmerksamkeit bekommt er keineswegs nur dann, wenn er angenehm auffällt. Ein Skandal tut es auch. Oder ein bewußt dargebotenes nonkonformistisches Getue, das sich bisweilen den Touch von Kunst verleiht. Die Hauptsache ist, sich demonstrativ zu geben, demonstrativ nackt oder total zugeknöpft, verhalten wie eine Femme fatale oder exzentrisch wie eine Schönheitskönigin, kurz bevor der Wettbewerb entschieden wird.

Psychopathen leben gerne über ihre Verhältnisse. Wer sich das leisten kann, dem scheint es besonders gut zu gehen. Sie huldigen dem Schein, und dieser Anschein wird von all denen tatkräftig unterstützt, die sie genau deshalb bewundern. Zuerst ist es nur Schein. Später, wenn sie sich von einer Welle der Bewunderung getragen fühlen, kommen sie sich selbst so wichtig vor, wie es den Anschein hat. Das Publikum will es so. Also tun sie es angeblich-angeberisch nur andern zu Gefallen. Ein Popstar drückte es einmal so aus: „Die Leute haben das Recht, das von mir zu bekommen, was sie als das Beste von mir kennengelernt haben." Im Nu sind sie vom Egoisten zum Altruisten mutiert. Altruistisches Gehabe macht sich gut, um so besser, wenn sie dabei noch groß wegkommen. So reitet der Psychopath einen Tiger, von dem er in voller Fahrt nicht mehr absteigen kann. Er geht in die Breite und in die Höhe, ohne ausreichend abgestützt zu sein. Es genügt ihm, von einer Woge getragen zu sein. Er hat eine V-Figur: Alles ist nach oben verschoben und darf sich breitmachen als Ausdruck verfügbarer Macht und Stärke. Die V-Figur läßt ihn wie einen auf den Kopf gestellten Berg aussehen, nur daß ein Berg den Vorteil hat, durch die größere Breite unten gut fundiert zu sein. Er hingegen ist oben prächtig und unten mittel-

Übersteigertes Selbstbewußtsein, solo und mit anderen

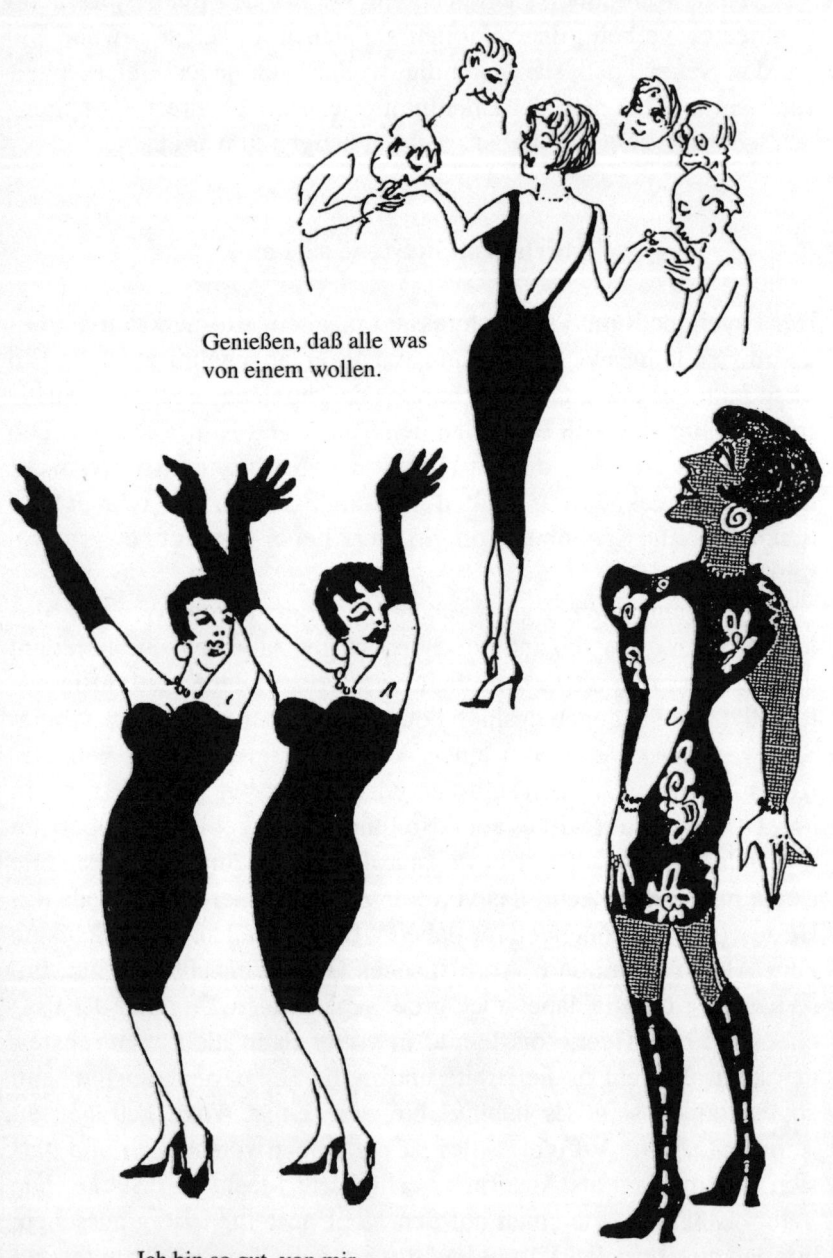

Genießen, daß alle was
von einem wollen.

Ich bin so gut, von mir
müßte es zwei geben!

Einsame Spitze!

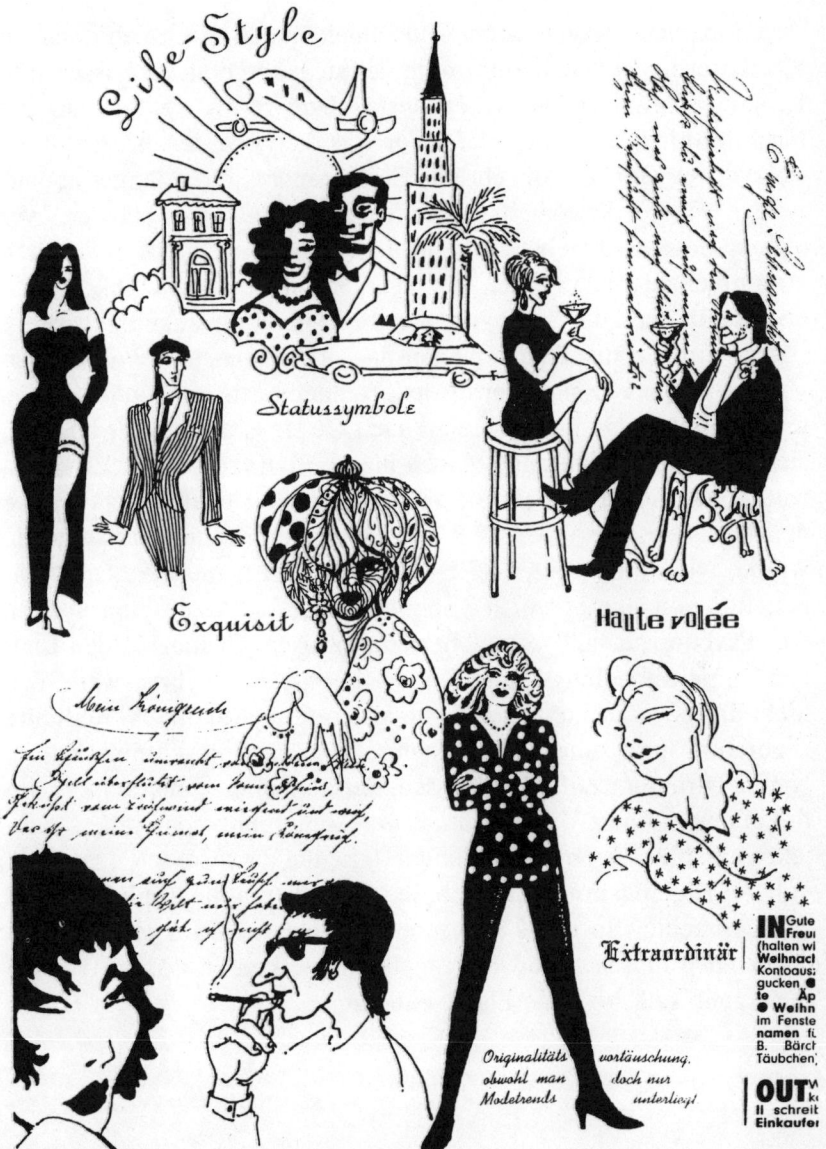

prächtig bis schwach. Letzteres kaschiert er, wenn er es nicht schon längst verleugnet hat.

In Form sein

Psychopathen neigen zum Aufschneiden. Sie bringen sich in Höchstform, die einzige Form, in der sie sich gefallen. Lassen ihre Leistungen mal zu wünschen übrig, dann reden sie sich auf ein Formtief hinaus. „Form"-tief – nur was die Form anbetrifft, fühlen sie sich im Tief. Das macht das Eingeständnis einer länger andauernden Flaute, krankheits- oder krisenbedingt, sehr schwer. Wer sich ständig hochzieht, tut es in dem Bestreben, nicht erbärmlich zusammenzusinken. Jeder, der sich besonders hochzieht, schafft aber damit auch die Bedingungen, um so tiefer zu sinken.

Das Streben des Psychopathen nach Höchstleistung wird um so größer sein, als er sich wertlos und minderwertig vorkommt. Diese unerträglichen Gefühle schreien nach Gegensteuerung. Er beginnt, sich zu brüsten, sich aufzublähen und groß aufzuspielen. Er tut es, weil er sich sonst fehl am Platze vorkäme. Wer wäre er schon ohne den Touch des Besonderen? Wer wäre er, wenn er sich nur so geben würde, wie ihm zumute ist? Er glaubt, damit keine Chance zu haben, und gibt sich gar nicht erst die Gelegenheit, es auszuprobieren. Der Psychopath läßt sich nicht naturbelassen. Er muß in den Lauf der Dinge unbedingt eingreifen, weil sonst zu fürchten wäre, daß nicht das gewünschte Ergebnis herauskommt. Auf eine vorteilhafte Figuration und eine entsprechende Präsentation kommt es an. Nichts wird dem Zufall überlassen; der könnte es nämlich nicht gut mit einem meinen. Und wenn mal was schiefgeht, dann gilt es, subjektive Fehler als objektive Schwierigkeiten darzustellen. Das lenkt von der Eigenwahrnehmung ab, die ihn auf sein menschliches Maß zurückbrächte. So ist es ihm möglich, selbst dann noch blendend dazustehen und sich äußerlich nichts anmerken zu lassen, wo sich die eigene Tatkraft einer Flaute zuneigt.

6. Viel Outfit, wenig Infit

Man muß etwas hermachen. Schnellebige Menschen in einer schnellebigen Zeit sehen nie genau hin. Auf den ersten Eindruck, auf Effekthaschen kommt es an, nicht auf das Sein. Auf den Schein, das Design kommt es an. Wichtig ist, für wen man allem Anschein nach gehalten wird. Wer schön ist, poliert sich noch mehr auf. Wer stark ist, legt noch einen drauf. Menschen, die auf diesem Trip der Körpervergewaltigung sind, fühlen sich vom Körper gestört, falls er diese Prozeduren nicht anstandslos mitmacht. Sie stellen sich gegen den Körper; Figurprobleme, Gewichtsprobleme und Powerprobleme sind nur Anlässe zu einer Bemäkelung des Äußeren. Der Körper will nicht, wie man ihn haben will. „Mein Körper spielt nicht mit." Wie oft kann man solche Aussagen hören. Geistig-mental, so wird behauptet, sei alles in bester Ordnung, auch sozial und psychologisch lägen keine Probleme an. Nur der Körper macht nicht so richtig mit. Kaum ist dies gedacht, wird dem Körper gründlich zu Leibe gegangen. Rigoros können die Maßnahmen sein, die man sich einfallen läßt. Der Wille drängt sich dem Körper auf und zwingt ihn zu etwas, was der Körper von sich aus nicht als seine Entfaltung gewählt hätte. Von sich aus will der Körper Lebendigkeit spüren und Heimat der Seele sein. Von sich aus vermag er nur herzuzeigen, was er in Gefühlen und dank Beziehungen geworden ist. Fänden die Gefühle im Körper ihr Ausdehnungsfeld, dann würden sie den ganzen Körper von innen nach außen durchdringen. Uns wäre es warm ums Herz, und unsere Hände wie auch alle anderen Kontaktorgane würden durchwärmt davon Kunde geben. Die Gefühle brauchen allerdings Zeit und Raum, bis sie den Körper dahingehend durchwirkt haben, daß er in Sensibilität und Emotionalität erstrahlen kann. Wird dem Körper keine Entfaltung gemäß seinen Antriebskräften gegeben, geht vielmehr der Wille her und dominiert die Gefühle, dann kommt es zu einem Wegfall an Gelassenheit. Infolgedessen wird man sich beherrschen, d. h. sich irgendwo zwischen Nacken und Fersen krampfig anspannen.

7. Verführte und Verführer

Das verführte Kind

Verführte sind Menschen, die in imageträchtige Rollen gedrängt wurden, in Rollen, die sie sich aus eigenem Antrieb nie ausgesucht hätten, die aber so attraktiv sind, daß man mit ihnen durchaus liebäugeln könnte. Beeinflussungen gegenüber keineswegs nur abgeneigt, sondern zu einem Arrangement unter bestimmten Bedingungen bereit zu sein – das unterscheidet die, die verführt wurden, von denen, die sich haben unterwerfen lassen. Verführte haben herausgefunden, daß manch mißliche Situation neben Nachteilen auch Vorteile bietet und daß man Nutzen aus einer Situation ziehen kann, wenn man tiefergehende zugunsten vordergründiger Interessen zurückstellt. Das bedingt die Einlassung. Die Ausleuchtung des Begriffes „unwiderstehlich" macht die Dynamik einer Verführungssituation deutlich. Ein unwiderstehlicher Anbieter (bzw. ein unwiderstehliches Angebot) trifft auf ein Gegenüber, das nicht widersteht, weil es nicht für sich einsteht, ein Gegenüber, das seinen Widerstand aufgegeben hat oder dessen Widerstand überrumpelt wurde.

Männergehabe nenne ich die Gesamtheit der Maßnahmen, die Männer treffen, um sich den Frauen gegenüber als das starke Geschlecht zu präsentieren. Fragen wir: Was veranlaßt Männer, sich im Umgang mit Frauen von der starken Seite zu zeigen? Was motiviert sie, den Beschützer herauszukehren, sich größer aufzuspielen und einen Menschen zu markieren, der mit jeder Schwierigkeit ganz gut klarkommt und der obendrein auch noch weiß, wo es langgeht? Diese Rolle kann der Junge durch subtile verführerische Einflüsse von seiten seiner Mutter gelernt haben. Nehmen wir an, eine von ihrem Mann zutiefst enttäuschte Frau betont ihrem Sohn in neckischer Weise ständig, wie wichtig er für sie sei und daß sie nicht wüßte, was sie ohne ihn täte. Wie er zu ihr hält und ihr zur Seite steht, erfüllt sie mit Entzücken. Sie schmiert ihm Honig um den zukünftigen Bart, indem sie unablässig betont, daß er der einzige sei, der sie versteht. So macht sie ihm das Zusammensein mit ihr schmackhaft. Wohlverstanden: Immer zusammensein und zusammenhalten und allzeit füreinander dasein liegen in ihrem, nicht in seinem Interesse. Versteht sie sich exzellent darauf, das von ihr gewünschte und von ihm eingegangene Verhalten gut zu honorieren und ihm erstrebenswerte Privilegien einzuräumen, dann wird ihr Sohn davon sehr angetan sein, wird ihm doch ein Vorteil zugeschlagen, ohne daß er sich dafür schlagen müßte. Es wird schlimm für den Jungen, wenn er auf die ihn eigentlich zutiefst überfordernde Rolle eingeht und Vaterersatz spielt. Nach dem Erwachen erektiver Potenz drängt es die jungen Männer, nach Unbekanntem Ausschau zu halten und auf Entdeckung auszugehen. Erotisch ist immer das Neue, das das Leben bereithält. Das Abenteuer ist das, was ihn anderes als zu Hause erleben läßt. Ein Junge, der sich von seiner Mutter einfangen läßt, wird sich mit dem *unbekannten Wesen Frau* schwertun. Bei Begegnungen mit etwa gleichaltrigen Frauen wird ihm immer nur „unheimlich", genaugenommen nicht wie daheim, nicht wie zu Hause zumute sein. Erst sehr viel später wird er spüren, daß er Mama zuliebe ein gutes Stück seiner Emanzipation eingebüßt hat. Aber zunächst einmal hat er Anerkennung und meist auch nicht unerhebliche materielle Vorteile.

Diese streicht auch die „kleine süße Eva" ein, die durchaus spürt, daß sie zu Vaters Vergnügen herhalten soll, weil Mutter sich das schon längst abgewöhnt hat. Sie findet heraus, daß sie einen wichtigen Platz in seinem Leben einnehmen kann, wenn sie sich früh übt, ihre Reize spielen zu lassen. In einer sonderbaren Mischung aus Liebe und Eitelkeit geht sie subtil auf Vaters Wünsche ein und gibt sich sexy. Sie wird ein *Frauengetue* entwickeln. Frauengetue nenne ich die Gesamtheit der Maßnahmen, die Frauen treffen, um sich den Männern als begehrenswert zu empfehlen. Die junge Frau achtet nicht mehr auf ihr ureigenstes Interesse. Kokettierend probiert sie nur mal etwas aus. Fährt sie gut damit, wird es schon etwas damit auf sich haben. Bereits kleine Mädchen bekommen sehr früh mit, daß es sich in bezug auf ihre Beliebtheit bei Männern gut macht, etwas naiv und dümmlich dazustehen. Das provoziert den Mann, für sie einzuspringen und ihr etwas vom Leben zu zeigen. Er wird sich um sie mehr Mühe machen als um jemanden, der ihn permanent in Widersprüche verwickelt, was den Männern im allgemeinen gar nicht so lieb ist. Widerspricht sie nicht, dann erhöht sich die Nachfrage nach ihr. Nichts weiteres zum Glück beigetra-

Der Entwicklung voraus sein, vorauseilen

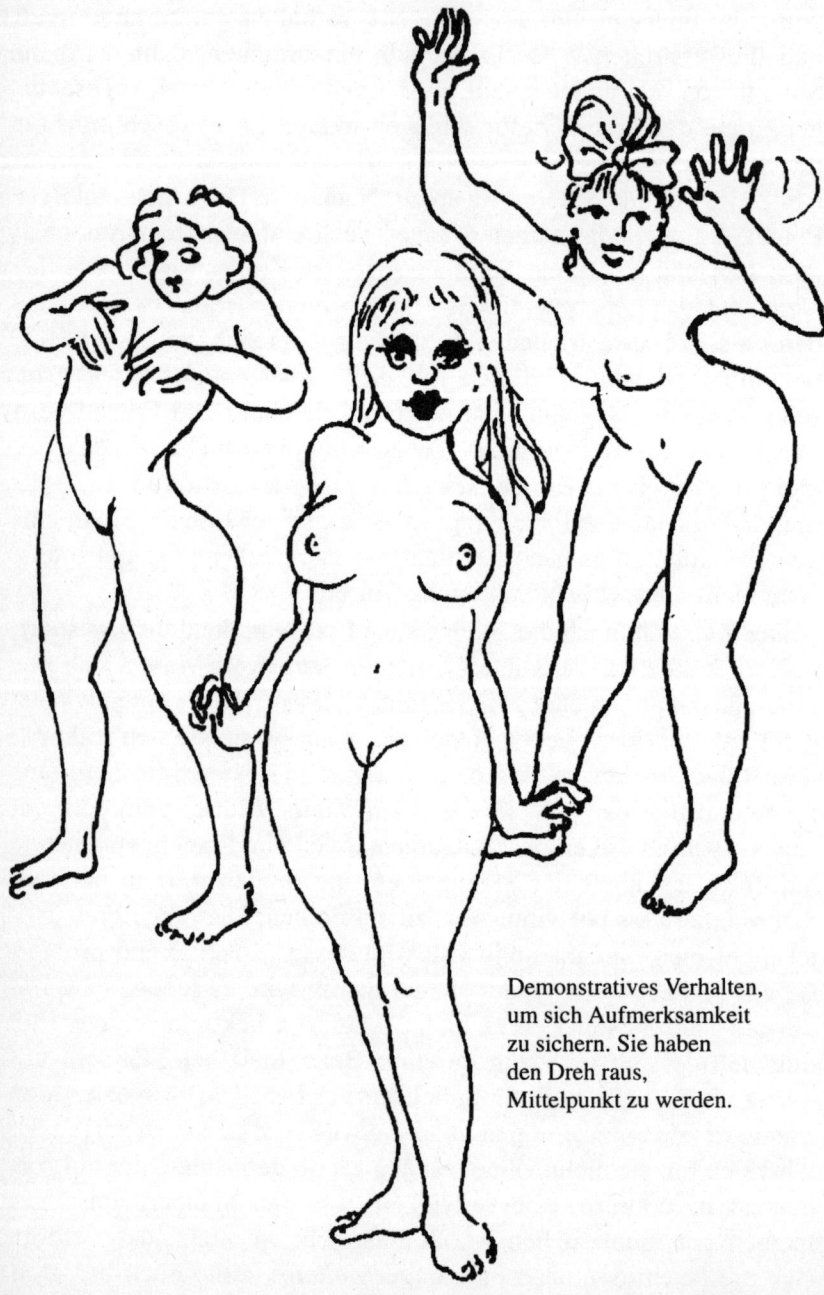

Demonstratives Verhalten,
um sich Aufmerksamkeit
zu sichern. Sie haben
den Dreh raus,
Mittelpunkt zu werden.

Blickfang sein

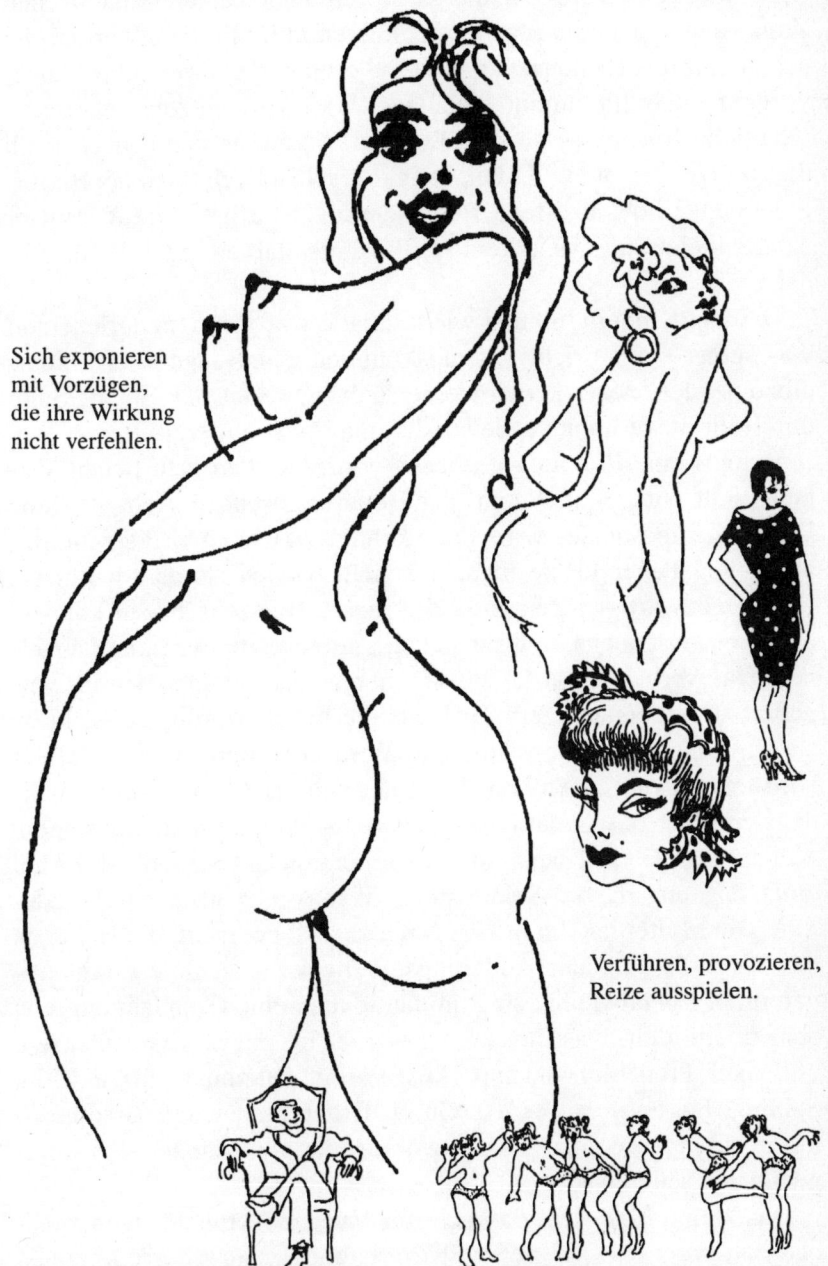

Sich exponieren
mit Vorzügen,
die ihre Wirkung
nicht verfehlen.

Verführen, provozieren,
Reize ausspielen.

Mädchen kriegen oft nur Beachtung, wenn das Weib im Kinde lockt.

gen zu haben außer durch geeignete Zurschaustellung ein bißchen für Entdeckung zu sorgen, das gibt ihrem Leben einen romantischen Zug. Väter tragen als Männer oft Frauenbilder mit sich herum, die sie auch ihren Töchtern verpassen. Sie mögen es, wenn das kleine, vordem noch für dumm gehaltene Mädchen plötzlich ganz viel weibliche Raffinesse an den Tag legt. Wenn sie damit auch noch durchsetzt, was sie will, dann zeigt er, selbst auch noch als Betroffener, unverhohlen offene Bewunderung. Die hat's drauf, sagt er anerkennend und macht kein Hehl daraus, daß er so etwas toll findet.

Daß bei Kindern hin und wieder mal etwas von dem aufleuchtet, was später erst so richtig herauskommen kann, dagegen ist nichts einzuwenden. Vertrakt wird es erst dann, wenn der Entwicklung durch die unverhohlene Bewunderung eines vordergründigen Wesenszuges eine Richtung gewiesen wird, die dem natürlichen Verlauf nicht entspricht. Wenn den Heranwachsenden nicht in Ruhe Reifezeit zugestanden wird, dann kann es passieren, daß sie im Sinne vorgegebener Ideale mehr aus sich machen als das, wofür sie zum gegenwärtigen Zeitpunkt das innere Rüstzeug haben können, mit der Konsequenz, daß sie sich ein aufgesetztes Verhalten aneignen. Das Verhalten, wofür sie sich hergeben, entpuppt sich im Vergleich zu widerständigem Trotz als die liebenswürdigere Reaktion auf eine Überforderungssituation. Wird dem Jungen später dieser Umstand bewußt, dann braucht er, der von der Mutter gekrallt wurde, sich nicht zu wundern, wenn er wenig Bindungsneigung seinem Mädchen gegenüber verspürt, obwohl er „dicke" verliebt ist. Er hat einfach genug davon. Sein Sinn steht ihm jetzt nach etwas anderem. Die Mutter hat ihn in eine Nähe zu sich gebracht, die er wegen des Wegfalls genitaler Äußerungsmöglichkeiten uninteressant finden muß. Irgendwie hat sie ihm damit auch eine Grundahnung von dem übermittelt, was ihm immer wieder im engen Zusammensein mit einer Frau blühen kann. Aus diesem Dilemma hilft ihm die Schlußfolgerung, daß es das Geschäft der Frauen sei, Bindungen mit den Männern anzustreben, wohingegen die Männer sich weniger darum scheren sollten.

Das kleine Mädchen, das sich mit Vater in Verwicklungen begeben hat, sorgt für die große Überraschung, wenn sie groß herauskommt, alle Register des ihr zur Verfügung stehenden Charmes zieht und zu großer Verführungskunst aufläuft. Die Väter bemerken oft nicht, daß die Töchter sich damit auf ein Spiel einlassen, das auch Männern oft genug auf die Nerven geht und das sie als werdende Frauen von sich wegbringt. Meines Erachtens liegt nicht nur dann eine Verführungssituation vor, wenn es zwischen Vater und Tochter zu sexuellen Handlungen kommt, sondern auch dann, wenn die Männer durch Komplimente etwas glauben machen wollen, worauf sie keinesfalls allen Ernstes später verhaftet sein wollen, oder wenn die Väter durch delikate Anspielungen in ihren Töchtern Hoffnungen wecken, aber genaugenommen nichts anderes als eine prickelnde Situation wollen, in der sich Gefühle im unklaren halten lassen. Anstatt Stellung zu beziehen, wie es um sie und ihre eigenen Gefühle bestellt ist, begeben sie sich in Eitelkeit. Sie lassen sich entgegengebrachte Hingabegefühle wie eine Nettigkeit gefallen. Verführende Männer tun oft nichts, wohlweislich mit dem Wissen, daß dies die weibliche Seite aktiv macht. Das erlaubt es ihnen, wenn es dann doch zu sexuellen Handlungen kommen sollte, sich als die Verführten darstellen zu können. Komischerweise finden Mädchen solche Männer durchaus attraktiv. Sie bilden sich ein, Männern zu ihrem Glück Nachhilfe erteilen zu müssen. Weil sich die männliche Seite so schön bedeckt hält, können sie all ihre Illusionen in die Männer hineinprojizieren. Haben sie das lange genug gemacht, sind sie durch Unverbindlichkeit nicht mehr abzuschrecken. Sollten sie sich später nach einem anderen geeigneteren Kandidaten umsehen, dann ist ihnen ihre Abhängigkeit vom Vater im Wege – mit der Konsequenz, daß sie sich immer vor das Problem eines Gefühlsverrats gegenüber dem Vater gestellt sehen und Schuldgefühle entwickeln. Jede neue Begegnung bringt sie in ein Dilemma, solange sie sich unentwegt fragen, wem sie nun die Stange halten sollen, wo sie doch davon ausgehen müssen, daß es Papi etwas ausmacht, wenn sie sich mit einem Dritten beschäftigen.

Zur Verführung gehört immer einer, der überrumpelt, und einer, der hineinschlittert. Manchmal läßt sich nicht genau sagen, wer welchen Part spielt. Unversehens befindet man sich in einem Handlungsgeschehen, wo ganz viel mit einem passiert, ohne daß man voll dahinterstehen könnte und ohne daß man bereit wäre, die Verantwortung zu tragen. Die sinnliche Atmosphäre ist wie ein Dschungel, in dem man sich zu orientieren verlernt hat. Man geht mit dem anderen weiter, obwohl man über dessen Gefühle in bezug auf Nähe im unklaren gelassen ist. Man ist sich selber unklar und verheddert sich unentwegt. Der Junge zieht sich viele sexuelle Erfahrungen rein, kommt aber beziehungsmäßig immer wieder auf Mutti zurück. Mit ihr lebt er Bindung, eine Bindung, die außer Konkurrenz läuft. Eine andere Strategie verfolgt das junge Mädchen. Sie läßt sich viel von jungen Männern ausführen, und entweder bekommen das die Eltern zu Hause mit oder sie läßt durchblikken, wie die Lage ist, wohl wissend, daß sie damit heftigste Reaktionen auslöst. Diese Reaktionen kann sie insofern wieder genießen, als ihr angesichts der Wutausbrüche des Vaters endlich klar wird, was sie schon immer wissen wollte, nämlich wieviel Vater an ihr liegt. Seine Eifersucht macht auf sie einen nachhaltigen Eindruck. Durch ihr freizügiges Verhalten jungen Männern gegenüber hat sie sich endlich in die unübersehbare und höchst beachtliche Position gebracht, von der aus nun sie das Thema des Familienzusammenlebens bestimmen kann.

Mutterliebe mindert sexuelle Entwicklungen. Man kann im allgemeinen davon ausgehen, daß die Mütter sich eher Zügel anlegen, als ihre Söhne direkt sexuell zu provozieren. Vaterliebe wirkt hingegen auf die Töchter eher stimulierend, was ihre sexuelle Entwicklung anbelangt. Die Folge für das Kind: Mutternähe löscht ab, Vaterliebe heizt an. Verführung hat immer Folgen. Die Folgen sind an den aversiven und süchtigen Einstellungen bezüglich Sex und gegenüber dem anderen Geschlecht ablesbar. Diejenigen, die selber manipuliert wurden, tun es auf ihre Art auch. Sie wiederholen, weil sie es nicht besser kennen. Sie reagieren und fangen an, hektisch bis panisch zu handeln, und damit verwickeln sie sich in manche Affäre. Wenn das Thema Sex im Raum steht, können sie keine Vernunft mehr walten lassen. Sie können nicht zu sich stehen und sich nicht aus sich selbst in Ruhe begreifen. Sie schlittern in was hinein und mischen einfach schon mal mit.

Machtspiele und Unverbindlichkeiten

Sagt eine Frau: „Ich gerate immer an den Falschen." Aufs erste klingt das nach schicksalhafter Benachteiligung. Sieht man sich die

Dame etwas näher an, dann haben wir eine aktive, selbstbestim-
mende Frau vor uns, eine Frau, die sich nicht zu schade ist, Erst-
initiative zu zeigen. Auch vor Risiken scheut sie nicht zurück. Nur
ihre Vorliebe für einen bestimmten Typ von Mann ist es, der ihr zu
schaffen macht. Sie hat keinen Sinn für Gegenseitigkeit entwickelt.
Ihr stürmisches Vorgehen ist bezüglich Beziehungen kontraproduktiv. Ihr hat es der Mann angetan, der sich nicht so ohne weiteres unter die Schar ihrer Verehrer einreihen läßt. Sie hat gelernt, daß sie
sich immer tatkräftig ins Zeug legen muß, will sie Liebe bekommen. Von dieser Erfahrung aus gibt sie demjenigen den Vorzug, der
es ihr nicht leicht macht. Den will sie erobern. Obwohl die eben
benannte Frau zu Hause schon einen hat, den sie den Ihrigen nennt,
kann sie doch nicht umhin, sich für einen anderen ins Zeug zu legen. Sie setzt alle Mittel ein, einen schwer zugänglichen Mann von
ihrem Wert zu überzeugen. Sie wird nicht locker lassen, bis sie es
geschafft hat, bis sie ihn dahin gebracht hat, daß er ihr eingesteht,
für sie eine Schwäche zu empfinden. Das reicht dann auch schon.
Weiter wollte sie auch gar nicht gehen. Was dann käme, brächte sie
zuallererst in Verlegenheit.

Sie läßt nicht locker. Das deutet an, daß hier nicht mehr nur frei gespielt wird. Da sitzt Druck dahinter. Leidensdruck, vermischt mit
einem unwiderstehlichen Verlangen, zu dem sie selbst nicht mehr auf
Abstand gehen kann. Immer wenn man sich spezialisiert oder spezi-
ell gibt oder auf ausgesuchte Behandlung Wert legt, kann dahinter
ein unerledigter Anspruch liegen. Möglicherweise will man für etwas Besseres befunden werden. Das würde erklären, warum es für
manche Verliebte selbstverständlich ist, daß man ihretwegen eine fe-
ste Beziehung verläßt. Das Gefühl des Triumphes liegt darin, daß
man des anderen in einem Sturmlauf habhaft wird, ohne ihm etwas
versprochen zu haben und ohne ihm Weiteres in Aussicht gestellt zu
haben.

Man kann auch auf Unverbindlichkeit fixiert sein. Das hört sich
aufs erste widersprüchlich an. Unverbindlich ist doch gleichbedeu-
tend mit frei, so scheint es. Ist es aber nicht. Unverbindlichkeit
kann ein geschickt eingesetztes Lockmittel sein. Wie viele Männer
und Frauen verstehen sich darauf, damit eine Einladung zum Genuß des Augenblicks auszusprechen. Sie locken damit unwiderstehlich an. Der Run auf sie kann beginnen. Die Bewerber gehen auf

den Leim. Auch sie setzen Unverbindlichkeit mit Freiheit gleich. Auch sie versprechen sich ein Maximum an Genuß ohne Reue, glauben sie doch, die frühzeitige Eintrübung durch Beziehungsansprüche herausgehalten zu haben. So unkritisch sie gegenüber sich selbst sind, so ahnungslos verhalten sie sich zum anderen. Sie sehen nicht, wie sich hinter der Maske der Unverbindlichkeit exzessives Genußstreben aufgrund von Ängsten versteckt halten kann. Sie lassen sich naiv darauf ein, werden benutzt und weggeworfen und jammern ihren verlorenen Chancen hinterher. Unverbindliche wollen nicht *eine* Beziehung. Sie wollen viele. Liebe qualifiziert, Macht quantifiziert. Je mehr, desto besser. Viele Liebhaber, viel Freiheit, viel Genuß. Alles liegt auf einer Ebene. Unverbindliche genießen es, wenn die Nachfrage nach ihnen groß ist. Potentielle Liebespartner stehen reihenweise an. Der „Nr. 1" kann sie dann zu bedeuten geben: Du führst die Hitliste meiner Bewerber an. Mit dieser Aussicht wird derjenige in ständiger Bemühung gehalten; er ist es, der zusehen muß, daß sein Kurswert angesichts großer Konkurrenz nicht sinkt. So hält man sich die Puppen am Tanzen. Ohne es voll mitzubekommen, ist der Adressat ersetzbar und abwählbar geworden und trägt auch noch dazu bei. Nicht jeder, der anbandelt oder sich einläßt, legt den Grundstein für etwas, was daraus werden soll.

Manch einer und manch eine sind auf Abenteuer aus. Es genügt, sich mal wieder Anerkennung eingeholt und sich bewiesen zu haben, daß man bezüglich des anderen Geschlechts ein voller Erfolg ist. Es ist schade, zum Schaden, daß man dabei so wenig Freundschaft sucht und zu wenig lernt, als Freunde zusammenzuleben.

Sich lieben lassen und die Konkurrenz darum

Psychopathisch ist es, wenn man der Liebe wegen in Konkurrenz zu seinen Geschlechtsgenossen treten muß. Psychopathen sehen im Gleichgeschlechtlichen nicht den Bruder oder väterlichen Freund, mit dem man sich den Spaß teilen könnte. Sie fordern heraus. Sie wollen ausschließlich den Sieg davontragen. Sie meinen, Anrechte zu haben, und von daher beanspruchen sie Rechte auf einen bevorzugten Platz im Leben der Person, die sie begehren. Dieser Platz hat für andere als besetzt zu gelten. Zur Unterstreichung ihres Anspruches bauen sie sich breitbeinig und raumgreifend vor dem begehrten Objekt auf und versperren damit der Konkurrenz den Weg. Psychopathen besetzen den Korridor zur Macht. An ihnen vorbei soll niemand zum Zug kommen. Ohne ausdrückliche Genehmigung soll sich zwischen anderen und *seiner* bzw. *ihrer* Beziehung nichts anbahnen dürfen.

Den Psychopathen geht es längst nicht mehr um den eigenen Liebesvollzug. Da hat sich etwas verselbständigt. Wie es so unter Rivalen im Konkurrenzkampf zugeht: Zuerst schaltet man mal den Konkurrenten aus; hinterher steht man zwar konkurrenzlos da, aber weiß doch nicht viel mit der neuen Situation anzufangen. Es geht einem wie einem Eroberer, der zwar Terrain besetzt, es dann aber nicht zu kultivieren versteht. Jetzt hätte man freie Bahn, aber – wohin soll's gehen? Einfach tun und lassen können, was beliebt, findet auch nicht unbedingt Gefallen, wenn die Liebe selbst zum Problem geworden ist. Man sieht: Etwas unter Kontrolle gebracht zu haben sagt noch lange nichts darüber aus, daß man damit auch schon dem Genuß näher gekommen sei. Sich selbst in seiner Bedürftigkeit übersehen zu haben und sich somit um die Befriedigung eines authentischen Bedürfnisses gebracht zu haben, das wirkt sich nach dem Konkurrenzkampf als Handicap aus. In besinnlichen Momenten dämmert einem, daß man sich um tiefe Erfüllung bringt, wenn man darauf verzichtet, mit dem Hunger eines wirklichen Bedürfnisses im Leben anzutreten; wenn man es unterläßt, dieses Bedürfnis zu adressieren und nur das zu nehmen, was man, vom persönlichen Bedürfnis aus gesehen, wirklich braucht. Aber anstatt diesen Weg vom Bedürfnis zur Erfüllung zu beschreiten, paßt man lieber einen günstigen Moment (die Gelegenheit) ab, um zuzuschnappen, oder sieht zu, ob man wieder mal Konkurrenz aus dem Feld schlagen muß. Geht es um den Fortgang mit Gefühlen, dann zögert man und will sich lieber auf einen Gefühlshandel einlassen, will rumhändeln (= manipulieren). Man managt es, daß die andere Seite zuerst mit Gefühlen rüberkommt und vor einem auspackt. Es ist Spitze für einen, wenn man es so hingedeichselt kriegt, daß die andere Seite genau das will und tut, was man eigentlich auch gewollt hat, womit man aber in höchster Wachsamkeit nicht rübergekommen ist. Psychopathen stellen ihre liebsten Menschen immer wieder auf den

Prüfstand. Sie versäumen es, sich mit eigenem Gefühl zu engagieren. Sie verzögern die Antwort auf eigene wie fremde Bedürfnisse. Mittlerweile hat sich möglicherweise neue Konkurrenz angesagt, und dann kann das seine Fortsetzung bekommen, worauf sie sich bestens verstehen. Psychopathen sind Agierer. Sie tun sich schwer mit Genießen im Sinne von „es sich wohlig ergehen zu lassen". Sie haben keinen Blick dafür. Sie kriegen gar nicht richtig mit, wieviel Befriedigung sie angeboten bekommen und wieviel Genugtuung sie aus aktuellem Anlaß ziehen könnten. Weil sie ihre bedürftige Seite verleugnen, begnügen sie sich oft damit, sich selbst zu sagen: „Ich könnte, wenn ich nur wollte, aber ich bin mir noch nicht so sicher, ob ich überhaupt will." Diese Skepsis hindert sie aber nicht, sich eine Person, die sich in sie verliebt hat, so lange warmzuhalten, wie es ihrem Anerkennungsbedürfnis guttut. Damit aber sind sie mit ihren eigenen Liebesgefühlen noch immer keinen Schritt weitergegangen.

Sexualisierung

Sexualisiert ist, wer versucht ist, Sinn- und Wertgefühl vorrangig über sexuelle Kontakte zu erlangen. Über sexuelles Gebaren, viel Sex-Appeal, manchmal auch ein Sich-Anbiedern wird der Versuch unternommen, einen sinnvollen Kontakt zu bekommen und für wertvoll befunden zu werden. Sexualisiert ist jemand, der sich aus besagten Gründen für sexuellen Kontakt bereiterklärt. Sexuelle Handlungsvollzüge werden gewählt, ohne daß sichergestellt wäre, daß die Person gerade sexuell etwas davon hätte. Der sexuelle Genuß steht nämlich nicht im Vordergrund des Interesses. Die Person benutzt in ihrer Naivität die Sexualität, um über sie Sinn und Wert einzuholen. Der sexuelle Kitzel ist nur insofern interessant, als er für einen kurzen Augenblick das innere Gefühl der Leere und das Gefühl der Unwichtigkeit in den Hintergrund treten lassen kann. Die Naivität verkennt, daß genitale Sexualität kein Weg sein kann, einen verlorenen Sinn wiederzufinden oder ein kaputtes Selbstwertgefühl zu reparieren. Genitale Sexualität setzt ein sinnvolles Verhältnis zwischen zwei Menschen voraus und ist ein reifer, erweiterter Ausdruck davon. Ehe es zu sexuellem Kontakt in diesem Ausmaß kommt, sollte die Frage gegenseitiger Wertschätzung geklärt sein. Bevor man genital sexuell wird, sollte man sich gefragt haben, ob einem der Sinn danach steht, mit diesem konkreten Menschen sexuell etwas zu tun haben zu wollen. Nur wer seine Sinne hellwach einschaltet und in diesem Sinne sinnlich ist, kann von sich mit Fug und Recht behaupten, ihm stünde der Sinn danach. Sinnlich verwirrt oder angeduselt kann man sich höchstens in ein unabsehbares Abenteuer stürzen.

Wer sich nach sexueller Tat fragen muß, ob das alles war, hat sich mehr erhofft, aber nicht genug dafür gesorgt, daß das Grundverhältnis und nicht nur das ganze Drum und Dran stimmig ist. Wer sich fragt, wozu das Ganze gut war, hat es währenddessen an Wertschätzung zumindest der eigenen Sexualität missen lassen und hat möglicherweise keine gute Einstellung dazu gehabt. Wer sich fragt, ob er dem anderen auch sonst etwas bedeutet, der stellt die Frage zu einem verspäteten Zeitpunkt. All diese Fragestellungen deuten darauf hin, daß Sexualität möglicherweise als Abwehr ängstlicher Gefühle betrieben wurde. Hinterher stellen sich die Fragen in neuer Schärfe. Sie sind keineswegs vom Tisch. Das sexuelle Erleben konnte sie nicht einfach wegfegen.

Manche unerfahrene Frau läßt sich auf etwas Sexuelles ein, weil der Partner gesteigerten Wert darauf legt. Sie gibt sich dazu her. Nach dem sexuellen Erlebnis steht dann die bange Frage im Raum: War ich gut? War ich klasse? (Sexuell natürlich.) Im Hintergrund steht der Wunsch, sich jemandem als unvergeßliches Erlebnis eingeprägt zu haben. Wenn sie Pech hat, bekommt sie vielleicht hinterher zu hören, daß es gar nichts Besonders war. Verliert die Fragende wegen dieser Antwort die Fassung, dann zeigt dies einmal mehr, daß genitaler Handlungsvollzug jeglicher Grundlage entbehrt. Wer sich um des andern willen sexuell hingibt, tut so, als ob er sich für den anderen opfere, was die ganze Sache sinnlos macht. Für formal eingegangene Sexualität auch noch Beifall kassieren zu wollen zeigt, wie bei entfremdet vollzogener Sexualität ein Unsinn auf den anderen Unsinn trifft. Insbesondere junge Leute wollen ohne Umschweife *zur Sache kommen.* Läßt man sich zu früh und gar zu schnell ein, dann kann sexuelle Abwehr vermutet werden, tut man doch alles dafür, daß man nicht viel und nicht lange etwas davon hat. Man bringt es eben hinter sich.

Man trägt nicht unwesentlich dazu bei, wenn man zum sexuellen Objekt wird. Objekt wird man, indem man sich blindlings ohne Selbstbestimmung in die Hände eines anderen begibt. Man mag das für Vertrauen halten, aber wo hat man sich denn miteinander vertraut gemacht?! Das Ganze sieht doch mehr nach einem Sturz aus. Überstürzt hat man sich mit jemandem eingelassen und eine Bruchlandung gemacht, wo man weich aufzukommen wähnte. Man hätte sinnliche Orientierung sehr nötig gehabt. Sie hätte einem helfen können, herauszufinden, ob man mit der richtigen „Adresse" verbunden ist.

Gerät man an jemanden, für den Sinnlichkeit, Gespräche und Auseinandersetzungen nur Umstände sind, und läßt man sich trotzdem ein, dann läuft man in der Tat Gefahr, sich sexuell viel zu vergeben, zumal wenn einem der Sinn nach mehr stand. Sinn- und Wertgefühle sind Produkte einer innigen Kommunikation auf allen Ebenen. Daß man sich gleichwertig und gleichberechtigt behandelt, ist selbstverständlich. Einem selbst muß das, was man tut – das gilt insbesondere für sexuelles Tun – so wichtig und wertvoll sein, daß man wenigstens seinem eigenen Verhalten einen guten Geist einhauchen kann.

Selbstbewußtsein und Verführbarkeit

Es besteht ein beträchtlicher Unterschied, ob man attraktiv ist, d. h. sich auf eine entwickelte Weise als Mann oder Frau versteht, oder ob man sich für wenige Augenblicke unwiderstehlich zurechtmacht. Ist man attraktiv, dann überzeugt man durch seine körperliche Erscheinung und die Anmut der Bewegungen. Macht man sich unwiderstehlich zurecht, schlüpft man in eine bestimmte Rolle, z. B. die eines Lockvogels. Die Rolle wird nach erfolgreichem Abschluß wieder fallengelassen.

Es ist wichtig zu verstehen, daß es möglich ist, sich ein sexuell hochwirksames Outfit zu geben, ohne daß man sich innerlich sexuell vorkommen müßte. Man kann es beim Äußeren belassen. Wünschenswert wäre, wenn wir uns der sexuellen Dimension unseres Lebensprozesses bewußt wären. Mit diesem inneren Kontakt zu unserer Geschlechtlichkeit würden wir uns nicht zu wundern brauchen, wenn andere uns nett, attraktiv und sexy finden. Wir würden auch nicht bis ins Mark erschüttert sein, wenn sich sexuelles Begehren auf uns richtet. Diese Wirkungsmöglichkeit hätten wir längst in unser Selbstbewußtsein hereingeholt, und genau das schützt uns und erspart uns unangenehme Erfahrungen. Ein solches Selbstbewußtsein ist der beste Garant gegen Verführbarkeit. Verführbare Menschen geben sich meist harmlos. Sie tun merkwürdig überrascht, wenn sich das Begehren eines anderen auf sie richtet. Sofort sind sie hin- und hergerissen. Sie fühlen sich wie überfallen. Deshalb auch dieses „Aufgepludere" und diese Panik. So etwas passiert fast immer, wenn die sexuelle Energie nicht Bestandteil des Lebensgefühls geworden ist.

Der ideale Mann, die Superfrau

Viele Menschen tragen illustre Vorstellungen bezüglich Partnerschaft mit sich herum. Sie glauben, es müßte eine Person des anderen Geschlechts geben, mit der man sich nur zu liieren bräuchte, und dann wären alle Probleme vergessen. Solange sie diese Idealperson nicht zu fassen kriegen, jagen sie einem Phantom hinterher, um am Ende festzustellen, daß niemand an dieses Ideal heranreicht; sollte einem aber doch der Idealtyp untergekommen sein, dann will er zum eigenen Jammer nichts von einem wissen. Wenn man Idealvorstellungen verhaftet ist, dann schneidet man im Konkurrenzkampf um die Gunst vielseitig begehrter Personen meist schlecht ab. Man ist des öfteren frustriert und bewegt sich im Verlustbereich, sobald es nicht klappt. Das macht traurig und infolge der Traurigkeit sehr unaktiv. Man fragt sich auch nicht mehr, was es einem bringen würde, wenn man tatsächlich die Idealperson sein eigen nennen dürfte. Man wäre doch mit einem Mal am Ende seiner Träume angelangt. Wäre man der Person nicht ebenbürtig oder sonstwie nicht gewachsen, dann würde man vor Bewunderung erstarren, d. h., man würde sich nicht mehr weiterentwickeln. Aufgrund der Tatsache, daß man sich nicht gleichwertig fühlt, würde man ständig fürchten müssen, daß einem die Idealperson verloren geht. Folge eines solchen Minderwertigkeitskomplexes wäre, daß man sich in einer Beziehung festkrallen oder die Person krampfhaft festhalten müßte.

Wir brauchen einen Menschen, der zu uns paßt, will heißen: einen Menschen, mit dem wir auf gleicher Ebene umgehen können und mit dem wir folglich auch auf einen gemeinsamen Nenner kommen können. Wir brauchen den oder die Menschen, die uns zu weiterer Entwicklung stimulieren. Entwickeln werden wir uns in aller Regel aber nur dann, wenn wir andere nicht verachten und wenn wir nicht mit Verachtung gestraft werden. Wer sich ein hohes Ideal vorgenommen hat, wird fast immer unglücklich bleiben, wenn er oder sie mit der „zweiten Wahl" vorlieb nehmen mußte. Zufriedenheit stellt sich nur schwerlich ein, wenn man die Meßlatte seiner Sprünge zu hoch angesetzt hat.

Liebe und Macht

Die Liebe ist die Kraft zu einen (= einigen), was in Spaltungsprozessen getrennt worden ist. Liebe und Macht sind Gegenspieler. Die Macht trennt, die Liebe eint. Die Liebe versöhnt Gegensätze insofern, als sie diese zunächst einmal in Beziehung zueinander setzt und dann auf Ausgleich bedacht ist. Liebe begnügt sich nicht mit Bestätigung und Anerkennung. Ohne die Dialektik ständiger Auseinandersetzung fehlt ihr der Schwung. Sie wäre keine Kraft, würde sie sich nur im Erfolg sonnen wollen und würde sie lediglich auf Beliebtheit bedacht sein. Der Erfolg ist der Liebe äußerlich. Die Liebe kann absichtslos effizient sein.

Anerkennung zollt man gewöhnlich der Leistung, dem Erfolg oder der Schönheit. Anerkennung dient oft als Ersatz für tiefes Verstandensein, für Erkanntsein von jemandem, der aufgrund seiner Liebe tiefer sieht. Tieferes Verstehen sieht neben dem Entwicklungsstand immer auch die Entwicklung, die man durchgemacht hat. Die Würdigung all dessen ist nur ein Teilbereich der Liebe, insofern als sie akzeptiert, was ist. Sie fühlt darüber hinaus, indem sie weckt, erregt und verwandelt. Sie fühlt sich am meisten dorthin gezogen, wo fruchtbarer Boden für Entwicklungen da ist, wo noch etwas zu generieren ist. Die Liebe nutzt Momente von Offenheit, gibt sich hinein, reizt schlafende Energien, so daß sie aus sich selbst herauskommen. Wie oft trägt die Liebe den Samen von Erregung und Bewegung in ein Subjekt, das sich bis dato abgestanden vorgekommen ist und sich nunmehr einer neuen, bislang nicht gekannten Lebendigkeit erfreut. Liebe schafft, indem sie Empfängnisgründe aktiviert. Nur empfangend bringt sich der Mensch in seiner Lebendigkeit hervor.

Die Vitalität der Liebe kommt in gewisser Hinsicht aus der Schwäche, von ganz *unten*. Mit dem Aufkommen von erotischen Gefühlen verflüssigen sich Energien, die vordem in Verspannungsmustern fest eingebunden waren. Daher lautet eine der schönsten Liebeserklärungen: „Du machst mich schwach" oder „Ich hab'eine Schwäche für dich". Das sind Aussagen, die schonungsloser als jede andere Erklärung Gefühlstiefe freilegen, auch auf die Gefahr hin, sich dadurch von seiner verletzlichen Seite zu zeigen.

8. Fallangst, die verleugnete Angst

Wann immer etwas beharrlich vermieden wird, wird dies getan, weil uns Angst steuert. Beim Psychopathen ist es die furchtbare Angst, herunterzukommen. „Der ist heruntergekommen, sieh da, dieses heruntergekommene Subjekt, der liegt ja am Boden, mit dem ist so gut wie nichts mehr los!" – das sind mithin die schlimmsten Urteile, die man über ihn sagen könnte. Er tut alles, daß es nicht soweit kommt. Psychopathen verabscheuen es, unvital, kraftlos und saftlos dazustehen. Sie lassen sich immer etwas einfallen, um gut „bei Power" zu sein. Sie zeigen keine Blöße. Sie fürchten, andere könnten sich an ihrem Elend weiden. Vorbeugend sorgen sie dafür, möglichst nie down zu sein. Aber wenn man sich so kranpfhaft oben hält, dann wird man nicht nur von der Möglichkeit des Absturzes bedroht sein. Bereits ein Tiefgang, ein Gang in die Tiefe, nimmt bedrohliche Züge an.

Macht und Ruhm sind dem Menschen äußerlich. Eine in Selbstentfaltung erstarkte Persönlichkeit wird sich nicht daran klammern, denn sie weiß: In Fleisch und Blut übergehen kann nur, was sich aus inneren Gründen gestaltet und seinen eigenen Entwicklungsverlauf genommen hat. Wer über seine Verhältnisse lebt und noch höher hinaus will, muß mit einem Kollaps rechnen. Wer überspannten Idealen anhängt, muß befürchten, daß die Verbindung zum einfachen Leben abreißt. Reißt sie ab, dann setzt der Fall ein. Es ist immer so: Wer Illusionen züchtet und sich ganz oben angesiedelt glaubt, darf sich nicht wundern, wenn drastische Erfahrungen des ganz Unten für die notwendige Ergänzung sorgen; sie müssen dazukommen. Denn der Trend der Erfolgsversessenen im Zuge des immer höher Hinauswollens, sich Höchstleistungen abzuverlangen, liegt nicht im Interesse unseres Organismus. Der Organismus fühlt sich gestreßt, strapaziert, mißbraucht, verausgabt. Das Fallen sorgt dafür, daß wir auf unser angemessenes Niveau zurückkehren. Fallen bedeutet: auf den Boden zurückkehren, auf den Boden der Tatsachen. Auf dem Weg nach unten haben wir eine Lernchance. Der Kollaps hat also eine lebenserhaltende Funktion.

Wer sich zu hoch veranschlagt, dem kann mit Fallübungen geholfen werden. Vielfältig sind die Formen, sich um die Erfahrung des Fallens herumzudrücken: ganz schnell hinplumpsen und es hinter sich bringen; Atem anhalten und ganz schnell durchstürzen. Wenn es nur schnell genug geht, dann wird es halb so schlimm sein. Es macht sich großartig, wenn man sich mit Todesmut ins Abenteuer stürzt. Wer so fällt, fällt, ohne etwas von der Angst zu spüren, wie ein Bungee-Springer, dem gar keine Zeit für solche Gefühle verbleibt. Ohne Gespür kommt es aber nicht zu einer Auflösung von Angst. Nach vorschriftsmäßiger Absolvierung der Fallübung ist alles wie zuvor. Es scheint sich nicht das Geringste geändert zu haben. Die Atmung ist dieselbe. Es ist, als ob der eigentliche Fall noch bevorstünde. Weil man sich nicht auf alle Phasen eines Gefühlsverlaufes einläßt, kann das Ankommen auf dem Boden auch kein Gefühl der Erleichterung verschaffen.

Fallen heißt Haltung verlieren. Haltung verlieren ist nicht identisch mit „das Gesicht verlieren". Im Fallen gewinnt man (nach Aufgabe der Verfestigung) das Fühlen zurück. Im fallenden Zu-Boden-Gehen wird all das erfahrbar, was sich zwischen der Ausgangsposition Hoch-Haltung und der Boden-Lage vollziehen kann, damit am Ende Gelassenheit folgt. Die Haltung verliert hinter dem Kippunkt ihren Sinn und macht inneren Gefühlsströmen Platz. Sie erlaubt, einzutauchen in den Schauder, in ein Zittern, in die Erfahrung von Verläßlichkeit der Bodenverhältnisse, in den aufgewühlten und dennoch zwangloseren Ein-und-Aus-Rhythmus intensiveren Atems. Alles läuft auf Erleichterung hinaus. Wer fällt, fällt vom Ich ab, aber nicht vom Glauben an sich selbst. Wenn die Angst wegen ihrer furchtsamen Auflösung im Zittern es nicht schafft, jedwedes Erleben total zu blockieren, dann steigt Selbstbewußtsein auf. Am Boden angelangt, wird man neue Seiten von sich entdecken. Haltverlierendes Fallen läßt zwangloses Leben wiedererstehen.

Fallen kann nicht gewollt werden. Es geschieht, wenn die Anklammerung an Denküberlegungen plötzlich aufhört und für einen Augenblick nichts anderes verfügbar ist, an das man sich ersatzweise anklammern könnte. Im Fallen ist man zum Verzicht genötigt. Der Sinn von Fallübungen besteht darin, denjenigen, der zu hoch ansetzt, auf seine natürlichen Dimensionen zurückzuführen. Es gibt zuviele, die Lebensmut mit Sich-stark-Fühlen gleichsetzen. Und stark ist man durch seinen Willen, so denken sie irrtümlich. Aber solange sie dies meinen, werden sie sich unentwegt bemühen, groß herauszukommen. An diesem Beispiel läßt sich bioenergetisch zeigen, daß ein Mensch irrt, solange er strebt, d. h. solange es der Sinn seiner Bestrebungen ist, erst mal eine überlegenere Position einzunehmen in der Meinung, nur von ihr aus lasse sich eine verständnisgewinnende Kommunikation installieren, nur von ihr aus lasse sich eine Auseinandersetzung vortragen und nur von ihr aus könne produktiv agiert werden. Auch ein Kranker, auch ein Schwacher kann Mut aufbringen. Auch in der Schwäche kann ein Ansatz zu weiterer Entwicklung gefunden werden. Eigentlich kann man von jeder Position aus mutig sein. Es bedarf nicht des Hochmutes. Hochmut kommt in der Tat vor dem Fall. Hochmut bedingt die Notwendigkeit des Falls, wenn man nicht anders von der Hochmütigkeit herunterkommt. Der Fall ermöglicht die Bekanntschaft mit dem, was sonst noch da ist, vor allem mit dem, was von hoch oben zu sehen und zu erfahren vermieden wird: das ganze Unten, das fruchtbare Tal. Der Kontrollverlust birgt eine Chance, dieser Kräfte ansichtig zu werden. In der ungewollten Bekanntschaft der unteren Bereiche nach dem Fall geschieht etwas Überraschendes. Es tut sich nicht, wie in horribler Phantasie befürchtet, ein unendlicher, alles verschlingender Abgrund auf, sondern außerhalb der Sphäre machtbestimmter Verfügungsgewalt sind Kräfte am Werk, von denen man sich tragen und stützen lassen kann. Die Annäherung an diese Basisenergien, die alles Lebendige tragen und durchwirken, hat einen Namen: *Selbstvertrauen*, das im bioenergetischen Verständnis identisch ist mit dem Vertrauen in den eigenen Körper. *Oben* im Kopf stoßen sich die Gedanken, oben baut sich der Wille auf, vermittels dessen wir erfolgreich zu sein glauben. *Unten* aber sind die Gefühle, fluid und wässerig. Aus dem Wasser der in den Drüsen produzierten Hormone kommen die Impulse, die das Leben notwendigerweise im Einklang mit der Natur verstanden wissen wollen. Von daher bezieht auch Weinen seinen Sinn.

9. Paranoia, der ganz alltägliche Verfolgungswahn

Wer es im Leben ganz schnell zu sehr viel gebracht hat, vermag oft nicht so recht dahinterzustehen. Der Erfolg wirkt aufgesetzt. Darunter fühlt sich der Erfolgreiche wie zu Zeiten, als nichts so richtig voranging. Fühlt sich die eigene Seele nicht genügend respektiert, dann macht sie durch die Bildung von Ängsten auf sich aufmerksam. Hat man vordem zu jenen gezählt, die anderen ihren Erfolg neideten, dann fürchtet man jetzt den Bumerangeffekt. Der Parvenü hat Angst, daß ihm immer dann einer in den Rücken fällt oder ihn von hinten überholt, wenn er etwas vorhat oder gute Ernte einbringt. Paranoia ist ein narzißtisches Phänomen. Ihr Nährboden ist das eklatante Auseinanderklaffen von Äußerem und Innerem. Äußerlich stellt man mehr dar, als innerlich zum Nachvollzug gebracht werden kann. Äußerlich sieht alles nach Gelingen aus, während einen innerlich massive Selbstzweifel plagen, die jedoch meist verleugnet sind.

Wurde ein Kind von seinen Eltern nicht ausreichend geliebt, dann setzt es womöglich zum Ausgleich Hoffnungen auf eine große Karriere. Entwickelt es einen Ehrgeiz, der weit über seine naturell gegebenen Antriebskräfte hinausgeht, läuft es Gefahr zu verkorksen. Weil es vom Gefühl her nicht mehr relativiert wird, neigt es zu Übertreibungen und baut sich ein Image auf, vor dem es innerlich nur mit äußerster Anstrengung bestehen kann. Ein Mensch, der als Kind ausreichend versorgt worden ist, fühlt, wenn er sein Kräftekonto überzieht oder wenn er falsch oder unecht zu werden beginnt. Das Gefühl legt jedem Menschen immer wieder nahe, An- und Vorgebliches auch real einzulösen und es nicht bei leeren Versprechungen bewenden zu lassen.

Mit einem Minderwertigkeitsgefühl läßt sich schlecht leben. Das überzogene Image garantiert da doch mehr Beachtung. Deshalb wird es auch immer dann besonders aufpoliert, wenn das Minderwertigkeitsgefühl nicht mehr zum Aushalten ist. In Eile wird zuviel hergemacht. Im Nu treten Grandiositätsgefühle an die Stelle realistischer Selbsteinschätzung, um das Defizit an Selbstwertgefühl auszugleichen. In diesem Moment beginnt die Tragik. Die Umwelt, nicht gewohnt, Schein von Sein zu unterscheiden, fängt an, sich nach dem Image auszurichten. Leute, die so tun, als ob sie immer gut drauf wären und alles mit Bravour geregelt bekämen, werden gemäß ihrer Etikette angefragt. Sie werden in besondere Verpflichtung genommen. Ihr Gefühl, das auf Großartigkeit ausgelegt ist, beginnt zu kippen. Leute, die sie als Bewunderer gern hatten, werden als Bittsteller lästig. Sie reden sich ein: „Alle wollen was von mir, warum können sie mich nicht in Ruhe lassen? Was zum Teufel wollen die denn?!" Die Wut, die in der vergaloppierten Bemerkung „zum Teufel" bemerkbar wird, zeigt an, daß die Annahme bezüglich dessen, was die Leute wollen, nichts Gutes vermuten läßt. Die Leute wollen einem übel. Jetzt glaubt man sich berechtigt, solche Ansinnen distanzieren zu können. Innerlich ist bei ihnen folgendes passiert: Sie haben ihre Unzulänglichkeit gespürt. Sie haben gemerkt, daß sie das im Image Versprochene nicht halten können. Weit davon weg, an dieser Stelle Selbst-Einsicht zu zeigen, gehen sie her und interpretieren die geringste Anforderung als Überforderung, deuten liebe Menschen zu bösen um und legen das Ersuchen der Menschen kurzerhand als böswilligen Akt aus. Der Narziß tut natürlich so, als ob er mit seinem Verhalten nur der Realität entspreche. Er verkennt, wie er Wirklichkeit verdreht, so daß sie ihm ins Konzept paßt. Obwohl er eigentlich nur ganz normal gefordert wurde, weist er dies bereits als Ansinnen von sich. Er selbst ist es, der zu seinem Gegenüber ablehnend steht. Selber derjenige zu sein, der feindselig ist, paßt nicht in sein Selbstbild. Er findet es besser, wenn die Feindseligkeit von außen kommt und er sozusagen nur derjenige ist, der darauf reagiert. So projiziert er seine Feindseligkeit auf die anderen Menschen. Sie sind es, die es auf ihn und seine Vorteile abgesehen haben, nicht zum Guten. Sie sind es, die mit ihm arg böse umspringen. Sie kommen von hinten, hinterlistig und unberechenbar, überfallartig, schicksalhaft und unvorhersehbar wie die kalte Hand des Todes. Der Blick auf die Bösen draußen macht es möglich, von der verleugneten Täterposition in die vorteilhaftere Opferposition überzuwechseln. Die Selbstgefälligkeit versucht, gut getarnt den anderen die Schuld an der eigenen Misere zuzuschieben. Jetzt darf zurückgeschossen werden. Die Paranoia nimmt ihren Lauf. Ihr wesentlichstes Kennzeichen ist, daß die eigene Aggression, die im Hinterkopf festgehalten ist, projektiv freigesetzt und anderen angedichtet wird, was möglich macht, sich von anderen verfolgt zu fühlen, von hinten, aus dem Hinterhalt natürlich. In Ermangelung gerechter Selbsteinschätzung wird unterstellt, die anderen gönnten einem nichts. In ihrem Neid seien sie zu allem fähig. Woher weiß er daß? Von sich selbst. Er würde es so machen, wenn er sich auf der Seite der Habenichtse vorfinden würde. Zum Glück glaubt er, diese Position ein für allemal ausgewechselt zu haben. Wie man sieht, ist er damit aber noch nicht ganz fertig geworden.

Wenn das Loch an echter Selbstliebe ganz schnell mit Selbstgefälligkeit gestopft wird, beginnt es bald an allen Ecken und Kanten zu reißen. Wer in Liebe nicht gewachsen ist, zeigt sich oft auch nicht dem Erfolg gewachsen. Gegenseitige Wertschätzung wird zu einem Fremdwort, denn man hat in früher Kindheit immer nur das eine kennengelernt: Es gibt Menschen, die sind oben und von daher zu respektieren, und es gibt Menschen, die unten sind, auf die es nicht so ankommt.

Die Verzweiflung als Verstrickung ins Machen

Die Verzweiflung greift am meisten nach den Menschen aus, die mit dem Anspruch leben, alles geregelt bekommen zu müssen, und damit sie das zuwege bringen, immer Bescheid wissen zu müssen, was jeweils zu tun wäre. Gelingt ihnen das nicht, weil die Lebensumstände nicht mitspielen, dann stehen sie dumm da, als ob man ihnen die Hände abgeschlagen hätte. Die Macher können den Lebenshinweis nicht vernehmen, daß es in Gefühlsangelegenheiten schnell eine Grenze der Machbarkeit gibt. Was soll ich bloß machen? Die Frage wird auch dann nicht von der Tagesordnung genommen, wenn es nichts mehr zu machen gibt. Untätig sein zu müssen, inaktiv Verhältnissen gegenüberstehen zu müssen, das ist das Schlimmste für sie. Nichtstun gilt als Leerlauf. Dieses Verständnis der Pause als unproduktiver Leerlauf ist es denn auch, was sie behindert. Sie fangen mit offener, unstrukturierter Zeit nichts Besinnliches an. Die Leere könnte zur Geburtsstunde von mehr Sensibilität werden, würde in ihr nur ein wenig Hinhören und Hingucken praktiziert. Damit mögen die Macher wenig anfangen. Auch im Stillstand läuft der Motor auf Touren, darauf erpicht, baldmöglichst in Gang kommen zu dürfen.

Wenn man schon selbst nichts mehr so Richtiges für sich tun kann, dann wäre es gut, wenigstens andere zu kennen, die Bescheid wissen, was zu tun wäre. Noch besser wäre es, wenn die anderen kurzerhand einspringen würden. Aber sie müßten schon genau das machen, was das einzig Richtige ist; was den Machern leider nicht eingefallen ist, das sie aber sofort zu erkennen glauben, wenn es von außerhalb an sie herangetragen wird. Die Macher fordern Übermenschliches, das machbare Wunder. Der Macher in seiner Verzweiflung verwirft von daher konsequent jeden angebotenen Vorschlag, aber dennoch beharrt er auf der Erwartung, der andere hätte sich etwas weit Besseres einfallen lassen müssen. Auf sein Anrecht pochend, macht es ihm auch nicht viel aus, sein Mißfallen an den Bemühungen des anderen auf die Spitze zu treiben. Er geht von sich aus und schließt in seiner Projektion von sich auf andere. Was er von sich bislang erwartet hatte, nämlich unbedingt eine machbare Lösung finden zu müssen, wird kurzerhand dem anderen zugeschoben. Täte der andere nichts, es würde Vorwürfe hageln. Das darf sich der andere einfach nicht leisten. Der Ärger wäre nicht auszudenken.

Die Situation spitzt sich zu in der erneuten Feststellung: „Ich muß eh alles alleine machen. Mir hilft keiner." Dieser Zwang erweist sich als ein Bewältigungsmechanismus mit sehr hohem Preis: Wenn der Druck ein unerträgliches Ausmaß erreicht, dann stehen zwei Alternativen zur Verfügung: einfach platzen oder kollabieren. Meist schlägt die Stimmung in Nervosität um. Im Inneren beginnt ein energetisches Durcheinander zu rumoren, das darauf zurückzuführen ist, daß sich der Organismus in der Zeit der Untätigkeit nicht nach seinen inneren Bedingungen organisieren durfte, weil er unablässig durch Aktivitätsanforderungen gestreßt wurde. Deshalb herrscht nun im Inneren ein heilloses, der Selbstheilungskräfte entratenes Durcheinander. Äußerlich ist man nicht weniger unruhig. Hibbelig, wie man mittlerweile geworden ist, bricht einmal dieser oder jener Impuls aus einem hervor. Man ist sauer auf die unfähigen anderen. Man tut, obwohl sie nur nicht im Schema funktioniert haben, als wenn sie einen absichtlich im Stich gelassen hätten. Alles wird vergröbert. Beschimpfend schmettert man sie ab und bellt hinter ihnen her, daß man fortan nichts mehr mit ihnen zu tun haben wolle. Indem man sich so verdrossen von der Hilfe anderer endgültig abschneidet, setzt man sich in die Einsamkeit ab. Gemeinsamen Aufgabenlösungen wird definitiv eine Absage erteilt. Der Kreisel der Selbstbewältigungsmechanismen beginnt, sich aufs neue zu drehen, bis man kurz davor steht, durchzudrehen. Hektik im Äußeren und Panik im Inneren sind Wegbereiter der Sinnlosigkeit. Alles läuft so rasend schnell ab, daß die Gefühle aussteigen und die Sinne nicht mehr mitkommen.

10. Neid und Eifersucht

Neid und Eifersucht entstehen im Auge, das vergleicht. Der Neidische sagt: „Die anderen haben etwas, was ich nicht habe." Weil Neid und Mißgunst in einem Verbund wirken, lautet der nächste Satz: „Was ich nicht habe, soll der anderen auch nicht haben." Der Neid ist besitzorientiert. Was die anderen haben und worauf ich scharf bin, ist in ihrem Besitz, ist ihr Besitz. Nach dieser Feststellung, die auf einer Fixierung beruht, kommt der Neidische zu der Schlußfolgerung: „Ich will dasselbe auch haben, aber ich komme nicht dran. Die Dinge sind bereits vergeben." Die Begehrlichkeit ist zwar da. Sie verwandelt sich aber in Windeseile in ein Versagenserlebnis, denn der Neidische glaubt zu wissen: „Ich bin ausgeschlossen." Weil er diesem Trugschluß nachhängt, wird er keinerlei

Neid und Eifersucht

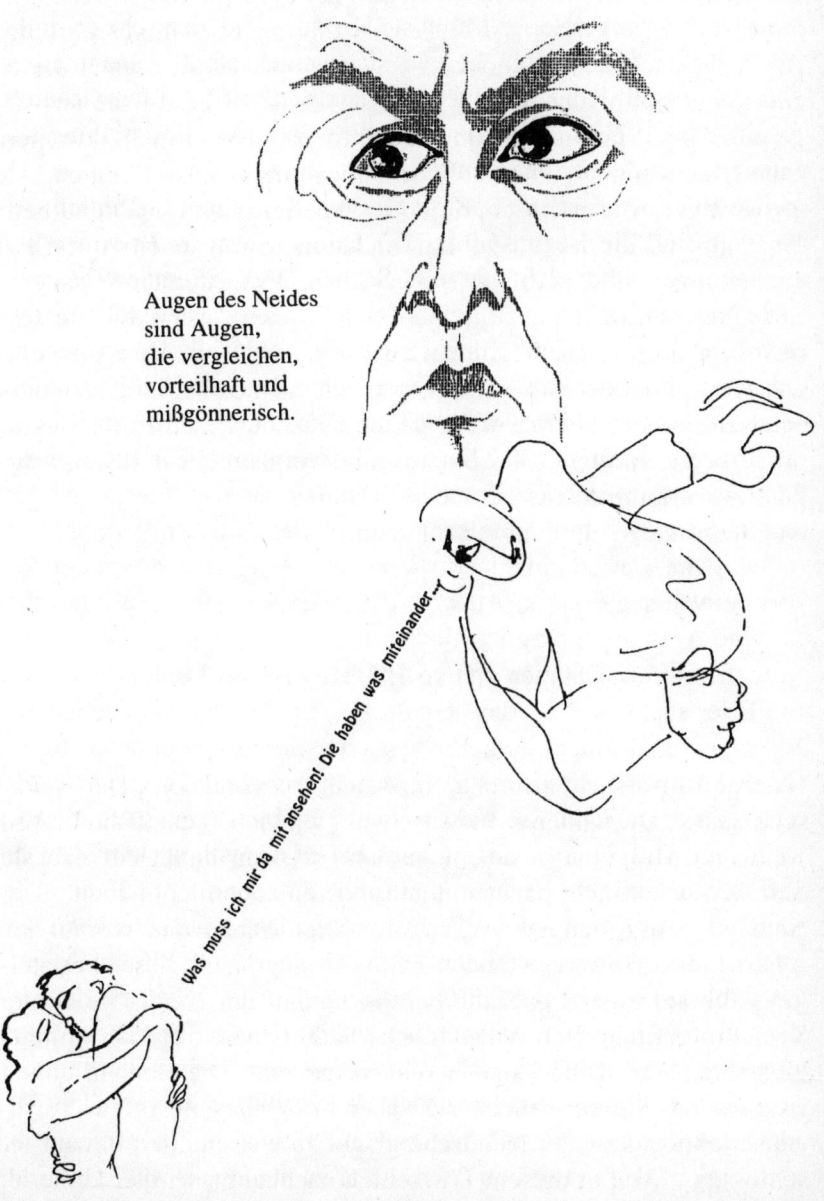

Augen des Neides
sind Augen,
die vergleichen,
vorteilhaft und
mißgönnerisch.

Was ich mir da mit ansehen! Die haben was miteinander

Mühe darauf verschwenden, den Erwerbsweg nachzuvollziehen. Er kommt nicht auf den Gedanken, es dem beneideten anderen ähnlich zu tun. Der Neidische geht davon aus, was der andere hat, sei nicht dessen Errungenschaft, sondern das Ergebnis der Vergünstigung durch das Schicksal. Deshalb wird er auch nie die Frage nach dem Umfang investierter Mühe stellen. Im Neid sieht er den anderen schicksalhaft bevorzugt und sich schicksalhaft benachteiligt. Das Auge stellt lediglich einen Vergleich an, trifft auf der Grundlage einer In-Augenschein-Annahme eine definitive Feststellung und bilanziert, schlecht abgeschnitten zu haben.

Die Eifersucht ist in der Struktur dem Neid nicht unähnlich. Allerdings sind die Bezugspunkte der Eifersucht mehr Personen und Beziehungen und nicht so sehr Sachen. Der Eifersüchtige sagt: „Die anderen haben was miteinander. Mir stünde es zu. Ich bin aber davon ausgeschlossen." Eine Frage wirkt wie ein Dauerbrenner: „Was hat der oder die an sich, was ich nicht habe? Irgend etwas muß es sein." Da diese Frage sich nie gänzlich beantworten läßt, ist sie unbegrenzt lange zu stellen. Sinnlose Fragen – sich mit anderen Menschen zu vergleichen und sich immer nur zu fragen, ob man mit dem anderen mithalten kann oder ob der andere mit einem mithalten kann, das ist eine davon –, sinnlose Fragen sind von der Art, daß entweder gar keine Antwort gefunden werden kann oder aber tausend Antworten möglich sind.

Arthur Schopenhauer nannte Eifersucht eine Leidenschaft, die mit Eifer sucht, was Leiden schafft. Das Leiden der Neidischen und Eifersüchtigen vollzieht sich angesichts einer eingebildeten Realität. Sie tragen nichts dazu bei, Verhältnisse und Tatsachen realistisch zu prüfen. Für sie steht fest, daß immer sie es sind, die leer ausgehen. Der Traum, viel, ja alles haben zu wollen, wird von ihnen nie ausgeträumt. In Neid und Eifersucht sucht er sich ein unergiebiges Ventil, obwohl die Verlustanzeige längst aufgeleuchtet hat. Das ist das Widersprüchliche an Neidischen und Eifersüchtigen. Obwohl sie an keine produktive Lösung glauben, geben sie den Gedanken ans Habenwollen doch nie auf. Sie bleiben ihm hartnäckig verhaftet. Warum ist das so? Würden sie den Verlust als definitiv erachten, müßten sie riskieren, in tiefe Depression zu verfallen. Die nicht nachlassende Faszination, etwas kriegen zu wollen, und die Unfähigkeit, sich etwas aus dem Kopf zu schlagen, sowie der haftende Blick verhindern den Fall in die Depression. Der Gedanke ans Habenwollen wird nie restlos aufgegeben. Gleichzeitig wird aber aus irrationalen Gründen darauf verzichtet, einen gangbaren Weg zur Erreichung einzuschlagen. Die Passivität in puncto Selbstversuch ist keine gute Methode, einem Ziel näherzukommen. Wer immer nur vergleicht, aber nichts unternimmt, stößt mit seinem Begehren nicht zielbewußt vor. Auch die Wut verpufft ins Leere, wenn sie vom Antrieb entkoppelt wird.

Die Neid-Eifersucht-Schiene

Neid und Eifersucht üben Gefühlsverrat. Gefühle tragen den Wechsel ständiger Wandlung in sich. Ein Gefühl geht in ein anderes über, ohne daß es eines besonderen Anlasses bedürfte. Gefühle folgen nicht einer bestimmten Logik. Anders verhält es sich bei dem, was ich *Gefühlskette* nennen möchte. Wenn man sich eine Gefühlskette genauer anschaut, dann lassen sich schon nach kurzer Zeit ganz bestimmte Entwicklungen vorhersagen. Es ist wie eine Kettenreaktion. Aufgrund einer Art Grundentscheidung ist dem Gefühl im weiteren Verlauf eine bestimmte Richtung gewiesen. Davon läßt es sich nicht mehr abbringen. Deshalb legt sich der Ausdruck *Schiene* nahe. Fährt der Zug des Fühlens einmal auf einer bestimmten Schiene ab, dann fürchtet er sich nur noch vor Entgleisungen. So ist es mit Neid und Eifersucht. Sie tragen gewisse Zwangsläufigkeiten in sich.

„Du hast etwas, was ich nicht habe." Diese Feststellung an sich ist noch nicht Neid. Diese Feststellung führt zwangsläufig in eine Neidhaltung, wenn ich fortsetze: „Du darfst auch nicht haben, was ich nicht habe. Du auch nicht." Offensichtlich besteht dann mein Ansinnen darin, den anderen auf mein Niveau zu ziehen. Mehr unbewußt möchte ich ihn auch zu einem Habenichts machen. Dem Betreffenden würden sich weiterreichende Möglichkeiten auftun, würde er sich z. B. fragen: „Wie hast du es gemacht, daß du soviel erreicht hast?" Würde er sich anregen lassen: „Dasselbe könnte ich auch erreichen", dann würden die Außenbeobachtungen produktiv genutzt. Solches Denken könnte anstacheln, einen Ansporn entfachen. Ein schlummernder Antrieb könnte zu neuem Leben erwachen, angereizt durch das, was andere modellhaft vorleben und zur Nachahmung empfehlen.

Es kann auch anders kombiniert werden. Zum Satz „Du hast etwas, was ich nicht habe" kommt der Satz hinzu: „Was du erreicht hast, müßte eigentlich mir zustehen. Du hast es genausosehr oder genausowenig verdient wie ich." Daraus spricht Ehrgeiz: zielorientiert zu sein, ohne sich auf den mühsamen Weg zu begeben. Die Anstrengung will man sich sparen und dennoch das Ergebnis einheimsen: den Profit, die Anerkennung, die Ehre. Der Ehrgeizige glaubt, gleichviel öffentliche Anerkennung zu verdienen. Möglicherweise hat er recht. Dennoch verkennt er die Erfolgskriterien, die nicht immer nur Leistung honorieren. Verstünde ich mich als Konkurrent, als Mitstreiter, dann würde es mir vielleicht einfallen zu sagen: „Jeder gibt sein Bestes, um das Ziel zu erreichen. Der Beste von uns soll gewinnen." Mehr kann beim besten Willen auch nicht vom einzelnen verlangt werden, als daß er sich mit all seiner Energie ins Zeug legt und – Konkurrenz hin, Konkurrenz her – sein Glück versucht. Von Konkurrenz ist bioenergetisch viel zu halten, weil sie aufzeigt, wie man sich Beine machen kann. Warum soll es nicht passieren dürfen, daß man sich gemeinsam auf den Weg macht? In der Konkurrenz liegt eine Aufforderung, zum eigenen Antrieb zu kommen. Dann wird es heißen: „Was du hast, kann ich auch kriegen, wenn ich mich auf den Weg mache."

Der Neidische ist meist nicht mehr in der Lage, sich Beine zu machen. Der Neidische erblaßt vor Neid, wird tatenlos und findet nicht mehr so schnell zu seiner Mobilität zurück. Das wird noch deutlicher, wenn wir uns den Satz „Du hast etwas, was ich nicht habe" genauer besehen. Was ist das Etwas, was ist die Sache? Was ist das Futter des Neides? Es ist das Besitzenwollen. Auf diesen Besitz ist der Blick unentwegt gerichtet. Aus den Augen schaut der Neid der Besitzlosen. Der Neidische mißgönnt den anderen. Ein kommunikativer Mensch ist er nicht. Deshalb gesteht er sich in seiner Begehrlichkeit nicht zu zu sagen: „Ich möchte an deiner Stelle sein. Ich möchte auch." Dann könnte man sich ja auch darüber verständigen, wie man da hingelangt. Aber Neid mit Mißgunst gepaart ist so sehr mit der Beschneidung des Glückes anderer beschäftigt, daß die Neidischen sich gar nicht mehr nach der Erlangung ihres eigenen Bedürfnisses fragen.

Dem Eifersüchtigen geht es auch um eine Art Besitz. Die Sache, um deren Besitz es geht, ist Liebe, Sexualität oder die eigene Position als die „Nummer 1" in einem Liebesverhältnis. Die Eifersüchtigen verhalten sich schlafmützig, obwohl ihnen genug Zeit zur Verfügung stünde, in aller Ruhe ihre Wünsche vorzubringen. Sie sind Sekundärstarter, d. h., sie setzen sich erst dann in Gang, wenn sie sehen, wie ein anderer gerade dabei ist, sich Befriedigung zu verschaffen. Sie wollen nicht mitansehen müssen, wie ein andere sich bedient oder bedienen läßt. Der Eifersüchtige unterstellt in seinem Argwohn, in der beobachteten Begegnung würden all die Dinge ablaufen, auf die nur er ein Anrecht zu haben glaubt. Er sieht, daß die anderen sich das leisten, was ihm zustehen würde. Aber anstatt nun hinzugehen und aufs neue bei seinem angeblich so geliebten Partner um Liebe und Zuneigung zu werben und für den Erhalt der Beziehung jene Attraktivität zu entfalten, die ein Verhältnis unverbrüchlich machen kann, tut der Eifersüchtige nichts dergleichen. Er steht im Banne dessen, was vermutlich die anderen miteinander treiben, und zieht so immer mehr Kränkung in sich hinein.

Wer nicht zu seinem Bedürfnis steht, wird auch kein Engagement dafür entwickeln. Wer seine Bedürfnisse verleugnet, wird sein Engagement in eine andere Richtung lenken, aber das Ziel der Befriedigung verfehlen. So kommt es, daß der Eifersüchtige nicht mehr das in seine eigene Beziehung hineingibt, was er gleichwohl in der anderen Beziehung als wirksam vermutet. Anstatt sich praktisch zu fragen, was für eine Beziehung auf Gegenseitigkeit vonnöten wäre, verlegt sich der Eifersüchtige auf Macht und Kontrolle seines vorgeblich fahnenflüchtigen Partners. Der Eifersüchtige verdrängt die Furcht und das Bangen um den anderen. In der längst fälligen Auseinandersetzung will er sich nicht kleinlaut vorkommen. Er will sich auch nicht kläglich um Liebe winselnd vorbringen. Auch will er nicht aus unterlegener Position in die Auseinandersetzung gehen. Statt dessen bezieht er eine überlegene Position der kontrollierenden Machtdemonstration: „Du sollst auch nicht haben, du sollst auch nicht darüber froh werden können, wenn ich dabei in die Röhre gucken muß." Es klingt *mächtig* zu sagen: „Du darfst nicht." Und mächtig kann man sich vorkommen, wenn man den anderen ihr Spiel verderben kann. Genau besehen wird dieses Manöver ohne Gewinnchancen bleiben,

da man sich ja nicht attraktiv selbst aufs neue als die Beziehungs-
alternative einbringt. Das Auge des Eifersüchtigen sieht nur den
drohenden Verlust. Zur Abwendung wird verzweifelt versucht,
überall dazwischenzufunken, so sich etwas anbahnen könnte. Der
Eifersüchtige verkennt, daß er durch seine Vorgriffe, was angeblich schon gelaufen sein soll, die Zielperson erst auf die Idee bringen kann, einem zunächst noch harmlosen Verhältnis diese Wende
zu geben. Seine Störversuche weisen ihn kurzfristig als denjenigen
aus, der die Initiative in der Hand hält. Da man aber an ein Verhältnis nicht herankommen kann, wenn man nicht bereit ist, sich
selbst einzubringen und den inneren Austausch zu pflegen, ist die
Niederlage eine besiegelte Sache. Weil der Eifersüchtige merkt,
daß ihm durch sein eigenes Verhalten „die Felle wegschwimmen",
hält er es an der Zeit, in die Rolle des Opfers überzuwechseln.
Opfer muß man werden, wenn man sich weigert, sich der Liebe
gegenüber zu bekennen: „Du machst mich schwach" oder noch
deutlicher: „ Ich hab' eine Schwäche für dich." Der Eifersüchtige
zieht es vor, den Märtyrer abzugeben, und bevorzugt, derjenige zu
sein, dem übel mitgespielt wird.

Fazit: Bei der Eifersucht wird der Austausch zwischen Menschen, die sich mögen, auf Kontrolle und Überwachung verlagert.
Wenn man dem Partner nicht genügend gibt und mit ihm nicht
genügend Verkehr pflegt, steht in der Tat zu befürchten, daß er
sich über kurz oder lang anders orientiert, mit der Folge, daß man
sich im Stich gelassen fühlt, weil ein anderer zum Zuge, zum
Stich gekommen ist. Das Problem des Neides besteht darin, daß
man das, was man bei anderen als Wirklichkeit sieht, bei sich
selbst nicht mehr für möglich hält und mit Unzulänglichkeitsge-
fühlen reagiert. Der Neidische versäumt eigenes Streben, lernt
nicht, aus den Errungenschaften der anderen selbst zu erringen. Er
versteht sich nicht mehr darauf, zu holen, sondern verteidigt sich
von verlorenem Posten aus. Neid und Eifersucht entstehen im
Auge, das vergleicht. Wenn man zu viele Vergleiche anstellt, dann
schiebt sich das Wollen vor das Fühlen. Dann ist man von dem,
was andere haben und machen, nur noch unangenehm berührt. Der
primäre Zweck des Auges, das Herz anzuregen und zu bewegen,
wird verfehlt.

Zurück zu den Sinnen und sich nach eigenem Gefühl orientieren

Die Sinne sind Suchorgane. Mit ihnen gibt es immer Orientierung und einen Weg. Sinnloses Getue ist ein von den Sinnen abgekoppeltes. Es dient nur noch einer vorgenommenen Programmatik. Wer sich quälenden sinnlosen Gedanken über eine lange Zeitstrecke hingegeben hat, darf sich nicht wundern, energetisch verbraucht dazustehen. Schließlich hat er, weil ohne Sinnesbezug, Unmögliches möglich machen wollen. Die Natur kann noch so große Anstrengungen nicht honorieren, wenn sie selbst nicht mit berücksichtigt wurde. Sie ist ja schließlich die Leidtragende. Hat man sich eigensinnig vergaloppiert, dann muß man seinem bisherigen Tun Skepsis entgegenbringen können und ihm Einhalt gebieten. So kann man sich in aller Ruhe auch wieder für das Nachströmen der Kräfte bereitmachen. Das verlangt viel Sensibilität und funktioniert nur in vollem Umfang, wenn Druck und Zwang nicht zu groß sind.

Warum sind viele Verzweifelte so fixiert? Ich gehe davon aus, daß sie selbst nicht mehr so recht wissen, in welches „Fahrwasser" sie geraten sind. Sie fanden sich womöglich immer schon in solchen Konflikten vor und waren dermaßen in Kampfhandlungen verwickelt, daß es ihnen sehr früh die Sicht verstellte auf das, worum es ihnen ursprünglich zu tun war. Sie waren total unbedachte Kinder, es sei denn, sie machten etwas aus sich. Hätten sie sich nicht gerührt, sie wären der totalen Nichtbeachtung anheimgefallen. Liebe, Achtung und Würde ihnen als Lebewesen gegenüber wurden ihnen nicht primär angeboten. Sie mußten vom ersten Augenblick ihres Lebens an etwas dafür tun. Und sie taten es. Ihrer Vernachlässigungen ansichtig, waren sie maßlos enttäuscht und unterzogen sich verzweifelten Anstrengungen. Eigentlich wollten sie nicht mehr bekommen als das, was jedem Geborenen gratis zusteht. Der kleine Junge fand heraus, daß man Augen für ihn hatte, wenn er mit Leistungen glänzte. Das kleine Mädchen merkte, daß es sexuell aufgeweckt wie eine Große herumturteln sollte und sich dann der Aufmerksamkeit der Erwachsenen sicher war. Es ist bedauerlich, daß man, nur um ein bißchen Aufmerksamkeit auf sich zu ziehen, solch einen Aufwand treiben muß. Dieses frühe Drama liegt hinter manch einer Verzweiflung begraben. Nur indirekt tritt es in Erscheinung, z. B. dann, wenn einen, nachdem man alle von sich gestoßen hat, plötzlich so eine unendlich große Traurigkeit überkommt. In ihr wird dann doch klar, daß man etwas vermißt. Daß man das Vermißte als unwiederbringlich verloren glaubt, das ist es, was die Verzweiflung solange aufrechterhält. Nichts ist ewig, wenn man es von der Perspektive des Gefühls her sieht. Solange aber etwas im Hirn fixiert wird, kann es wie eine Ewigkeit aussehen. Dann sieht man sich höllischen Qualen ausgesetzt. Die sind nicht zum Aushalten.

IV. Der masochistische Charakter
Zu vieles zu lange *behalten*

Vierphasig ist die Verlaufsgestalt des Lebensprozesses. Bejahung, Ladung, Spannung und Entladung sind die Etappen, die immer wieder zu durchlaufen sind. Nach der Bejahung und Ladung ist die wichtigste Funktion in Phase 3 das

BE-HALTEN.

Be-halten ist energetisch zu verstehen. Wie lange kann ein Spannungsniveau aufrechterhalten werden? Wie lange währt der Aufenthalt eines Gefühls, bis es verfällt oder platzt?

Der Organismus braucht Energien. In einer bestimmten Zeit der Verweildauer oder der Haltbarkeit sind die Energien nutzbringend anzuwenden, um mit ihrer Hilfe Spannkraft zu entwickeln, um den Körper bis in jede Faser zu durchdringen, damit die Gefühle in Ruhe humoral durchgegart werden. Die Energien können der Schaffenskraft eingespeist oder anderen Aktivitäten zur Verfügung gestellt werden. Die Ladung kommt in der Spannkraft zu ihrer größten Kraftentfaltung. Ihre Haltbarkeit ist begrenzt. Wird sie überschritten, entsteht im bioenergetischen Sinn Masochismus.

Masochisten haben es fast immer schwer im Leben, sie überladen sich, sie stauen, sie sammeln mehr an, als sie brauchen. Sie stopfen sich voll. Das alles kann Bestandteil ihrer Schwierigkeit werden. Sie wissen nicht, wann es genug ist. Ans Einstecken gewöhnt, kann man sie leicht zusammenstauchen. Sie lassen sich viel gefallen, sie ertragen es und sind äußerlich angepaßt, aber innerlich eher aufgebracht als geduldig. Masochisten beziehen eine Lebenshaltung, die vom Ernst bestimmt ist: Sie haben einen Hang zum Schwierigen und Leidvollen; sie sind des öfteren traurig, was ein Resultat davon ist, daß sie einen ausgesuchten Blick haben für das, was schiefgelaufen ist, für Schlappen, Mißverständnisse und Versäumnisse. Und sie rechnen auch für die Zukunft mit Verlusten, sehen Nachteile erwachsen und Katastrophen voraus. Deshalb darf man den Lauf der Dinge nicht gewähren lassen, sondern muß mit aller Kraft gegen schlimme Auswüchse angehen.

Masochisten können nicht leichten Sinnes den Augenblick genießen. Sie haben's mit der Sinnlichkeit schwer. Sinnlich angeregt, bekommen sie leicht den Moralischen, sie sind rückwärtsgewandt, im Zorn oder im Schuldgefühl, sie möchten Tribunale veranstalten, während es anderen zum Feiern zumute ist. Halten und Behalten gehen Verbindungen ein mit Normen, mit Schuldgefühlen und mit Pflichtbewußtsein. Das sind schwere Brocken, die nicht leicht von der Stelle zu bewegen sind. Wo diese sich etabliert haben, bleiben sie für länger, länger, als dem Wohlbefinden bekömmlich ist.

Masochisten sind oft trotzig. Will jemand etwas von ihnen, dann schalten sie zuerst mal auf Widerstand. Trotz und Widerstand entspringen der Angst vor Übergriffen und Einmischungen. Sie setzen sich zur Wehr, obwohl sie eigentlich nicht angegriffen sind. Ihre Allround-Verdächtigung ist, daß sie einem fremden Willen unterworfen werden sollen, daß man sich in ihre inneren Verhältnisse einmischen will. Mit Trotz, Abwehr und Vorsicht glauben sie, sich davor schützen zu können. Aber der Widerstand bedingt vor allem eine passive Lebenseinstellung. Masochisten sind in der Defensive: „Mal sehen, was kommt." Aufgrund ihres Zögerns und Zauderns wissen sie nicht Bescheid über das, was sich nur im Hin und Her eines Dialogs, im Kommen und Gehen bei intensiver Interaktion erfahren läßt. Ohne Engagement zum Diskurs gibt es auf die Frage, wie es weitergeht, keine Antwort. Sie bleiben stecken. Freiheitsspielräume abzustecken wird zu einem Ding der Unmöglichkeit. Autonomie und Freiheit haben es schwer.

Die Illustrationen sind auch hier in den übergreifenden Textzusammenhang integriert. Wenn auch hier in den Zeichnungen mehr Frauen als Männer zur Darstellung gekommen sind, dann liegt es daran, daß sich beim Aktzeichnen zu wenig Männer präsentieren.

Voller Energie – Energie in Fülle

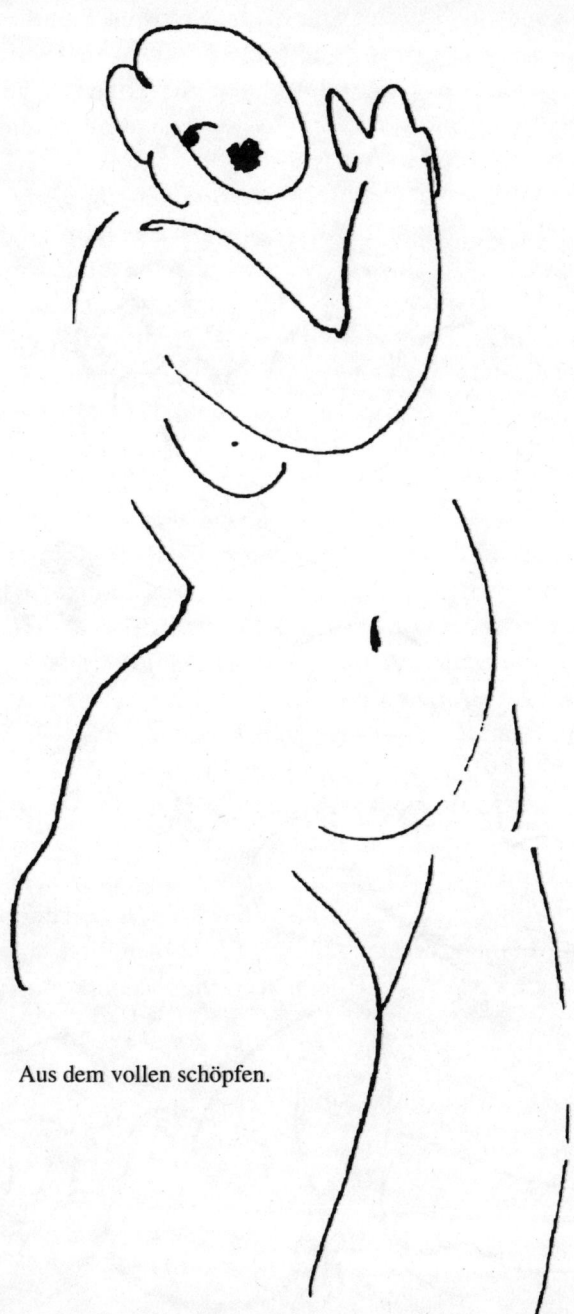

Aus dem vollen schöpfen.

Kugelig rund, nicht immer gesund

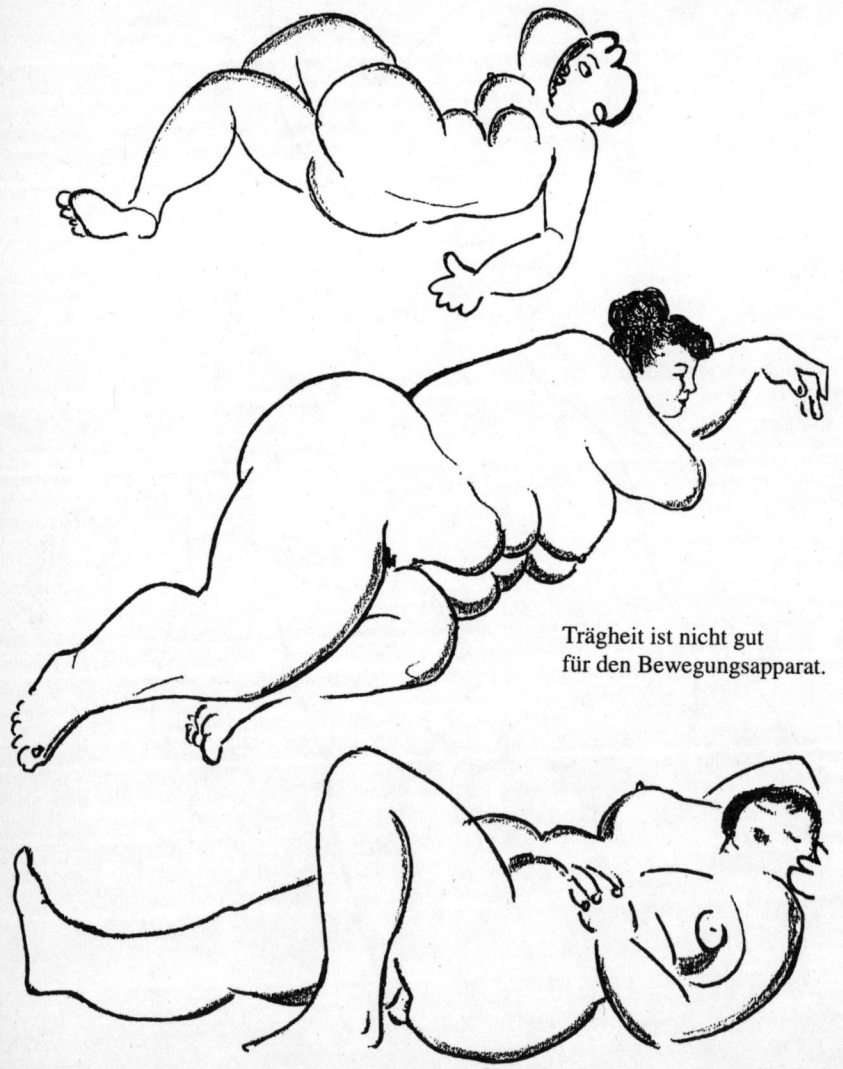

Trägheit ist nicht gut
für den Bewegungsapparat.

Die Molligen

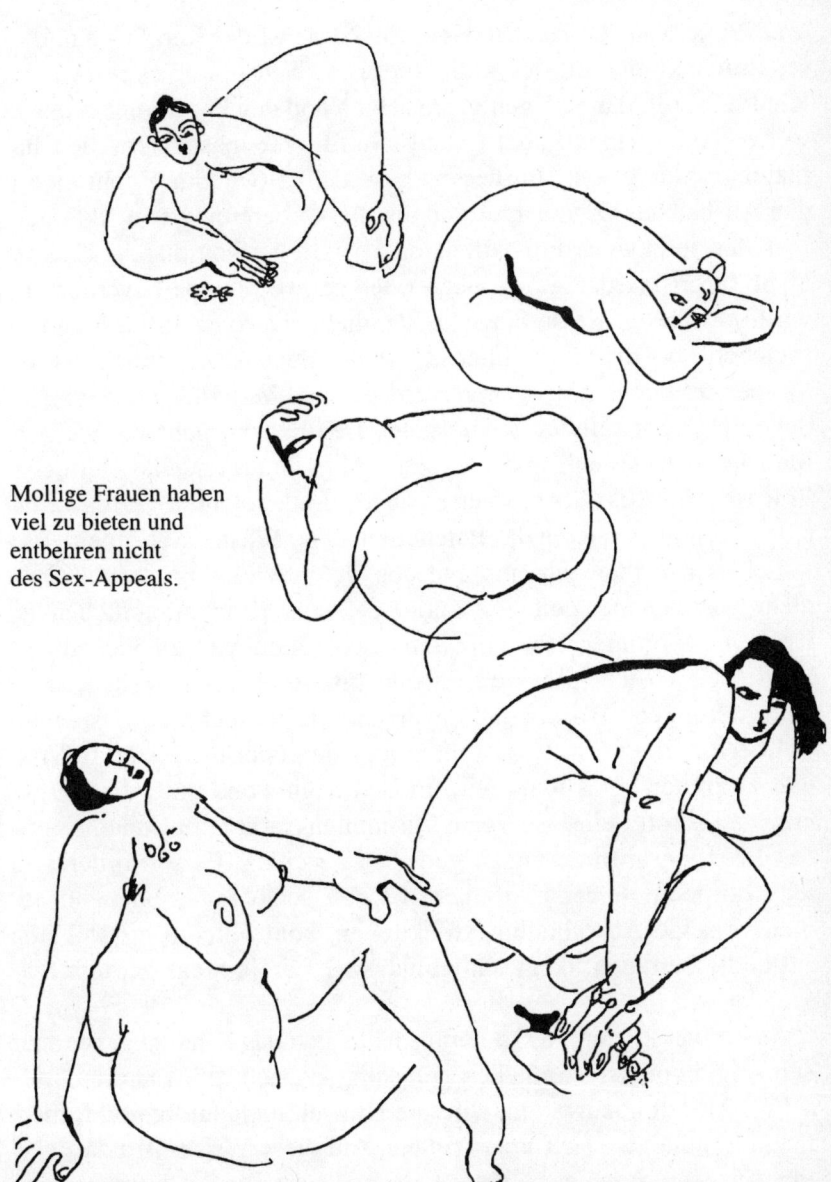

Mollige Frauen haben
viel zu bieten und
entbehren nicht
des Sex-Appeals.

1. Die Lebendigkeit in Fesseln legen

Wie die Spontaneität verlorengeht

Wer diktiert das Gesetz des Handelns? Das ist die Kernfrage in dieser Entwicklungszeit des Kleinkindes. Steht fest, daß es immer das Kind sein soll, das sich gehorsam zeigen und den Forderungen unterwerfen soll, dann wird der Grundstein für eine masochistische Charakterstruktur gelegt. In dieser Phase der Entwicklung geht es um den Ausbau des Organismus und um die Vorbereitung von Aktionen. Um der Intensivierung willen darf frisch aufkommende Energie nicht sofort wieder ausgegeben oder gar verplempert werden. Es wird notwendig, sie so lange zu sammeln, zu konzentrieren und zu speichern, bis die nötige Intensität in der Spannkraft erreicht ist. Im Vollbesitz aller Kräfte können Ausdruck und Verhalten ohne ersichtliche Schwierigkeit zur gewünschten Deutlichkeit gebracht werden. Man könnte es auch anders sagen: Alles braucht seine Reifezeit. Reif ist etwas, das über ein erreichbares Ladepotential verfügt. Entladend bringt sich dann das Potential in den nächsten Schritt ein.

Leider gestehen wir uns und den in Entwicklung Befindlichen nicht ausreichend Zeit zu. Kaum daß das Kind ein bißchen zu Kräften gekommen ist, wird ihm auch schon viel zu viel abverlangt. Schon steht die Welt da und nimmt es in Anspruch, stellt Anforderungen. Warum läßt man dem Kind nicht Zeit, sich im Vollbesitz seiner Kräfte zu spüren und sich über die erstarkte Vitalität zu freuen? Das Kind wird in Bedrängnis und unter Druck gebracht. Es soll seine Energien zusammenkratzen, um uneinsichtigen Leistungsanforderungen gerecht zu werden. Es soll ordentlich sein, aufgeräumt daherkommen. Es soll seine Funktionen, insbesondere seine Ausscheidungsfunktionen, kontrollieren, es soll sich anständig betragen; denn schließlich will man ja Staat mit ihm machen.

Aus seiner eigenen Kraft heraus hätte sich das Kind zu gegebener Zeit schon von selbst nützlich gemacht, aus sich selbst heraus, freiwillig. Anstatt abzuwarten, wird die Umwelt ungeduldig und fordert an einer Stelle, wo sie fördern müßte. Auf diese Weise wird das, was eine Lust sein könnte, zu einer Last. Die Last wird in Kauf genommen, weil einem angeblich nichts anderes mehr übrigbleibt. Man zieht als Schlußfolgerung: Soll man immer nur nach strenger Vorschrift handeln, ist die persönliche Note unerwünscht. Kommt es auf eigenverantwortliche Gestaltung nicht an, dann vergeht einem die Lust. Es bleibt nur noch die Lust eines Sklaven: Wohlgefallen bei Herrschaften zu finden. Der Masochist erträgt den bestimmenden Einfluß der Außenwelt, ohne seinerseits bestimmenden Einfluß auszuüben. Er tut es, weil er zu dieser Anpassung gezwungen wurde und weil ihm vorgemacht wird, daß höchste Bestimmung im Gehorsam gefunden werden könne. Aber die Unterordnung und die Anpassung bleiben äußerlich. Im Inneren entsteht Ärger, weil man es nicht fertigbringt, in Übereinstimmung mit sich selbst zu bleiben. Verrichtungen, die einem normalerweise leicht von der Hand gehen, werden doppelt und dreifach schwer, weil man sich selbst unter Druck setzen muß, damit überhaupt etwas in die Gänge kommt.

Immer stehen sich im Leben *zwei Wirkverhalte* gegenüber: innere Entwicklung und äußere Anforderung. Eine gute innere Entwicklung drängt dazu, den nächsten Schritt zu tun. Schließlich will man von sich aus nicht auf seinen Energien sitzenbleiben und sie verrotten lassen. Wenn einem aber die Umwelt derart aufdringlich in den Ohren sitzt, daß man den Spruch seines eigenen Gewissens nicht mehr zu hören vermag, dann verlernt man, seine Energien organisch freizusetzen in Lust, Liebe oder selbstbestimmter Arbeit. Man wagt nicht mehr, seinen eigenen Maßstab anzulegen, und mangels Übung wird man ihn auch bald verlieren. Im Extrem wird es soweit kommen, daß man jedesmal, wenn sich eine spontane Regung meldet, zuerst mal scheu um sich guckt, ob die Situation auch erlaubt, das zu tun, was man gerne möchte. Vielleicht beschleichen einen schon beim Aufkommen lustvoller Anwandlungen vorsorglich blöde Gefühle, damit man gar nicht erst um die Ausführung verlegen zu werden braucht.

Die Hemmungen und Beklemmungen führen ein so langes Zögern in eigener Sache herauf, daß die autoritären Figuren der Außenwelt gerade dies Zaudern zum Anlaß nehmen, der Person neue Aufgaben aufzubrummen, da sie ja ohnehin nicht wisse, was zu tun sei, und deshalb gesagt bekommen müsse, was dringend anstehe. Es stimmt sogar. Vor lauter Schwerfälligkeit in eigener Sache ereilt einen die fremde Sache. Mangels Besserem macht man

Bis zum Platzen gestaut

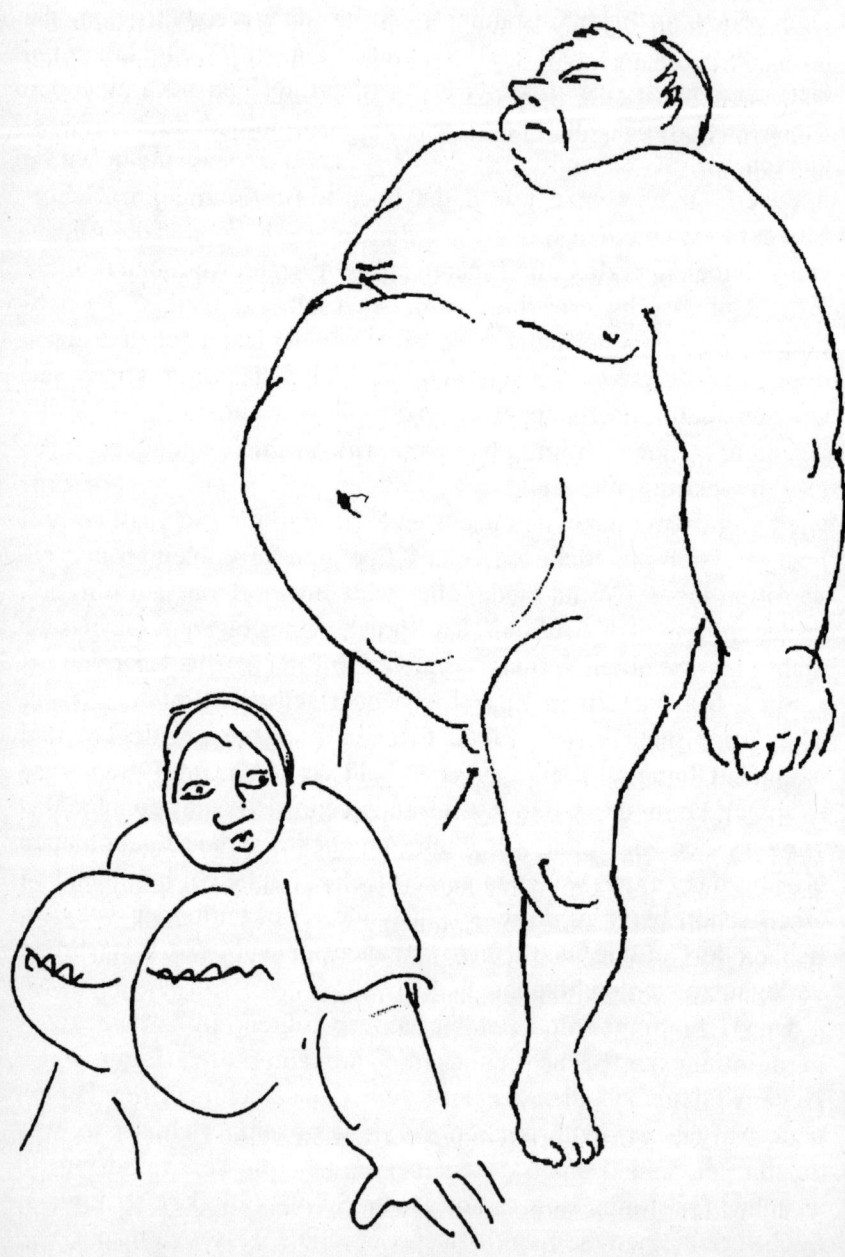

sich Fremdes zu eigen, soweit man kann, d. h. soweit man sich zu überwinden gelernt hat. Man kann sich keine Vorstellung davon machen, zu welchen Leistungen sich Menschen herzugeben bereit sind. „Ich muß irgendwas tun", heißt es, und das Muß ist unüberhörbar. Schon hat man sich wieder in Zwängen verfangen. Man wagt sich bald kein Bild mehr davon zu machen, wie es wäre, wenn man ganz unbekümmert seiner eigenen Spontaneität nachgehen könnte.

Vorräte anlegen – übertriebene Daseinsvorsorge

Es ist schwierig, zu verstehen, warum beim Masochisten das Innehalten so maßlos übertrieben wird. Er hält und behält und ist mit der Verausgabung seiner Energien eher geizig als freigiebig. Das Motiv dafür ist eine den realen Verhältnissen gegenüber völlig unangemessene Sorge. Aus Sorge holt er zuviel herein und platzt aus allen Nähten, aus Sorge gibt er zu wenig ab und läßt Energien lieber vergammeln. Warum das? Ich kann mir das nur so erklären: Kraftraubende und kraftaufzehrende Außenanforderungen standen so früh und so oft an, daß es notwendig wurde, immer etwas in petto zu haben. Maßlosen Anforderungen glaubte man mit einem Übermaß an gehorteten Energien beikommen zu können. „Wer hat, hat", denkt man. „Wer es sich bewahrt, hat es für alle Fälle. Wer weiß, welchen Zeiten wir noch entgegengehen." Die Daseinsvorsorge führt über Notrücklagen zur Vorratsbildung. Der Masochist braucht viel Proviant. Er soll ihn vor Ausbeutung durch andere sichern und bewirkt das Gegenteil dadurch, daß andere erst darauf aufmerksam gemacht werden, daß es bei ihm viel zu holen gibt. „Der hat's dicke", sagen sie und besehen sich seine stämmige Figur. Wieder einmal zeigt sich, daß ein Vermeidungsverhalten im Gefolge das nach sich zieht, was man um jeden Preis vermeiden wollte.

Ungehorsame Kinder verdienen keine Liebe

Viele Eltern praktizieren eine seltsame Weise der Vergabe von Liebe. Sie verteilen ihre Liebe in dem Maße, wie sie selbst im

Gehorsam des Kindes Beachtung finden. Stur auf sich und die Durchsetzung ihrer Leitlinien bedacht, erweisen sie sich rücksichtslos gegenüber den Freiheitsbestrebungen ihrer Kinder. Was die Kinder dabei lernen? Daß sich Anpassung gut bezahlt macht, daß man bei Querköpfigkeit Zuneigung riskiert und manchmal sogar Schläge einstecken muß. Alle Menschen, die sich anpassen, arrangieren sich nur äußerlich. Innerlich sind sie keineswegs überzeugt, daß alles nur nach Vorschrift laufen soll. Pro forma mitmachen und auf Äußerungen mit empanzipatorischem Einschlag verzichten, das wird zum Gegenstand eines Kalküls, das an die Stelle echter Gefühle tritt. Gefolgschaft und Gehorsam wären kein Problem, gäbe es nicht eine innere Wahrheitssonde, die dem Individuum abverlangt, bei allem Tun und Lassen in Übereinstimmung mit der inneren Wahrheit zu bleiben. Das ist der tiefere Grund, weswegen bloße Anpassung niemandem richtig bekommt. Der Masochist spürt diese Widersprüchlichkeit und leidet auf seine Art darunter.

Um gut Wetter bitten

Man kann das Verantwortungsgefühl eines Kindes widersinnig strapazieren und unsinnig binden, indem man ihm Unmöglichkeiten abverlangt. Zum Beispiel: Das Kind findet sich in einer Familien-Atmosphäre vor, wo dicke Luft herrscht. Natürlich wünscht es sich, daß es anders sei. Manche Eltern verstehen dieses Verlangen des Kindes geschickt dadurch für sich zu nutzen, indem sie dem Kind glauben machen, das Zustandekommen der düsteren Stimmung läge lediglich an ihm und in seinem Verhalten begründet. Wäre das Kind bereit, mehr Wohlverhalten an den Tag zu legen, dann würde sich die Situation schlagartig ändern. Das Kind in seiner Naivität übernimmt die Verantwortung. Es glaubt seinen Eltern und hält Gewissenserforschung. Da es mit sich ehrlich ist, weiß es, daß es kein Engel ist. An diesem Eingeständnis findet das Gerede der Eltern seinen Anknüpfungspunkt. Ein Schuldgefühl frißt sich fest. Das Kind bittet „um gut Wetter" und begibt sich in noch verzweifeltere Anstrengungen.

Mit allem und jedem danebenliegen

Auch für seine spontanen Lebensäußerungen wird das Kind schuldig gesprochen. Wird es laut, faßt es unaufgefordert etwas an, läßt es seinen Regungen freien Lauf, immer kann sich jemand in der Umgebung darüber empören und immer kann es jemanden geben, dem sein Benehmen nicht paßt. Dem Kind wird weisgemacht, daß es Schimpf und Schande einträgt, wenn man sich unangepaßt verhält. Ist es nicht bereit, auf der Stelle sein Verhalten zu ändern, dann wird es als böse hingestellt. Unerhört, daß es sich noch rechtfertigen will. Der Gipfel der Unverschämtheit wird darin gesehen, daß es sich selbst das Gesetz seines Handelns vorgeben will und sich auch noch anmaßt, selbst darüber zu befinden, was recht und unrecht ist. Ein braves Kind befolgt vorgegebene Richtlinien. Ein braves Kind geht davon aus, daß die Erwachsenen alles besser wissen, und gibt ihnen Vertrauensvorschuß. Nicht so dieser Trotzkopf, der im Eigensinn seinen eigenen Sinn verfolgt. „Das darf man nicht durchgehen lassen." „Wohin würde das führen, wenn es jeder so hielte." Mit solchen Redewendungen wird der Einsatz von Zwangsausübungsmaßnahmen gerechtfertigt. Um dem Nachdruck zu verleihen, werden dem Kind eine Reihe sozialer Vergünstigungen gestrichen. Den Benachteiligungen folgt womöglich auch noch der Beziehungsabbruch als Strafe. Aber Strafe muß sein.

Stehen sich Ordnungsgewalt und freiheitliche Grundgesinnung diametral gegenüber, dann hat die Freiheit wenig zu lachen. Sie wird gezähmt, wenn nicht gar lahmgelegt. Am Ende bleibt von Spontaneität nicht mehr viel übrig. Die Vermutung spricht dafür, daß hinter manch einer Lahmheit und Schwerfälligkeit ein Schuldgefühl aufgrund eines Schuldvorwurfs liegt. Der Betroffene hat sich möglicherweise das angezogen, was ihm zur Last gelegt wurde. Der Gipfel an Irritation ist erreicht, wenn einem jedwedes Verhalten angelastet wird. Tut man etwas, ist es nicht recht; tut man nichts, dann ist es auch nicht recht; in jedem Fall macht man etwas falsch oder bleibt den anderen etwas schuldig.

Demütigung als Demotivation

Von Wachstumskräften angeschoben, vergrößert das Kind von Tag zu Tag seine Gestalt und erweitert unablässig seinen Aktionsradius. Wir nennen es Mut, wenn einem Verhalten eine tatkräftige Ausführung zugrunde liegt. Ein Kind, dem man seine Eigenheit beläßt, hat sowohl den Mut, zu seiner Entwicklung zu stehen, als auch zu den Antriebskräften, die dieser Entwicklung zugrunde liegen. Die Nachschubkräfte, die aus dem in Entwicklung befindlichen Potential erwachsen, lassen den Mut etwas ganz Selbstverständliches sein. Das Kind braucht keinen großartigen Willen aufzubieten, wenn es sich wagt.

Das Kind erfährt Demütigung, wenn man es nicht groß und stark werden läßt, wenn man es nicht aufkommen lassen will. Es fühlt sich kleingemacht, d. h. in seiner Entwicklung zurückgeworfen, wenn man seine Versuche, etwas Neues auszuprobieren, lächerlich macht. Es fühlt sich gedemütigt, wenn es für jeden begangenen Fehler verhöhnt wird, obwohl es in seiner Perspektive, bei seinem Stand der Entwicklung, nur das Beste gegeben hat, d. h. das, was es im Moment hinkriegen konnte. Demütigungen haben zur Folge, daß man den Mut verliert, es mit seinem Leben in Gnade und Freiheit aufzunehmen. Gedemütigte Kinder geben sich perfekt, obwohl sie es gar nicht sein können. Sie geben sich wahnwitzigen Anstrengungen hin, damit ihnen bloß kein Fehler unterläuft. Sie verlernen es, provisorisch und fragmentarisch zu sein. Für sie muß alles seine Richtigkeit haben, wobei leider der Maßstab der Außenwelt die Richtung angibt.

Wer kann den Aufwand ermessen, den ein Kind aufbietet, um es den schwer einschätzbaren Erwachsenen recht zu machen. Im Interesse des Kindes läßt sich eine solche Kraftaufbietung nicht rechtfertigen; sie ist, genau besehen, nur die Vorbeugemaßnahme gegen drohende Demütigungen, um nicht mit Hohn und Spott überzogen zu werden.

Bedröppelt, heruntergeputzt, kleingemacht

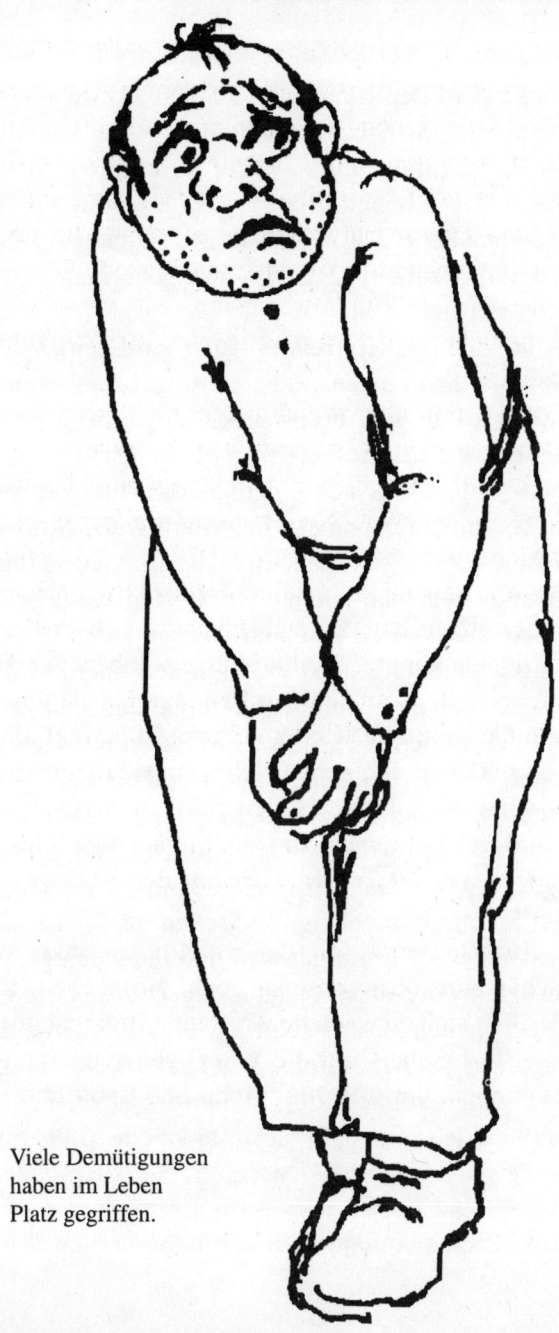

Viele Demütigungen
haben im Leben
Platz gegriffen.

2. Perfekt und ordentlich sein

Ein Kind ist liebend gern den Eltern zu Gefallen. Es tut viel dafür und wäre ihnen zuliebe am liebsten vollkommen. Es verhält sich z. B. pflegeleicht. Es schmutzt nicht, damit sich andere nicht mit seinem Dreck beschäftigen sollen. Statt dessen überlastet es seinen Organismus, um seinen Scheiß möglichst lange für sich zu behalten bzw. ihn so lange zurückzuhalten, bis die dazugehörigen Auffangbehältnisse bereitgestellt werden.

Entleerung ist an sich eine Befreiung. Man wird seinen Scheiß los. Er ist draußen und kann einen selbst nicht mehr belasten. Daß man seinen Scheiß los sein will, besagt noch lange nicht, daß man ihn absichtlich einem anderen aufbürden möchte. Das Loswerdenwollen von Scheiß ergibt sich aus einem natürlichen organismischen Bedürfnis. Es entspricht einem Erfordernis des Stoffwechsels. Der Organismus muß ausscheiden, was er nicht brauchen kann. Der Organismus muß sich von all den Stoffen entsorgen können, die er sich nicht substantiell zu eigen machen kann. Ein Organismus, dessen Ausscheidung gestört ist, kann an seinem Müll und seinen Ablagerungen kaputtgehen. In dieser Gefahr schwebt das pflegeleichte Kind, da es bemüht ist, daß die Eltern nur Gutes von ihm mitkriegen, und deshalb das Schlechte in sich behält. Es macht Gegendruck gegen den Ausdruck der befreienden Entleerung. Ist die Umwelt feindselig gegen die Ausscheidungen und gegen die Unmutsäußerungen des Kindes eingestellt, dann ist das Kind in einer verzwickten Situation angelangt, zwischen zwei Übeln wählen zu müssen: entweder sich rauszulassen und die Zuneigung seiner Eltern zu verlieren oder unter Qualen den Druck der eigenen Bedürfnisse zurückzuhalten. Darin sehe ich eine der Grundlagen für die Entstehung von Selbstzweifeln. Das brave Kind fühlt sich innerlich genötigt, gegen seine Natur Stellung zu beziehen. Das kann bedeuten, daß es sich seinen Organismus in einem Prozeß der Beherrschung gefügig machen will. Das kann aber auch bedeuten, daß es an sich selbst verzagt, wenn es diese Leistung nicht zu erbringen weiß. Dann kann sein, daß es sich rundherum als Versager fühlt.

Nicht mehr genießen können

Eltern legen Wert auf „anständige" Kinder. Eines der Kennzeichen von Anstand ist, daß sich ein Kind Fremden gegenüber nicht als begehrlich oder bedürftig darstellt – das mache einen schlechten Eindruck auf die Umwelt. Die anderen könnten zu der Annahme verleitet werden, das Kind würde schlecht versorgt. Vom Kind, das mit seinem unmittelbaren Begehren dasteht und wirklich nur daran interessiert ist, das Begehrte zu erhalten, wird erwartet, daß es allem voran zum Erfüllungsgehilfen der Gebote der Erwachsenen wird und sein Eigeninteresse aufgibt.

Wenn es nach den Eltern ginge, müßte das Kind, ehe es in den Genuß von Gratifikationen kommt, gewisse Vorbedingungen erfüllen, zumeist sich durch Mühe und Anstrengung die Zuwendung der Eltern verdienen. Dieses Dressieren hat weitreichende Folgen. Auch später wird sich der Erwachsene nicht dann etwas gönnen, wenn das Bedürfnis aus ihm selbst erwächst und dringlich wird, sondern erst, wenn die äußeren Vorbedingungen dafür erfüllt sind. Das wäre z. B.: Zunächst muß die Arbeit erledigt und es muß aufgeräumt sein, dann gibt's Feierabend.

Artig sein und seine Triebe unterdrücken

Was ist artig? Artig ist, wenn man auf Mama hört, auf das, was sie sagt, und auf das, was sie mag. Selbstverständlich hat man auch das nicht zu mögen, was Mama verabscheut. Hemmschwellen manifestieren sich körperlich u. a. darin, daß man „die Klappe hält". Die Klappe regelt den Einlaß und Durchlaß von Empfindungen und Regungen. Sind die Regungen sexueller Natur, dann werden sie rechtzeitig abgefangen, so daß sie sich nicht ohne weiteres selbständig machen können. Die sexuellen Regungen müssen daran gehindert werden, allzusehr nach vorne zu kommen. Mama legt Wert darauf, daß man es mit ihnen nicht auf die Spitze treibt. Die rechtzeitige Einschnürung des Beckenbereichs im unteren Drittel des Unterbauchs entspricht dem, was Freud unter Kastration verstanden hat. Man beschneidet sich in der Tat die Möglichkeit, mit seiner Sexualität hochaktiv werden zu können. Man entzieht der

Immer unter Druck stehen

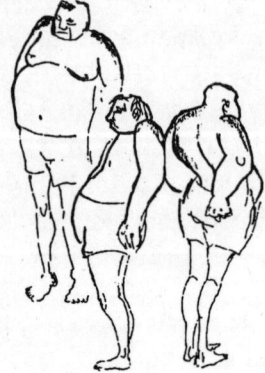

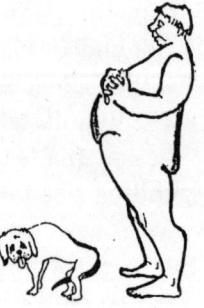

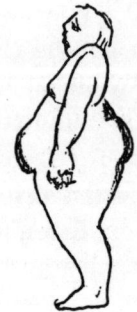

Aus Angst, eine
aufs Dach zu kriegen,
den Kopf einziehen.

Po zusammenkneifen,
Schwanz einziehen.

Beckenboden
abgeschnürt,
sich kastrieren.

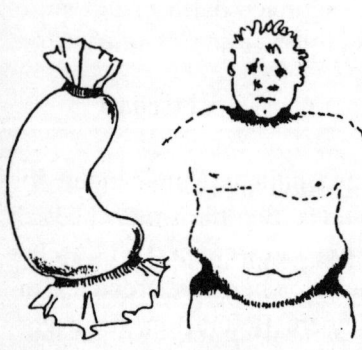

Verspannungen
im Hals und im
Beckenboden =
wie eine Wurst
an zwei Enden
abgebunden;
weder oben
noch unten
soll etwas
Unbedachtes
heraus-
flutschen.

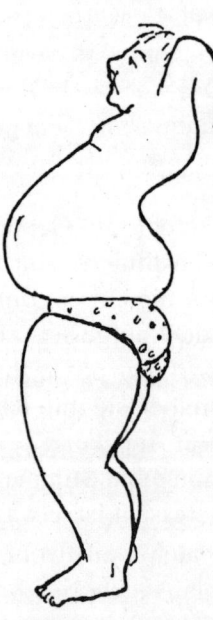

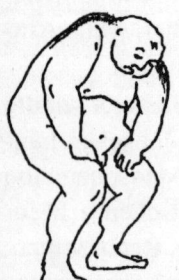

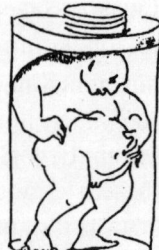

Ständig unter Druck stehen.

Der Körper erlaubt
sich nicht mehr die
Streckung, die ein
Zeichen der Frei-
heit wäre.

Sexualität die energetischen Grundlagen. Dies geschieht noch mehr, wenn man seine Triebe durch Hiebe ausgetrieben bekommt. Hält man sich artig daran, dann bleibt es dabei. Es ist nicht anzunehmen, daß die eingebleute Botschaft rückgängig gemacht wird. Auch wenn die Ausübung der Sexualität später erlaubt ist, weil man sich in geregelten Verhältnissen befindet, bleibt sie in Schamvorstellungen und den Folgen keuscher Lebensart gefangen. Wo Verdächtigungen Spuren hinterlassen haben, kann man nicht einfach, wie man gerne möchte. Man muß sich geradezu überwinden, die Sexualität auszuleben. Sie bleibt verdächtig. Sie wird ihren schlechten Ruf nicht los. Weil dies dann der Gesellschaft auch wieder nicht recht sein kann, wenn damit auch auf Nachwuchs verzichtet würde, ruft sie zum Zweck der Gegensteuerung zur ehelichen Pflicht auf. Als man jung war und ganz viel Drang verspürt hatte, durfte man nicht. Jetzt aber, wo man nicht viel Lust dazu hat, soll man. Wie man es macht, ist es meistens verkehrt.

Befehl und Gehorsam zerstören die Gemeinschaft

Befehl und Gehorsam zerstören das menschliche Miteinander. Sie konstituieren ein Über- und Untereinander. Befehle sind schädlich für die Ohren. Bei ankommendem Befehlston werden die Lauscher nicht aufgestellt. Die Monotonie immer gleicher, forcierender Einwirkung nervt eher. Verfallen Eltern einem Befehlston, dann vertreiben sie ihre Kinder, das Zusammengehörigkeitsgefühl zerbricht. Ein *Angehöriger* ist jemand, auf den man gerne *hört,* dessen Meinung und Stimme zählt und der einem was zu sagen hat, weil es interessant ist, etwas aus anderer Sicht mitzubekommen.

Ich weiß wohl, daß man im landläufigen Sinn Blutsverwandte als Angehörige bezeichnet. Dabei kann es sich um Menschen handeln, die einem unablässig in den Ohren liegen, Menschen, die einen von der Seite und sogar von hinten „anquatschen", Menschen, die sich aufdrängen und dies alles für ihr gutes Recht halten. Wer kennt sie nicht, die Prediger, die immer dieselbe Leier anstimmen. Man weiß schon, was aus ihnen herauskommt, ehe sie den

Mund auftun. Da braucht man nicht erst hinzuhören; da steht alles schon fest, was zu sagen wäre. Wird das Hören schwer, dann entzieht man sich am besten. Jedes Kind würde sich auf und davon machen. Würden solche Labermänner sich nicht durch Autoritätsverhältnisse gestützt fühlen, gäbe es bald niemand mehr, der sich freiwillig etwas sagen ließe. So aber können sie Gehorsam erzwingen, schlimmer noch, sie meinen wirklich, daß es ihre Aufgabe wäre, durch das Ohr ins Innerste der Person vorzudringen und dort Botschaften zu hinterlassen.

3. Anpassung,
sich Leistungszwängen unterwerfen

Daß Anpassung sich lohnt, ist nicht unbedingt die Überzeugung, wohl aber die Lebenserfahrung des Masochisten. Der Masochist hat gelernt, auf das zu achten, was gut ankommt. Aus Gefälligkeit stellt er sich zurück; aus Gefälligkeit steckt er zurück, wenn es hart auf hart kommt.

Er hat als Kind gelernt, daß man mit Eigen(em)sinn Liebe und Zuneigung riskiert, deshalb funktioniert er lieber nach Vorschrift und schluckt alles Unliebsame runter. Da er, um nicht zu mißfallen, auch Unverdauliches möglichst drin behält, kommt er von innen unter Druck. Während er äußerlich gute Miene zum „bösen" Spiel macht, gärt es im Inneren. Er findet Grund, über die repressiven Maßnahmen zu klagen, und ganz innen organisiert sich sein Widerstand. Er kann sich seiner Mentalität nicht erfreuen, solange sie darin besteht, durch Wohlverhalten die öffentliche Beachtung nicht aufs Spiel zu setzen. Alles hat seinen Preis. Er bringt das Opfer seiner Freiheit mit allem, was an Leichtigkeit, Sinnlichkeit und Lust dazugehört. Er macht es sich selbst schwer, weil er niemals mehr handeln kann, ohne die Auswirkungen seines Handelns auf andere mitzubedenken.

Meist merkt er zu spät, daß er sich selbst dabei aufgegeben hat. Fängt er an, seine innere Wahrheit zu leben, dann kommt ein erbitterter Kampf mit vielen Anfechtungen auf ihn zu. Er riskiert, es mit

Der autoritäre Charakter
Produkt der Selbstunterwerfung im Gehorsam

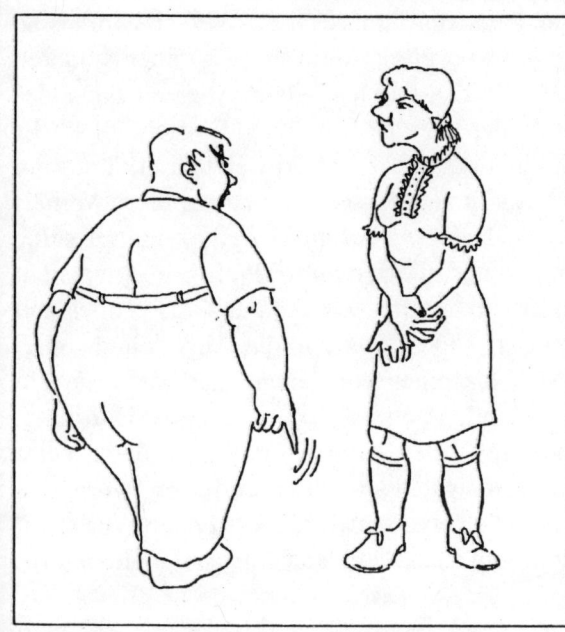

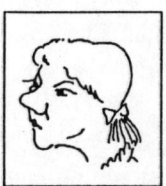

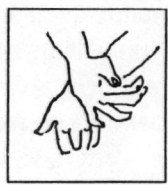

Wenn sie sich
verweigert,
handelt sie sich
möglicherweise
Schuldgefühle ein.

Vater zur Tochter: „Hiergeblieben!"

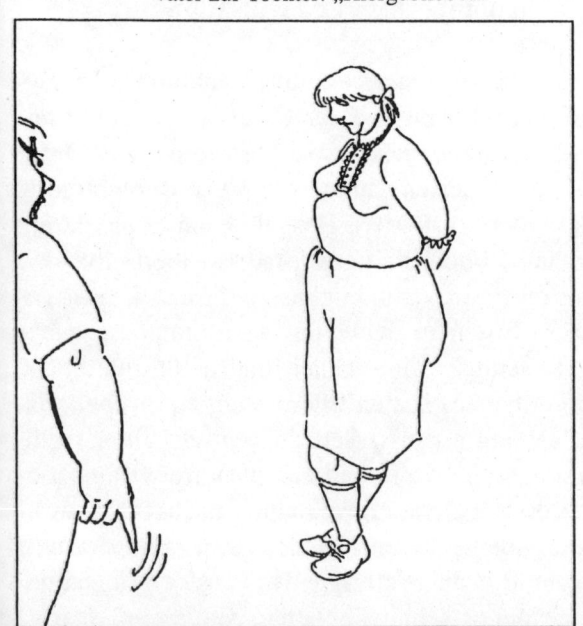

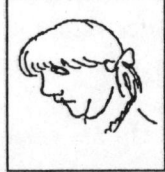

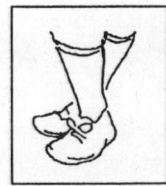

Wenn sie folgt,
kann sie über
den Verlust
ihrer Freiheit
nur traurig
werden.

seiner Umwelt zu verderben. Die Umwelt wird nicht mehr schlau aus ihm, der doch immer so brav war. Weil er früher so kompromißbereit war, hätten sie anderes von ihm erwartet. Weil er vormals so feige war, plagen ihn Selbstzweifel, wenn er jetzt einen höheren Grad an Entschlossenheit an den Tag legt. Dann ist er für die anderen nicht nur ein Mensch, der tut, was er will und für richtig hält. Er wird zum Dissidenten, einem undankbaren Abweichler erklärt. Sein Weg zu Freiheit und Autonomie und selbstverantwortetem Verhalten ist ungeheuer schwer. Daß bei diesem Befreiungskampf seine Sympathie auch anderen Unterdrückten dieser Welt gehört, versteht sich von selbst; zugleich lenkt es ihn von dem ab, was er hier und jetzt mit dem vollen Einsatz seiner Kräfte in die Wege leiten sollte. Der Masochist fühlt sich als einer von ihnen, und wenn sie ein Stück weitergekommen sind, dann schöpft er daraus Hoffnung. Wenn er nicht mehr zu seiner alten Kraft zurückfindet, dann bleibt ihm der schwache Trost, wenigstens begriffen zu haben, worum es geht. Wenn andere ihm selbstverantwortliches Leben vorleben, dann ahnt er, was auch in ihm steckt und leider steckengeblieben ist.

Das Menschenopfer unserer Zivilisation

Immer wird einem von außen gesagt, worauf es ankommt. Im System der Beherrschung der Triebe und der Unterwerfung aller anderen Interessen unter Leistungsgesichtspunkte nimmt das Opfer höchsten Rang ein. Es dient der Disziplinierung. Die Berechtigung eines Opfers wird nicht mehr diskutiert. Deshalb kann es passieren, daß man auf diesem vorgeblichen Tugendpfad so übertreibt, daß man auch Interessen opfert, die unabdingbar zu diesem Leben gehören und bei deren Verlust man der Selbstverstümmelung naherückt: Freude, Ausgelassenheit, Sinnlichkeit und nicht zuletzt die Sexualität. In dem Bemühen, es seinen Eltern recht zu machen, hat sich manch einer zu seinem eigenen Schaden entwickelt. Es gibt raffinierte Methoden, einem die Opferhaltung quasi freiwillig nahezulegen. „Wie kannst du nur deinem Vergnügen nachgehen, während deine Mutter sich solche Sorgen macht." Auf subtile Weise wird einem klargemacht, daß die Welt irgendwie aus den Fugen gerät, wenn man sich anschickte, seiner sinnlichen Natur gemäß zu le-

Nicht auffallen, um zu gefallen

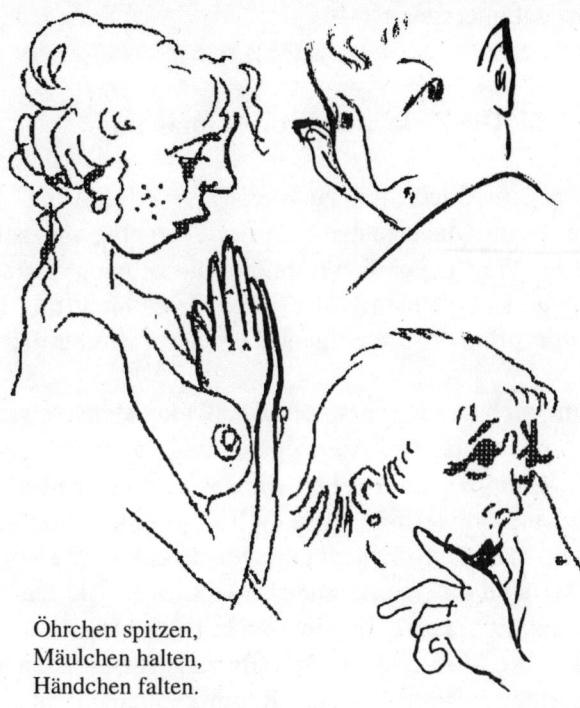

Öhrchen spitzen,
Mäulchen halten,
Händchen falten.

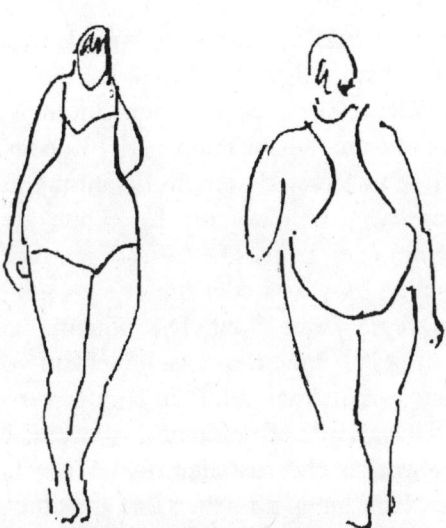

Eine blasse Figur abgeben.

ben. Die aufgebauschte Katastrophenstimmung läßt ahnen, wie sehr System dahintersteckt.

Die Zwickmühle der Anpassung

Sich in allen Situationen nur zu fragen: „Was muß ich? Was soll ich?" enthebt den Masochisten von der Aufgabe, mit seinen Bedürfnissen der Welt gegenüberzutreten. Die Frage „Was soll ich?" könnte er ja an sich selbst richten. Wenn er es nicht tut, dann deshalb, weil ihm offensichtlich eigene Lebensgestaltung nicht zu Gebote steht.

Man kann sich kaum vorstellen, daß ein Mensch sich völlig außerstande sieht, seine Angelegenheiten nach eigenem Geschmack zu besorgen. Aber sehen wir uns sein Körperbild an. Daß es ihm durchaus schwerfällt, diese Selbsteinschränkung vorzunehmen, vermag man den dicht angelegten Ellbogen zu entnehmen. Die Gelenke sind überstark angewinkelt, weil sie bei lockerer Grundstellung der Versuchung nicht widerstehen könnten, Freiraum zu schaffen. Der Masochist sieht sich von Vorschriften umstellt. Weil er nie einen vorschriftsfreien Raum kennengelernt hat, minimalisiert er seine konkreten Vorstellungen, wie es wäre, wenn er freies Geleit hätte.

Der Masochist steckt in einer Zwickmühle. Verhält er sich spontan, zieht er sich Mißbilligung zu. „Kinder, die was wollen, kriegen eins auf die Bollen", klingt es in seinen Ohren. Verhält er sich konform, dann kann er nie einen Pappenstiel Lebenslust gewinnen. Er müßte eigentlich interessiert sein, in Erfahrung zu bringen, ob man ihm Gleichberechtigung einräumt. Er müßte auch mal herausfinden, wie weit er gehen kann. Dies alles kann nicht passieren, wenn er nur risikoscheu immer wieder hinter sich selbst zurücktritt. Von offensiver Strategie keine Spur. Die potentiellen Reaktionen der Umwelt nimmt er in seinen Bedenken allesamt vorweg.

Wer brav ist, verhält sich kindlich. Kinder verstecken sich gerne. Diese Verhaltensvariante ermöglicht ihm, wenigstens ein klein wenig innere Wahrheit sicherzustellen. Der Masochist verkriecht sich in sich selbst. Nach innen zu gehen und innezuhalten, das ist seine Weise des Versteckens. Der äußere Körper, insbesondere der auf

Freundlichkeit bedachte äußere Ausdruck und die immer gute Miene, werden zur verschleiernden Umhüllung eines Wesens, das sich dem Zugriff durch andere widersetzt.

Der Zusammenhang zwischen Schlucken, Hinunterwürgen und unkritischem Bewußtsein

Die Haltung der Anpassung geht von der stillschweigenden Annahme aus, daß alles zunächst mal gut ist bis zum Erweis des Gegenteils. Weil es gut ist, kann es anstandslos zu Gemüte geführt werden. Mit dem Vorurteil des Für-gut-Haltens läßt sich der Angepaßte auf vieles ein und nimmt viel in sich hinein, und zwar ungeprüft. An den Prüfinstanzen Geruchs- und Geschmackssinn vorbei, wird schwierigen Dingen einfach Zugang zum Innersten gewährt. Wer einmal gelernt hat, sich mit Dingen und Wirkverhalten in Umgehung der Sinne zu beschäftigen, glaubt, auch unangenehm erscheinende Dinge durch Hinunterschlucken vom Tisch zu bekommen – in der Erwartung, daß der Bauch schon damit fertig werde. Nicht nur was hereinkommt, auch was einem unangenehm hochkommt wird alsbald wieder hinuntergeschluckt. Im Schlucken stößt der Mensch die Dinge, die er äußerlich und innerlich nicht haben will, in den Abgrund des Unbewußten, in den Bauch, dorthin, wo ihm dann alles, was da unten passiert, unbegründet vorkommen muß, weil er dafür sorgte, sich da unten überhaupt nicht auskennen zu brauchen. Der Bauch wird zum Zwischenlager von Unverdaulichem. Was aber nicht bewußt in kritischer Auseinandersetzung gehandhabt werden konnte, kann auch nicht darauf hoffen, daß es vom Bauch mühelos einer weiteren Verarbeitung zugeführt werden kann.

4. Dulden und Ertragen

Das Dulden ist die passive Seite der Anpassung. Wenn man sich den Masochisten genauer ansieht, dann spürt man, daß er nicht zu jenen gehört, die ein Opfer um eines hehren Zieles willen bringen; vielmehr bringt er sein Opfer mit Hängen und Würgen. Er hält aus. Er leidet und klagt und jammert, und dennoch tut er nichts, um aus seiner miserablen Lage herauszukommen. Er fühlt, daß ihm etwas Fremdes aufgebrummt wird, und brummend fügt er sich darein wie unter ein unvermeidbares Schicksal. Mit ihm kann man's ja machen, denkt er sich. Er hat recht! Solange er diese Willfährigkeit an den Tag legt und solange er diese Diskrepanz zwischen offensichtlich vorliegender Stärke und feigem Gedruckse aufweist, solange wird die Umgebung ihn belasten, bis er es vielleicht eines Tages merkt, daß er seine Stärke einfach dadurch verkommen läßt, daß er nichts mit ihr anstellt.

Stärke kann nicht bedeuten, nur im Sinne anderer tätig zu sein und in eigener Angelegenheit „den Schwanz einzuziehen". Es geht darum, sich die Welt zu eigen zu machen. Denn nur, wenn er aus dem Eingeholten ganz durchdrungene innere Substanz ausbildet, tragen seine Aktionen den Stempel seiner Persönlichkeit. Der Masochist hat entweder einen kurzen dicken oder einen leicht einziehbaren Hals wie eine Schildkröte, beides ein Hinweis darauf, daß er oftmals gedeckelt wurde und sich nicht darauf verstehen durfte, sich in seiner ganzen Größe zu zeigen oder gar aufzulehnen. Der Masochist duckt sich insbesondere vor Autoritäten. Er fürchtet, daß sie ihn unterkriegen wollen. Das Becken des Masochisten ist nach vorne geschoben, wiederum vorsorglich, weil ständig Fußtritte in den Hintern erwartet wurden. Seine ganze Hinterseite ist besonders stark verunsichert. Von hinten her wurde er dirigiert. Von hinten her wurde er zurechtgewiesen. Von hinten her wurde er darauf aufmerksam gemacht, daß er sich irgendwo reingesetzt und beschmutzt habe. Da er keine Augen nach hinten hat, kann er das nicht wissen. Und weil er auf Überprüfung verzichtet hat, muß er davon ausgehen, daß an der Kritik etwas dran sein muß.

Was ihn auch noch als Erwachsener in dicke Selbstzweifel stürzt, ist, wenn Leute übel hinter ihm herreden. Er neigt dazu, sich schuldig zu fühlen oder im Unrecht zu sehen. Er zieht sich immer an, was man ihm anhängt. Er erträgt es. Er merkt erst viel zu spät, daß er einer Fremdbeurteilung aufgesessen ist. Er schweigt und toleriert, daß sein Schweigen als Zustimmung ausgelegt wird.

Leistung als Pflichterfüllung, nicht als Lust

Leistung könnte durchaus im Dienst des Selbstvollzuges stehen. Die Leistung würde dann erbracht, weil man selbst Lust auf die Realisierung einer Aufgabe hätte. Der Masochist weiß sich gut mit Energie versorgt. Zu seinem Handicap wird, daß er die Energie aufgrund von Scham, Hemmungen und Bedenken zu lange behält, zuviel davon aufgesammelt hat und nicht mehr weiß, wohin damit. Die Tatsache, daß er genügend Energie zur Verfügung hat, bringt ihn in Verlegenheit, falls er nein sagen wollte. Weil er genügend ungenutzte Energie hat, gibt es innerlich keinen Grund, Leistung zu verweigern. Also kann er beliebig in Pflicht genommen werden und muß sich gefallen lassen, daß man ihn vor manchen Karren spannt. Er tut, was er macht, recht und schlecht; wenn er wohlerzogen ist, mehr recht als schlecht.

5. Alles richtig machen müssen

„Wie mache ich es richtig? Wie mache ich bloß nichts falsch?" Diese Fragen haben zwar nicht den Zweck, aber den Effekt, zu verhindern, daß wir aufs Geratewohl leben. Diese Fragen, vorschnell gestellt, können sich als lebensfeindlich herausstellen, weil sie die Freiheitsspielräume von Menschen zugunsten der angeblich allein richtigen Entscheidung eingrenzen und viele durchaus mögliche Verhaltensalternativen auf eine einzige, die vorgeblich richtige, festschreiben. Die Frage „Was ist richtig?" wird zur tragischen Fragestellung, wenn es dem Menschen an äußeren und inneren Erfahrungen ermangelt, wenn er weder ausreichend informiert noch orientiert noch erfahren ist; auch wenn innere und äußere Eingebungen auf sich warten lassen. Dann sitzt er in der Klemme. Er weiß nicht so recht und will doch was tun, aber es muß das Richtige sein. Bevor das nicht geklärt ist, darf nichts in Angriff genommen werden.

Die Frage „Was ist richtig?" ist die Frage der Orthodoxie. Sie bringt viel Lähmung in die Menschen. Sie verlieren ihren Mut, über Versuch und Irrtum zu lernen und manchmal auch über einen Umweg ans Ziel zu gelangen. Auch sollte man gelten lassen: Eine ungerichtete Bewegung zielt nicht automatisch auf einen Regelverstoß ab; sie ist zunächst nur ein Ausdruck einer nach außen drängenden Lebendigkeit. Der Frage „Wie mach' ich es bloß richtig?" möchte ich die Frage „Worauf habe ich Lust?" zur Seite stellen. Die eine Frage sorgt fürs Ernste, die andere macht heiter und leicht.

Warum Masochisten trotz unentwegter Bemühungen so wenig zustande bringen

Es ist nicht förderlich, ständig alle Mitmenschen um ihre Meinung zu befragen. Der Hang zu immerwährender Beratschlagung entpuppt sich als ein Zwang, gerade nicht, um dadurch handlungsfähig zu werden, sondern im Gegenteil, um eigenem Ratschluß und eigener Tat zu entgehen. Der Masochist sagt zwar, die Lust sei ihm vergangen, in Wirklichkeit hat er sie aber durch sein Mißtrauen sich selbst gegenüber aus dem Spiel gebracht.

Taktieren für eine halbe Lust

Der Masochist liebt seine Eltern und zollt ihnen wie anderen Autoritäten gegenüber hohe Achtung und Ehrfurcht. Er will nichts aus Prinzip gegen sie tun. Er will nur ein Arrangement, das ihm einige subjektive Freiheiten im Rahmen der Gesamtordnung zubilligt. Der Masochist hat immer etwas Bescheiden-Unschuldiges an sich. Er bewegt sich öffentlich in etwa immer im vorgegebenen Rahmen. Privat zieht er sich lieber zurück. Lust und Erregung werden privatisiert, wenn die soziale Akzeptanz ausbleibt und an deren Stelle Verächtlichmachung tritt. Wer als Kind dauernd mit Beanstandungen bezüglich seines lustbetonten Verhaltens konfrontiert wurde, hält Äußerungen, die solcher Lebensfreude entspringen, am Ende nicht mehr für sozialverträglich. Aus Scham nimmt die Person davon Abstand, sich offensichtlich lustvoll auszulassen, und schiebt ihrem Drängen einen Riegel vor.

Alles richtig machen wollen

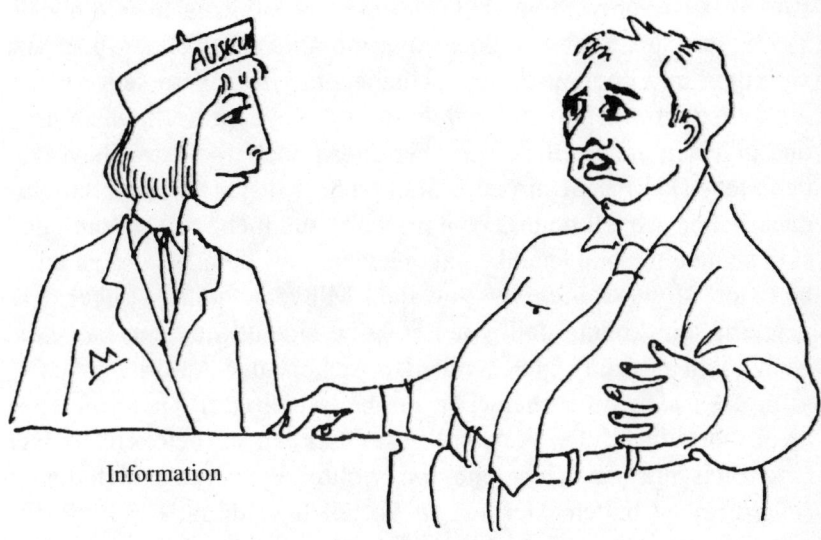

Was mache ich bloß falsch?
Leider gibt es keine Anlaufstelle, die Auskunft erteilen könnte.

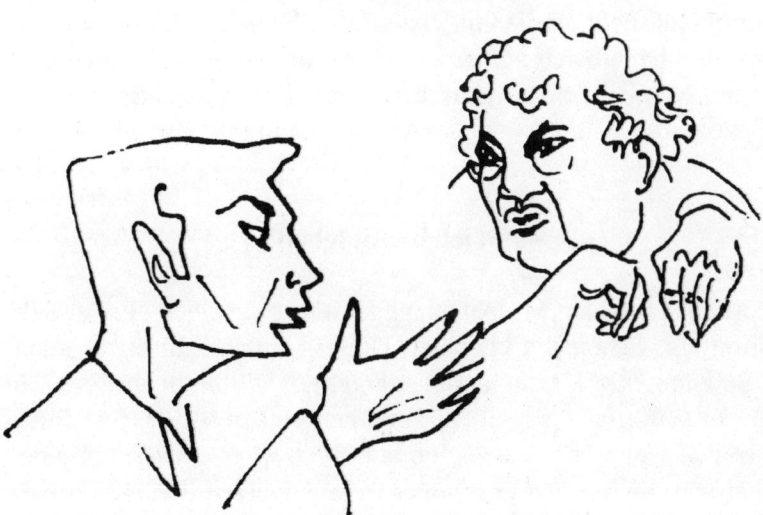

Wie mache ich es bloß richtig?
Diese Frage führt zu Ratgebern, die um gute Ratschläge nicht verlegen sind.

Aber der Masochist ließ sich die Sexualität nicht gänzlich abspenstig machen. Wird der gesellschaftliche Druck in Richtung Abstinenz zu übermächtig, dann verfügt er durchaus über ein paar Tricks, um den Schaden einer allzu moralinen Erziehung begrenzt zu halten und doch noch in bescheidenem Umfang zu seinem Vergnügen zu kommen. Der Trick besteht darin, sich nach außen artig und gelehrig anzustellen, sich aber intern doch noch einiges vorzubehalten. Das macht ihn zum Schlitzohr. Mit jedem weiteren aufdringlichen Appell gelingt es ihm, mehr und mehr wegzuhören und sich seine eigenen Gedanken zu machen. Aus dem Weghören ergeben sich *Mißverständnisse*. Aus dem Mißverständnis darüber, was gemeint sein könnte und wozu er seine eigene Meinung hat – die eben nicht deckungsgleich mit der Ansicht der Autoritäten ist –, schöpft er seinen bescheidenen Freiheitsspielraum. Damit nutzt er zwei Vorteile. Unter Anklage gestellt, kann er betonen, daß er eigentlich nur das Gebotene tun wollte. Er vermag sich damit schuldfrei zu halten. Der zweite Vorteil liegt darin, daß er Raffiniertheit entwickelt. Bald ist er erfahren genug, immer einen Kompromiß zu suchen, aber sich dennoch nicht ganz zu unterwerfen. Die naive Konsequenz besteht darin, daß er dadurch zugleich gelernt hat, sich auf Halbheiten zu verlegen. Er wird zum Taktierer. Er geht nicht mehr an die vorderste Front. Er hält sich immer etwas zurück und behält sich immer etwas vor. Er geht nicht an die Grenze seiner Möglichkeiten, denn die ist identisch mit seinen Trieben. Und gar zu toll will er es wiederum auch nicht treiben.

Kann ich damit leben?

Eigentlich kann der Masochist ganz wenig ertragen. Er ist sehr empfindlich. Schon die kleinsten Dinge können ihm etwas anhaben. So kann er sich grün und blau ärgern, weil ihm beim Essen ein Fleck auf sein frisch gekauftes Hemd gekommen ist. Es stört ihn an ihm selbst, wenn er unangenehm auffiel, weil er ein paar Minuten zu spät war. Sich selbst gegenüber ist er unverzeihlich. Jeden Fehler, der ihm unterläuft, nimmt er tragisch.

Es ist ein Lebensgesetz, daß man das, was man sich antut, auch anderen antut, zumindest antun möchte. Was man bei sich selbst nicht unbeanstandet durchgehen läßt, will man auch bei den anderen Menschen nicht dulden; zumindest innerlich ist das so. Läßt man bei sich nichts Unbedachtes herausflutschen, dann dürfte man innerlich sicher auch nicht begeistert sein, wenn man einem Menschen begegnet, der einfach sein Maul aufreißt und Blödsinn daherredet.

Der Masochist will nicht unangenehm auffallen. Dabei fällt ihm alles auf, was bei ihm und anderen schiefläuft. Um ihm aus der Kalamität herauszuhelfen, interveniere ich mit der Frage: „Kannst du damit leben?" Immer fällt im Leben Mist ab, jede Speis' hinterläßt ihren Scheiß. Lerne, damit zu leben. Wenn dir eine lässige Bemerkung herausgerutscht ist und die Umwelt pikiert reagiert, es aber passiert ist und deshalb nicht ungeschehen zu machen ist, kannst du dann damit leben? Diese Frage muß man sich immer wieder stellen, bis man es kann. Jeder Rülpser und jeder Pupser können zu einer Staatsaffäre gemacht werden, bloß weil man solches bei sich in unduldsamer Weise nicht durchgehen läßt. Statt befreit darüber aufzuatmen, weil man etwas Quersitzendes losgeworden ist, geht der Masochist her und spekuliert, ob vielleicht jemand von seinem unanständigen Betragen Notiz genommen haben könnte. „Kann ich damit leben, oder hab' ich wegen einer Bagatelle mein Leben verwirkt?" Leben heißt, daß etwas danebengehen kann, und dann sieht man halt zu, was damit oder danach zu machen ist. Man wird versuchen, dieselben dummen Fehler nicht wieder zu begehen.

Gezwungen, auf Kommando zu essen und zu scheißen

Der Masochist wurde gezwungen, auf Kommando zu essen und zu scheißen. Er unterlag massivem Zwang und hat diesen verinnerlicht. Bei ihm läßt sich besonders deutlich sehen, was es heißt, in einem Korsett zu stecken. Auch wenn er nichts anhat, dann sind es immer noch stramm angezogene Muskeln, in denen er sich gut verpackt hält. Seine Muskulatur steht nicht mehr in Diensten lebendiger Äußerungen. Sie hält dagegen. Oben soll nichts herauskommen, unten auch nichts. Oben bekommt das Röhrensystem eine Schelle verpaßt, die sich als viel zu enger Kragen bemerkbar macht. Unten wird ein riesiger muskulöser Aufwand betrieben mit

Reinlichkeits-, die Peinlichkeitserziehung

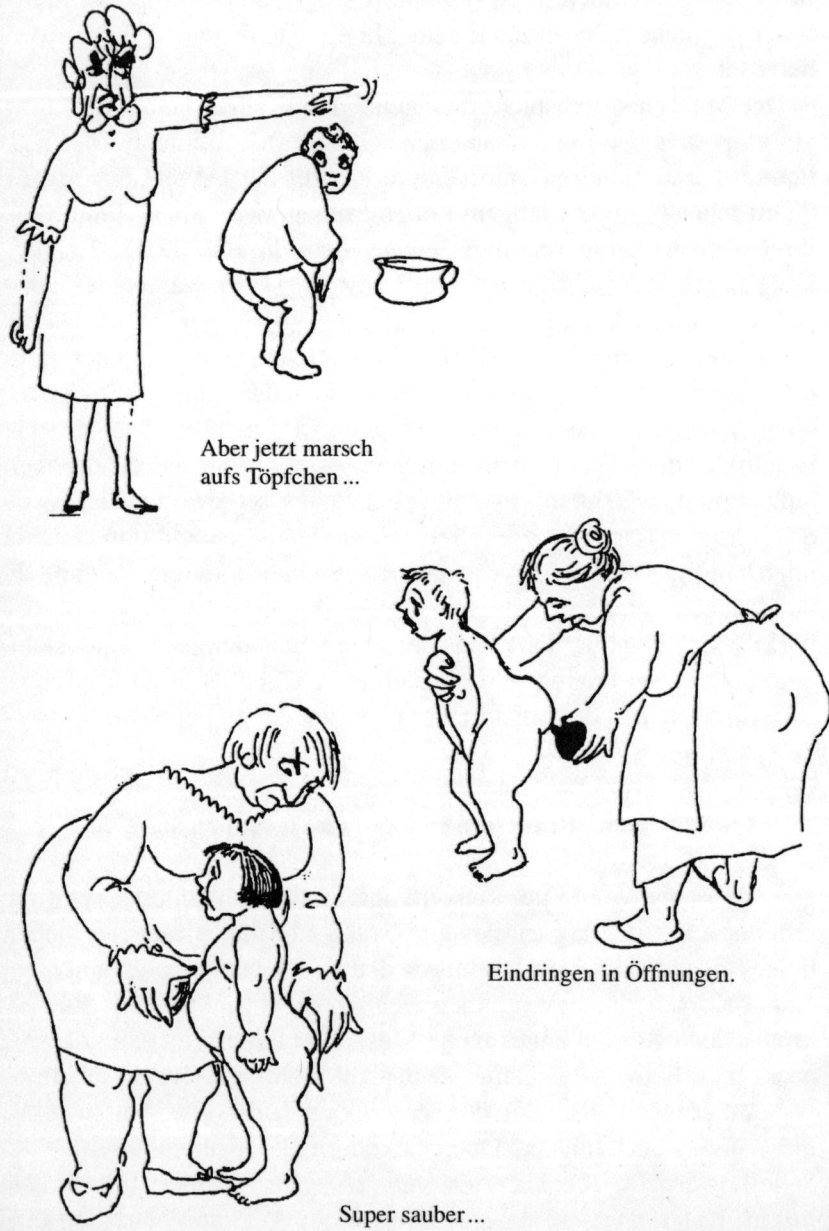

Aber jetzt marsch
aufs Töpfchen ...

Eindringen in Öffnungen.

Super sauber ...

dem einzigen Ziel, die Ausgänge zu verklemmen. Sowohl oben wie unten darf nichts rausgeflutscht kommen. Der Masochist hat gelernt, sich in seinem unwillkürlichen Bewegungssystem zu verdächtigen. Man hat ihn moralisiert. Jetzt bekommt er schon automatisch den Moralischen, wenn sich in ihm etwas regt, was vom Standpunkt der Anständigkeit aus betrachtet noch nicht die Bewährungsprobe bestanden hat.

Mit Recht sieht jemand unerlöst aus, der so viel festhält und sich so wenig zutraut. Die Körper verdicken sich nach unten und manifestieren das große Ausmaß an Ärger, der sich tief eingefressen und ganz tief festgesetzt hat. Der Ausdruck nach oben scheint fast gänzlich erloschen, während man nach unten hin an Nieren, Blase oder After laboriert. Wer seinen Dreck nicht herausbringt, ist bald von ihm gänzlich umstellt und droht darin zu versacken, welche Angst einen besonders dann überkommt, wenn man gute Lust verspürt, sich loszulassen und der Entspannung hinzugeben. Aber durch den Ausdrucksmangel hat man sich eine Situation geschaffen, in der man stets und ständig gebunden und gehalten und gefangen bleiben muß, sonst würde man in die Hose machen oder in den Morast einsinken. Das hört sich nach Bescheidenheit an: Man kann doch nicht einfach seinem Trieb nachgeben oder seinem Drang, bloß weil einem danach ist.

6. Sich schwertun und Beschwerden

Sich das Leben schwermachen, sich schlauchen, sein Gedärm anspannen

Es gibt Menschen, die haben Routine darin, sich das Leben schwerzumachen. Unbeschwertheit gibt es fast an keiner Stelle. Nichts wird leichtgenommen. Jede Aussage und jedes Vorhaben wird mit der stereotypen Formel eingeleitet: „Es fällt mir schwer..." Probleme sind zum Lebensinhalt geworden. Das Leben kreist darum, das Leben ist davon umstellt. Solche Extrempositionen zeigen immer eine subjektive Vereinseitigung auf. Objektiv gesehen ist es nicht

Schweres Kind = schwieriges Kind?

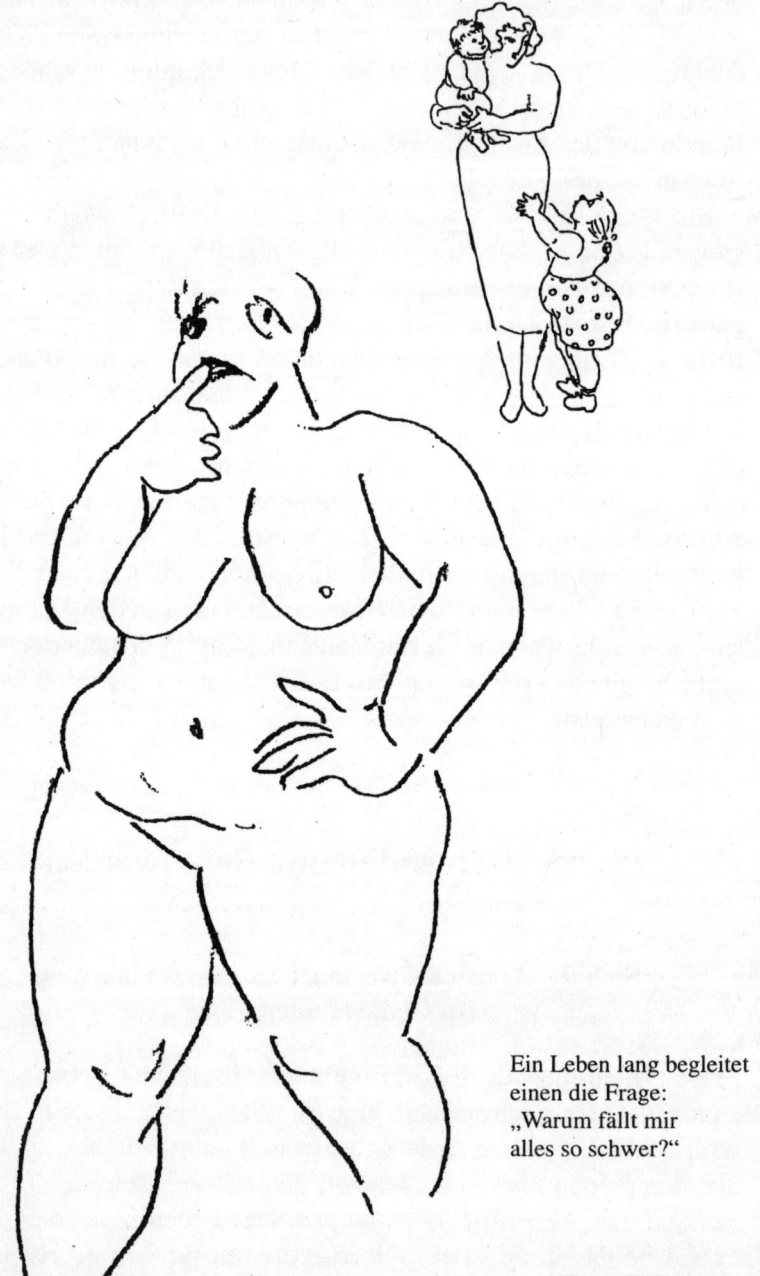

Ein Leben lang begleitet
einen die Frage:
„Warum fällt mir
alles so schwer?"

so, daß das Leben einigen alle Lasten aufbürdet, während es dafür sorgt, daß es andere wiederum nur leicht haben. Immer, wenn es extrem zugeht, ist das Subjekt maßgeblich daran beteiligt. Es trägt durch seine einseitige Interessennahme dazu bei.

Der Masochist vertieft sich in Schwierigkeiten, er verbuddelt sich darin. Wäre er mit Gefühl und nicht mit seiner verdammten Angestrengtheit zugange, dann würde sich das Schwere wie von allein von der Stelle bewegen. Es würde in den Hintergrund treten, um anderem Platz zu machen. Daß etwas auch nur momentan von der aktuellen Bearbeitung weggenommen wird, um bei anderer Gelegenheit wieder vorgenommen zu werden, ist für den Masochisten ein Unding. Er will in seinem Eigensinn und zwanghaften Bemühen jetzt durch. Für ihn scheint es ein Später nicht geben zu dürfen.

Ratschläge zur Lösung der Probleme helfen dem Masochisten im allgemeinen auch nicht. Sie werden mit der Antwort „Das ist nicht so leicht" kategorisch abgewehrt. „Du hast gut reden. Versetz dich mal in meine schwierige Lage!" Ich habe mich immer wieder gefragt, wie man diesem seltsamen Lebensinteresse, es sich schwerzumachen, beikommen kann. Das Gegenteil wäre, es sich leichtzumachen, was dem Umstand gleichkäme, leichtlebig zu sein, mit leichtem Sinn zu leben. Wer genau auf Sprache achtet, bemerkt, daß das Sich-schwer-Tun eher dem Ziel nahekommt, ein verdienstvolles Leben zu führen. Denn Leichtlebigkeit und Leichtsinn haben kein hohes Sozialprestige. Mit ihnen kann man sich strafbar machen – sträflicher Leichtsinn, Fahrlässigkeit. Sich beherrschen, alles anspannen, das bringt es, auch wenn man hinterher davon sehr geschlaucht ist, weil man sich in den Gedärmen zu sehr angespannt hat.

Die Mühsal, sich für andere in die Pflicht zu nehmen

Der Masochist steckt voll großer Aufgaben. Selbst da, wo ihm keine gestellt werden, vermag er über kurz oder lang eine Aufgabe zu sehen, der er sich dringlich annehmen muß. Sieht man genauer auf das, worauf der Masochist glaubt eingehen zu müssen, dann verwundert, daß oft kein ausdrücklicher Wunsch an ihn gerichtet vorliegt. Der Masochist macht sich Konstrukte über die Bedürfnislage anderer, ohne daß ihm etwas gesagt worden wäre. Er sieht traurigfordernde Augen und glaubt Bescheid zu wissen. Manchmal begeht er sogar die Torheit, seine Mitmenschen nach ihren Problemen zu fragen, als ob er nicht genug zu tun hätte. Wenn man solches wahrnimmt, muß man sich fragen: Warum mischt er sich in anderer Leute Angelegenheiten ein, obwohl er nicht die geringste Neigung verspürt? Die Vermutung steht dafür, daß er einem Zwang aufsitzt.

Der Zwang nimmt ihn allzeit in Pflicht. Der Zwang prägt in ihm das Bewußtsein aus, daß er für das Wohl und Wehe anderer zuständig sei. So gesehen, möchte man ihn für anmaßend halten. Damit täte man ihm entschieden Unrecht, denn es ist ja nicht sein freiwilliges Interesse, sich immer maßlos zu überfordern. Er tut es ja aus Gefälligkeit. Er hat es gelernt, von einer leidenden Mutter und einem verzagten Vater, die beide vom Kind eine Lösung ihrer Probleme erwartet haben. Als Kind liebte er seine Eltern so sehr, daß er unbedingt zu ihrer Freude beitragen wollte. Dabei ließ er sich in ihre Stimmungen hineinziehen. Ging es Mama schlecht, dann durfte das Kind nicht auf seine Weise zur Verbesserung der Lage beitragen. Sonst hätte es einfach seine spontane Fröhlichkeit eingebracht, und die hätte wie ein Sonnenschein die trüben Gemüter zum Erheitern bringen können. Die „Maso-Stammfamilie" hat es anders gemacht. Sie gab dem Kind vor, wie sein Verhalten aussehen müßte, damit davon ein positiver Impuls auf die Eltern ausgehen könnte. Der Stolz der Eltern beruhte darauf, über ein ernsthaftes Kind zu verfügen, das sich exakt an die vorgegebenen Anweisungen hält, d. h. das sich in ihrem Sinne als nützlich erweist. Spätfolge: Zu nichts nütze zu sein, das ist der härteste Vorwurf, den er sich einfangen kann.

Zwang und Nötigung contra Freiheit

Man kann sich zu allem genötigt fühlen, und mag es, äußerlich betrachtet, noch so leicht von der Hand gehen. Man kann liebevoll eingeladen sein und sich dennoch gezwungen fühlen, der Einladung Folge zu leisten. Auch entgegengebrachte Liebe und Herzlichkeit rufen nicht immer ein beglücktes und beschenktes Gefühl hervor. Der Gedanke, etwas dafür tun zu müssen oder es irgendwie kompensieren zu müssen, hindert einen daran. Irgendwo und irgendwie fühlt man sich immerzu zu etwas verpflichtet. Dies vor

Augen, wird man um den Genuß des Augenblicks gebracht. Solange man am Prinzip festhält, daß es nichts umsonst gibt, ist man Masochist.

Sich vergessen im Alkohol

Und dennoch träumt er den Traum von einem sorglosen Leben. Da dieser Traum so schwer in die Tat umzusetzen ist, sucht er bisweilen holdes Vergessen im Delirium von Alkohol oder anderem Berauschenden.

Der Kater folgt auf dem Fuß, und wieder einmal wird ihm drastisch vor Augen geführt, daß es sich nicht lohnt, über die Stränge zu schlagen. Er verfiel auch nur auf Rauchen und Trinken als Mittel des Vergessens, weil er es im wesentlichen bei seinem alten und vertrauten Verhaltenssystem belassen will. Er käme im Sinne einer grundsätzlichen Änderung nicht darauf, seine beschwerlichen Gedanken fallenzulassen. Was zu seiner Freiheit beitragen kann, muß entweder ein Mittelchen sein oder ein anderer, der ihm mal die Last abnimmt, nur einmal für ihn die Drecksarbeit übernimmt.

Vom Körper die Freiheit lernen

Das Beispiel mit dem Buckel, den etwas hinunterrutschen kann, zeigt, daß der Befreiungsweg nicht unbedingt oben heraus in die Freiheit führen muß. Der Körper lehrt uns, daß es Möglichkeiten nach oben wie nach unten gibt. Man kann kotzen, man kann aber auch „darauf scheißen". Allerdings wird dann wichtig, daß man seinen Scheiß hinter sich läßt, nicht zu seinem eigenen Gekäue zurückkehrt, auch nicht, um es in Ordnung zu bringen. Wohlverstanden, diese Empfehlung gilt nicht allgemein. Sie ist aber ein wichtiger Zwischenschritt für den Masochisten auf dem Weg in die Freiheit. Der Masochist kann lernen, daß essen nicht *den Teller leeressen* bedeuten muß. Er kann mittendrin aufhören, weil es genug ist oder weil er etwas anderes tun möchte. Die Gründe für das eigene Verhalten brauchen nicht gewichtig zu sein. Man ist frei, wenn man in der Lage ist, jetzt das und im nächsten Moment etwas anderes zu tun. Man schuldet nicht immer einem anderen Rechenschaft.

„Ich will nicht mehr...“

„Ich will nicht mehr“ hört sich aus seinem Munde gut an. Aber gesagt ist noch lange nicht getan. Er macht ein großes klagendes Gedöns und könnte doch einfach stillschweigend das lassen, was er nicht will. Was soll die Verkündigung coram publico?! Wenn man den Masochisten ganz tief zu verstehen versucht, entdeckt man, daß er sich mit der Veröffentlichung selber unter Druck setzt. Jetzt, wo er es in die Welt hinausgetönt hat, muß er Wort halten. Er kann nicht mehr versagen, so glaubt er. Weil er Wort halten will, zwingt er sich das ab, was er der Öffentlichkeit unterbreitet hat. Die Dinge ihren Verlauf nehmen zu lassen – nicht einzugreifen ist für ihn schwer. Warum? Er fürchtet das Chaos, er fürchtet, daß es ohne ihn und ohne seine Anstrengungen nicht mehr mit guten Dingen zugehen könnte.

Reagieren führt in Sackgassenerlebnisse

Es hat Vorteile, initiativ zu sein. Man kann sich seine Zeit einteilen. Man kann den Zeitpunkt wählen, möglichst den günstigsten. Man kann den Mitteleinsatz und den Kräfteaufwand bestimmen und sich im vorhinein klar sein, bei welchem Grad benötigten Aufwandes man nicht mehr weiterzumachen bereit ist.

Die Situation stellt sich wesentlich anders dar, wenn man der Not gehorcht und nicht dem eigenen Triebe. Komischerweise sind es die Menschen, die es vorgeblich immer auf den Zufall ankommen lassen: Sie behaupten zwar, ganz offen zu sein. Sie ahnen aber gar nicht, in welche Bedrängnisse sie sich nur durch zuwartende Haltung bringen. Ihre Handlungsbereitschaft zündet erst unter Druck. Unter Druck, Not und Bedrängnis ist man aber dermaßen erregt und angespannt, daß einem meist nur noch eine Frage in den Sinn kommt: „Was mache ich bloß, um da herauszukommen?“ Da ist es aus mit der Gemütlichkeit, die man schon bräuchte, um sich in Ruhe mehr als eine Reaktion einfallen zu lassen.

Unter Druck reagiert man sofort und greift auf Gewohnheiten zurück. Man gibt sich keine Zeit. Man hat einfach keine mehr. Das ist das Kennzeichen der Hektik. Man *muß* etwas tun. Vor lauter Hektik vergißt man, daß man alles ineinander und gleichzeitig nebeneinanders erledigen möchte, aber der Weisheit des Hintereinanders entbehrt.

Auch der rechte Zeitpunkt will erfühlt und bedacht sein. Sind wir müde, dann zieht es uns herunter. Wir bekommen Bettschwere. Da wäre es nicht klug, in Ermangelung von Frische genau zu diesem Zeitpunkt mit einer Aktion zu beginnen. Den Kampf gegen die Schwerkraft gewinnt man nie.

Dasselbe gilt für den Umgang mit Menschen, die sich hängen lassen. Würde man genau zu dem Zeitpunkt mit Hilfeleistung intervenieren, wenn es mit dem anderen stimmungsmäßig bergab geht, also wenn sich dessen Mobilität auf Talfahrt eingestellt hat, dann könnte man nichts ausrichten, sondern würde eher mit hinuntergezogen. Die Schwerkraft ist eine Kraft, die man nur dann effektiv nutzen kann, wenn man zu dem Zeitpunkt nichts Gegenteiliges tut, wo sie nach unten ziehend wirksam ist. Geht man mit ihr runter, dann hat man keinen Kraftverlust, da man, am Boden angelangt, die Kräfte des Abschwungs für den Aufschwung nutzen kann.

Stimme und Gewicht, die Stimme zum Gewicht

Eines der untrüglichsten Zeichen für einen masochistischen Charakter ist eine völlig inadäquate, kleinlaute Stimme in einem ziemlich voluminösen Körper. Wenn man den Masochisten hört, ahnt man, wie sich seine Selbstbestimmung schwertut, nach außen zu dringen. Seine Stimme wagt sich nur mühselig hervor, sie quetscht sich durch. Ihr haftet etwas Gequältes an. Kein Wunder bei zugeschnürtem Hals. Da sitzt nämlich eine der großen Blockaden des Masochisten. Alle Öffnungen nach oben und außen hin sind durch Einschnürungen so gut abgeriegelt, daß nichts Unbedachtes oder gar Unanständiges diesen Körper verlassen kann. Mit zugeschnürtem Kragen gelingt es leichter, zu kontrollieren, daß kein böses Wort über die Lippen kommt, selbst dann nicht, wenn man innerlich derart aufgebracht wäre, daß man vor Zorn bersten möchte.

Mangelnde Traute – Bewegungsungeschicklichkeit

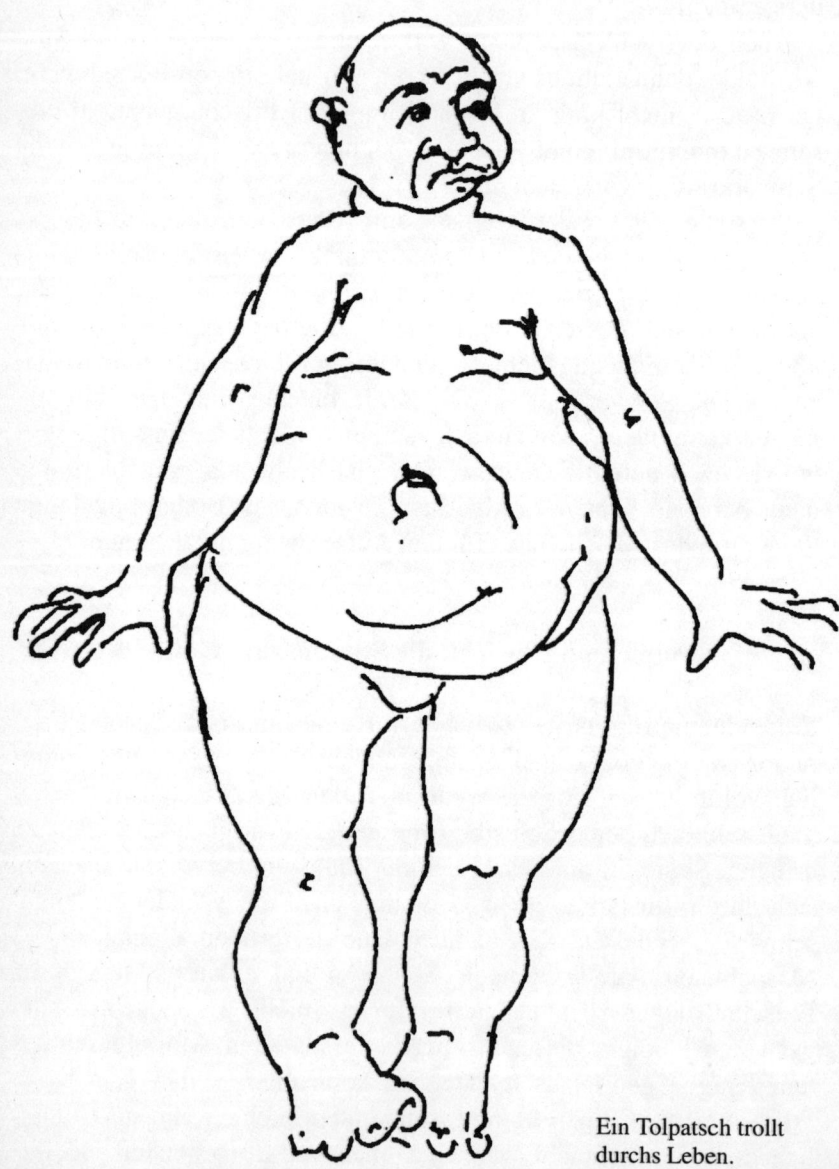

Ein Tolpatsch trollt
durchs Leben.

Verspannungen

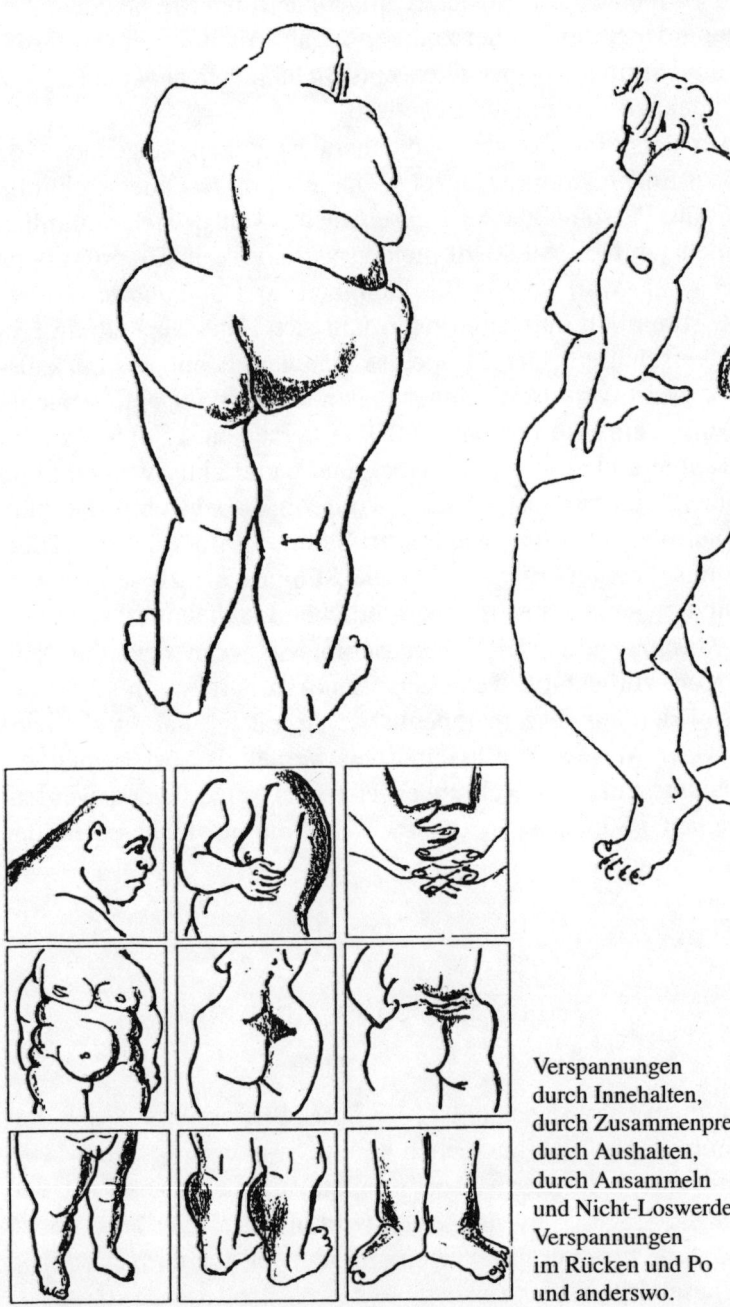

Verspannungen
durch Innehalten,
durch Zusammenpressen,
durch Aushalten,
durch Ansammeln
und Nicht-Loswerden.
Verspannungen
im Rücken und Po
und anderswo.

Der Masochist stellt seinem stimmlichen Ausdruck nicht den gesamten vorhandenen Resonanzraum, sondern nur die bewußte Anstrengung der Stimmbänder zur Verfügung. Auch mit einem Großteil seiner Stimme innezuhalten entspricht seiner angepaßten, auf Bescheidenheit getrimmten Lebensart.

Er versucht, mit Klagen und einem gequälten klagenden Ton Gehör zu finden, wenn er anzeigt, daß es ihm besonders schlimm geht. Seine Persönlichkeit ist geschwächt, weil er sich stimmlich nicht mehr voll zur Stelle zu melden vermag. Vom Ursprungssinn her steckt im Wort Person die Fähigkeit zum *personare,* die Fähigkeit, stimmlich durchzudringen und sich ohne Verstellung Gehör zu verschaffen. Der Masochist glaubt sich nur ausdrucksberechtigt, wenn's ihm schlechtgeht oder wenn es für eine gerechte Sache eine Lanze zu brechen gilt. Frei heraus hat er nichts zu sagen. Stimme und Gewicht zu haben und damit aktiv wählend und bestimmend aufzutreten – beides wurde ihm abgewöhnt. Deshalb hat er nun diese seltsam gedämpfte Stimme, in der so viel Traurigkeit mitschwingt. Er hat nicht die Stimme, die zu seinem Gewicht und zu seiner sonstigen körperlichen Erscheinung paßt.

Die Stimme wird wieder herauskommen, wenn man ihm sein Protestrecht zurückgibt, wenn er aufmucken darf, wenn sein Nein weithin widerhallt. Die therapeutische Arbeit hat darauf abzuzielen, daß der Masochist ein initiatives Verhältnis zur Freiheit erlangt. Nichts muß ihm von außen erst noch zugestanden werden. Die Freiheit ist ein Recht, das man sich nimmt, nicht eines, das man zugebilligt bekommt.

7. Aus Spaß leiden müssen?

„Ich bin doch kein Masochist!" Mit dieser Bemerkung wird so getan, als ob man es sich aussuchen könnte, was man ist. Oberflächlich wird unterstellt, der Masochist hätte sozusagen aus Lust und Laune diese Spielart gewählt. Auch wird unterstellt, er habe um so mehr Spaß, je fester er geschlagen und je mehr Schmerz er erleben dürfe. Dieses Bild gilt es zu korrigieren.

Der Masochist steckt voller Pein. Die Pein, die ihm zum ständigen Begleiter werden kann, ist die Quittung für Selbstaufopferung und Lustunterdrückung. Wer seine Natur bekämpft, darf sich ihrer nicht erfreuen wollen. Wer seine Antriebe bekämpft, handelt sich Krämpfe ein. Guck dir mal die dicken Muskeln an. Sie wären dünner und geschmeidiger, würden sie sich ausschließlich in den Dienst des Bewegungsdranges gestellt haben. Bewegung zu ermöglichen und die Motorik am Laufen zu halten ist der ursprüngliche Sinn der Muskeln. Des Masochisten Muskeln sind so dick geworden, so verspannt, so krampfig, weil sie sich einer widersinnigen Aufgabe zur Verfügung gestellt haben, nämlich Bewegung zu verhindern, anstatt sie zu fördern. Hat man sich mit solchen Muskeln ans Innehalten und Aushalten gewöhnt, dann kann man sich nicht mehr ohne weiteres gehenlassen. Man läuft mit angezogener Bremse herum. Diese Muskeln haben später ihre einseitige Funktion verselbständigt. Wenn man unbewußt dahinlebt, stellen sie sich automatisch immer dann quer, wenn Regungen und Erregungen ans Tageslicht kommen möchten. Wenn etwas von innen nach außen kommen möchte, übernimmt nicht mehr das Gefühl die Öffnungs- und Schließzeiten der Körperöffnungen. Diese Aufgabe wird dem Gefühl von rigiden, auf Zwang getrimmten Muskeln entrissen, die das Kommando ausgeben: „Stillgestanden, keine Bewegung!" Des Masochisten Muskeln gebieten mehr innezuhalten denn etwas in Gang zu setzen oder einfach passieren (= durchgehen) zu lassen. Bevor die Muskeln sich diesen mißbräuchlichen Zwecken zur Verfügung stellten, waren sie Bestandteil des Körperausdrucks. Die Muskeln waren in der Lage zu spielen, d. h., sie verhalfen dem Körper durch ihr wechselndes Spiel von Zusammenziehen und Ausdehnen zu einer guten Spannkraft.

Jetzt aber akzentuieren sie nur noch das Zusammenziehen. Wegen der inkorporierten Zwänge steckt der Masochist also voller Pein. Unbewußt weiß er, daß er in einer Falle sitzt. Von allein kann er da nicht mehr herauskommen; die Falle würde immer wieder zuschnappen. Er braucht Hilfsmaßnahmen aus seiner Umwelt, die seinen Befreiungsversuch unterstützen. Der Masochist begrüßt harte Interventionen, u. U. Attacken auf seinen Muskelpanzer, weil er spürt, wie dick die Widerstandsschichten sind. Er begehrt danach, daß die Schale, die alle Lust unter Verschluß hält, endlich aufgebrochen wird. Er will den Schlag, weil er hofft, daß dieser etwas löst. Werden Masochisten geschlagen, dann paßt das dabei als allererstes aufkommende brennende Gefühl zu der innerlich schon bestehenden Pein. Erst wenn diese Seite durchlebt ist, erfährt er auch einen Kick für das darniederliegende und bis dato dahinvegetierende Lustgefühl. Die Lust beim Schlägeeinstecken ist also die Lust eines Inhaftierten, der hofft aus dem Gefängnis freizukommen, in dem Moment, wo der Schlüssel zum Tor in die Freiheit herumgedreht wird. Ist die Sensibilität wieder hinter den Sperrmauern innehaltender Muskulatur hervorgeholt, dann bedarf es keiner Schläge auf die Sperrgitter eines Käfigs mehr, um sich wohl zu fühlen. In Korrektur weitverbreiteter Vorurteile muß gesagt werden: Der Masochist begrüßt nicht den Schmerz an sich, als ob er in ihn verliebt sei. Er akzeptiert ihn, weil er spürt, daß er für sein Freikommen unabdingbar ist. Im Prozeß von Befreiung wird der Schmerz als Zündfunke, als Begleitumstand und als Lösungsmittel in Kauf genommen. Muskeln, die zum Widerstandleisten oder Innehalten angehalten werden, sind kontraproduktiv. Das Lustempfinden kann angesichts muskulärer Verweigerungsmaßnahmen nur noch verquer zur Äußerung gelangen, ja es kann passieren, daß es auf etwas steht, was seinen primären Empfindungen geradezu entgegengerichtet ist. Ich meine, daß dies die Folge davon ist, daß einem die primäre Lust, innere Impulse unverfälscht zum Ausdruck zu bringen, abspenstig gemacht wurde. Nur noch sekundärer Lustgewinn bleibt übrig, wenn der primäre in Abwehr gehalten ist. An den beiden entgegengesetzt liegenden Körperöffnungen läßt sich dies anschaulich machen.

Der Mund. Sein primäres Bedürfnis ist es, sich zu öffnen, um inneren Stimmungen Ausdruck zu verleihen. Ein sekundärer Lustgewinn liegt vor, wenn man sich zum Weltmeister im Verschweigen macht und sich darüber ergötzt, daß niemand über einen Bescheid weiß. Zur primären Lust des Mundes gehört auch, etwas Appetitliches aufzunehmen und es womöglich auf der Zunge zergehen zu lassen. Wird der Mund genüßlich geöffnet, um Reingefressenes wieder rauszukotzen, wie es bei der Bulimia der Fall ist, dann handelt es sich um einen sekundären Lustgewinn.

Das Arschloch. Die primäre Lust des Arschloches liegt in der Entleerung, im Loswerden von Scheiß. Der sekundäre Lustgewinn bevorzugt ein gegenläufiges Programm. Das Arschloch bevorzugt dann, daß etwas in es hereinkommt, und nicht mehr, daß etwas hinausgeht. Klistierpumpen, Zäpfchen, Analverkehr sind nicht jedermanns Fall, dennoch können sie gerade bei denen zur bevorzugten Lustzone werden, die durch eine rabiate Reinlichkeitsdressur gegangen sind.

Ähnliches gilt vom Mund. Worin soll sein Vergnügen liegen, wenn einem nur immerzu über den Mund gefahren, wenn einem stets das Maul gestopft oder wenn man mit Essen abgefüllt wurde – kurzum, wenn man dem einzig Wichtigen nicht Respekt zollte, nämlich mit Stimme und Sprache über die innere Befindlichkeit Kunde zu geben .

Die Lust muß manchesmal seltsame Wege einschlagen, um doch noch zum Zug zu kommen. Dürfte jeder mit allem, was ihm die Natur eingibt, seiner Wege gehen, dann gäbe es keine Probleme, wenn Einlassen, Durchlassen oder Auslassen zur Frage stehen. Empfindet man die Außenwelt allerdings dem natürlichen Drang entgegengerichtet, irritiert das und stiftet Verwirrung. Im Konflikt zwischen Freiheitsstrebung und Anpassung werden aufgrund ständig entgegengerichteter Tendenzen die von der Natur vorgesehenen Kommunikationswege schwierig zu begehen. Es geht nur noch dann voran, wenn man sich Widersprüche leistet oder wenn man sich der Lust zuliebe durch manchen Engpaß hindurchzwängt.

8. Sammeln und behalten

Liebe, die sich in materieller Versorgung zeigt

Wenn Eltern Liebesgefühle hegen, dann wagen sie es oft nicht, diese persönlich und sinnenfreudig zu zeigen. Sie neigen meist zur Fürsorglichkeit, auch dann noch, wenn eigentlich keine Veranlassung mehr besteht. Die häufigste Nachfrage an die geliebten Kinder hat drei stereotype Äußerungen zum Inhalt: *1. Wie steht es mit dir beruflich? 2. Hast du auch genug und gut zu essen, oder sollen*

wir dir ein Eßpaket schicken? 3. Wie ist es um deine Gesundheit be-
stellt?
Alle Fragen kreisen um das Hauptthema *der materiellen Versor-*
gung. Aus den Elternfragen kann man heraushören, welchen enormen Stellenwert die Sicherheitsfragen einnehmen. Von der ökonomischen Basis der Lebensverhältnisse verstehen sie sehr viel, und
deshalb ist ihr aufrichtiger Wunsch, daß die Kinder diese Dinge mit
dem gleichen Ernst behandeln. Reden die Kinder zuviel von Frei-
zeitaktivitäten und vergnüglichen Unternehmungen, dann leuchtet
bei Eltern die Warnlampe auf. Sie können es dann meist nicht lassen, auf die ernsthafte Seite des Lebens hinzuweisen.

Das kommunikative Interesse der Eltern beschränkt sich oft auf
die Klarstellung dieser Seite der Lebenswirklichkeit. Sie haben damit Modelleffekt: Die ökonomischen Fragen rücken in den Mittelpunkt des Interesses, selbst wenn die Kinder materielle Probleme
beiseite schieben oder sich gar über die Primitivität solcher Küm-
mernisse ärgern. Sie sind bereits infiziert von der bangemachenden
Vorstellung, daß man, was den Lauf der Zeiten angeht, nie wissen
kann, was noch kommen werde. Sorge etabliert sich in Daseinsvorsorge, die Notvorbeugung respektive deren Behebung geht allem anderen vor. Die Not bedarf keiner aktuellen Veranlassung
mehr. Sie wird mit Berufung auf schwierige zurückliegende und
unsichere vor einem liegende Zeiten einfach beschworen. Man
braucht nicht weit um sich zu gucken, und schon bekommt man
Beispiele serviert, wie jemand durch Süchte oder leichtsinnigen Lebenswandel heruntergekommen ist. So stark fühlt man sich dann
doch nicht, daß man dies einfach abtun könnte. Vorwegnehmende
Phantasie wirkt als Ansporn, es nicht soweit kommen zu lassen.

Kostbarkeiten, der Hang zum Kaufrausch

Die gute materielle Versorgungslage, die er bekommen hat, hat den
Masochisten gelehrt, daß Liebe sich vor allem in Fürsorglichkeit
auszudrücken habe. Weil er es nicht anders zu verstehen gelernt
hat, schließt er auch rückbezüglich aus dem Aufwand an Geld und
anderen Mitteln darauf, wie sehr er von anderen geliebt wird. Geben sie viel für ihn aus, dann spricht dies seiner Vermutung nach

dafür, daß er sehr geliebt wird. Bekommt er etwas Kleines oder Kleinigkeiten, dann vermag er sich darüber nicht so recht zu freuen, weil ihm dann nicht mehr so richtig klar ist, was er dem anderen eigentlich wert ist. In seiner Optik hat sich Liebe zu materialisieren und materiell zu bekunden.

Diese Einstellung kann ihm zum Verhängnis werden, wenn seine Selbstliebe ähnliche Wege beschreitet. Dann kann er sich selbst glauben machen, daß sein Selbstwertgefühl nicht unerheblich im Steigen begriffen ist, wenn er sich mit Kostbarkeiten behängt, d. h. sich äußerlich etwas Gutes antut. Er geht lecker essen und kommt sich großartig vor, weil er sich das leistet und auch genehmigen kann. Immer wenn sich sein Minderwertigkeitsgefühl meldet, wird in ihm große Lust aufkommen, durch äußere und äußerliche Beschaffungsmaßnahmen dem entgegenzuwirken. Er wird sich etwas leisten. Dies ist das sich selbst verwöhnende Gegenstück zu seinem enormen Leistungspensum. Der Masochist braucht die Selbstaufwertung durch Kaufen.

Sorgen lagern statt entsorgen

Der Masochist entsorgt sich nicht. Er verlagert die Probleme nur, er schafft sie von einer Seite zur anderen, schiebt Dinge auf die lange Bank und kommt fast nie in den Genuß des Gefühls, etwas vollständig erledigt zu haben, um sich dann bei totaler Aufgeräumtheit ungeteilter Ruhe hingeben zu können. Der Masochist ist immer unter Druck, obwohl er ihn eigentlich nicht ausstehen kann. Er weiß aber nicht so recht, was er machen soll, deshalb geht er mit seinem keine Mühe scheuenden Konzept einfach unentwegt weiter.

Der Masochist muß lernen, daß alles seine Laufzeit hat, ein Arbeitsvorgang ebenso wie eine Anstrengung. Wie die Dinge ihren Lauf nehmen und daß sich manches am besten ohne zuviel eigenes Hinzutun entwickelt, kann man nur in Erfahrung bringen, wenn man sich selbst fühlt, wenn man spürt, wann was dran ist und wann es genug ist. Wer mit Gefühl zugange ist, spürt, wenn Lust in Unlust umkippt. Führt man seine Arbeit nicht baldigst einer Erledigung zu, dann kann es passieren, daß sie getan werden muß, wenn sie einem stinkt. Der Masochist ist nie restlos frei. „Welch ein Mist!" sagt er, ohne daß er ihn umgehend wegschaffen würde. „So eine Scheiße!" sagt er, und läßt sie noch immer nicht heraus.

Unterdrücktes Kotzgefühl

„Hat sich der Hund gebadet, kehrt er zu seinem eigenen Gespei zurück." In einem ähnlichen Eiertanz bewegt sich der Masochist. Wohin er auch tritt, es ist immer wieder dasselbe. Er vermag sich nur schwer von seinen ekligen Erfahrungen zu distanzieren. Er wühlt alten Ärger immer wieder auf, ein Zeichen dafür, daß er sich außerstande sieht, sich definitiv von seinem Gekäu zu verabschieden. Immer wieder passiert es ihm, daß er feststeckt. So bleibt ihm oft nichts anderes als die ewige Wiederkehr unguter Erfahrungen. Freisein bleibt ein vergeblich geträumter Traum, dessen Realisierung an dem ständigen Gematsche von Ärger, Vorwurf, Selbstquälerei und Selbstzweifel scheitert.

Sein freiheitlicher Ansatz hat sich somatisch in ein hilfloses Ringen mit seinem Kotzgefühl zurückgezogen. Er gibt nichts in den Ausdruck, statt dessen ist er davon belästigt, sich zu übergeben, was natürlich nicht zur Ausführung gelangt, weil es sich nicht ziemen würde. Es bleibt beim Verbalheldentum. Er sagt: „Du kotzt mich an." Das klingt stark. Wenn man genau hinhört, merkt man, daß er es auch bei dieser Aussage geschickt hingekriegt hat, in die Opferrolle zu schlüpfen. Er tut so, als ob er angekotzt würde, dabei ist es doch ihm zum Kotzen. Wenn er mutiger wäre, würde er sagen: „Wenn du nicht sofort verschwindest, dann kotz ich dich an." Zu so viel Aggression fehlt ihm allemal der Mut. Er ist wie ein Kind, das sich des Erbrechens erwehrt aus Angst, es bei nächster Gelegenheit wieder aufs Butterbrot geschmiert zu bekommen.

Ekel und Übelkeit

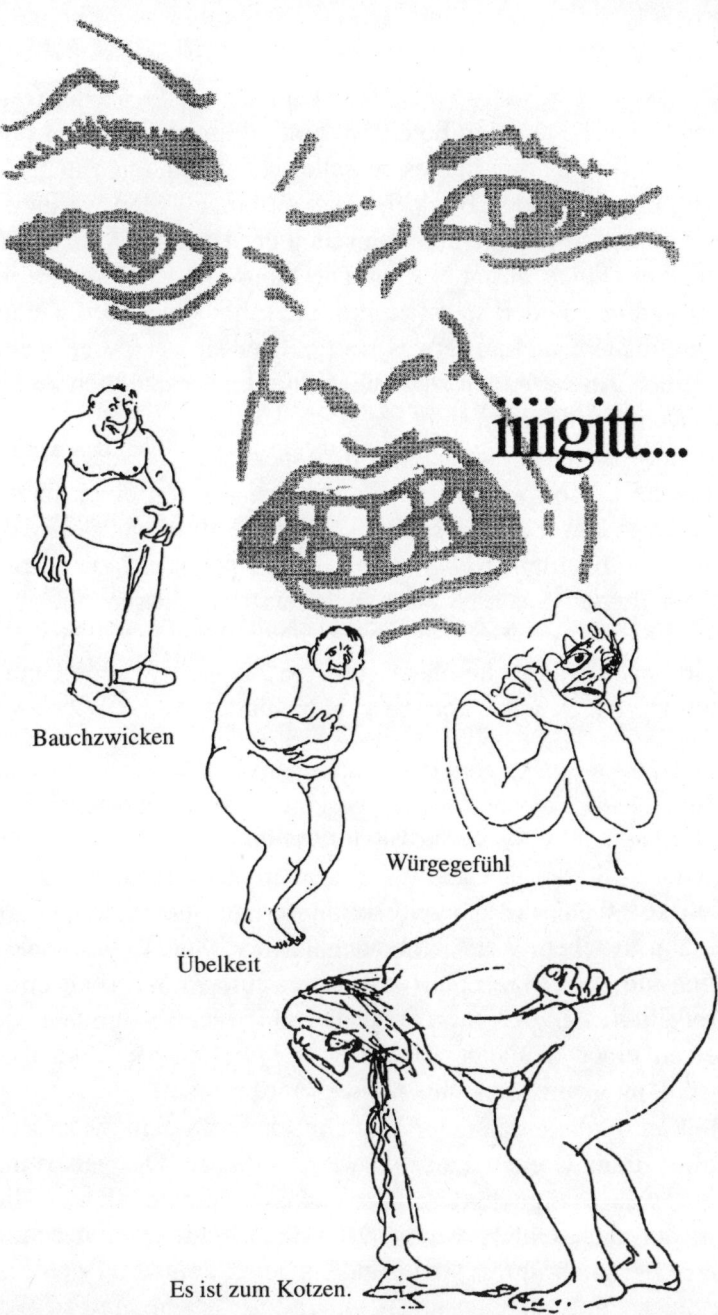

iiiigitt....

Bauchzwicken

Übelkeit

Würgegefühl

Es ist zum Kotzen.

9. Hemmungen und Schamgefühle

Hemmungen wirken sich so aus, daß man sich immer wieder fragt, was erlaubt ist, bevor man bereit ist, einen Finger zu rühren oder den ersten Schritt zu tun. In diesem Falle schaut man mit einem Zustimmung erheischenden Blick in die Welt hinein. Man wartet auf ein Zeichen der Aufmunterung von seiten der Umwelt. Man erwartet, daß einem etwas gestattet wird. Die Menschen der Umwelt haben aber genug mit sich selbst zu tun. Sie sehen wohl, daß jemand passiv herumsteht und auf etwas wartet, aber sie verspüren wenig Lust, auf den Abwartenden zuzugehen und ihn umständlich zu fragen, wonach ihm der Sinn steht.

Hemmung ist nicht nur unter dem Aspekt des „Ich-darf-Nicht" zu betrachten. Auch wenn die anderen nichts gegen einen haben, kann sie trotzdem existent sein. In diesem Falle läge sie in der Delegation von Initiative begründet. Die Umwelt wird zur Vorleistung verpflichtet. Sie muß sich etwas einfallen lassen. Sie muß den ersten Schritt tun. Der Gehemmte behält sich den zweiten Zug vor. „Bitte nach ihnen." So übt er gelinden Zwang auf seine Umgebung aus, stellt sich selbst aber bescheiden dar.

Geheimniskrämereien

Wahrheit kommt in der Übereinstimmung von Subjekt und Wirklichkeit zum Erleben. Wahrheit braucht das Licht der Öffentlichkeit eigentlich nie zu scheuen. Wer mit seiner inneren Wahrheit hinter dem Berg hält, ist aber noch lange kein Lügner. Denn schon das Ausbleiben einer Resonanz auf offengelegte Gefühle kann dazu führen, daß man zum Geheimniskrämer wird.

Viele Menschen leiden unter dem Umstand, mit dem, was sie sagen wollen, unangebracht zu sein nach dem Motto: Das gehört hier nicht hin, was bezüglich Resonanz nichts anderes heißt als: Hier triffst du auf taube Ohren. Wäre die Sensibilität auf seiten der Sprechenden bezüglich ihres Gehörfindens noch feiner ausgebildet, manch einer würde sich nur noch stotternd und stammelnd zu Wort

melden. Ich meine, viele halten nur wegen Echolosigkeit mit der
Wahrheit hintern Berg. Sie verstecken sie zunächst vor der Öffentlichkeit, später auch vor sich selbst. Das hat gravierende Folgen für
die Wahrheit. Sie wird unter Verschluß genommen, zu ihrem eigenen Schutz in Sicherheit gebracht, vielleicht gar wie ein wertvoller
Schatz in einen Tresor gelegt, womit sie dem Zugriff von außen
entzogen ist, aber mit dem Nachteil, hinter dem Schutzpanzer auch
zur Wirkungslosigkeit verurteilt zu sein. Über kurz oder lang ver-
schwindet die Wahrheit gänzlich aus dem öffentlichen Blickfeld.
An die Verschlußsache kommt man im Bedarfsfalle unter Umständen selber nicht mehr direkt heran. Es ist, als wenn man einen
Schlüssel verlegt hätte. Man weiß nicht mehr, was Sache ist, und
hat die Chance eingebüßt, lebendig zu fühlen, was man will.

Wie man Traurigkeit los wird

Wer traurig ist, ist mit dem verbunden, was er verloren hat. Eine
Beziehung zu etwas Unwiederbringlichem zu pflegen ist nicht sehr
sinnvoll. Es ist von höchster Dringlichkeit, dieses Gefühl möglichst
bald wieder loszuwerden. Wer mit seiner Traurigkeit allein bleibt
und im stillen Kämmerlein für sich dahinflennt, kann sich sein
Leidwesen beharrlich vor Augen halten und nichts davon loswerden. Um etwas loszuwerden, brauchen wir den anderen, den wir
mit unseren Gefühlen und Gedanken belasten können. Wo ist jemand, bei dem wir etwas ablegen können? *Ablegen* meine ich wörtlich. Ein trauriges Kind mit seinen Beschwernissen wirft sich einer
tröstlichen Person mit vollem Gewicht an die Brust und fängt einfach zu schluchzen an. Die tief vergrabene Traurigkeit bekommt in
Tränen einen Abfluß nach oben, und das Schluchzen expediert alle
Beschwerlichkeiten nach oben raus. Das Seufzen ist die leichtere
Form der Ableitung des Beschwerlichen. Im Seufzen zeigt die Seele an, daß sie doch noch ein Wörtchen zum Zwecke der Erleichterung des Organismus mitreden möchte. Seufzend und weinend
kommt unsere darniederliegende Seele wieder in Gang. Wie anders
soll das, was der Bauch als Fremdkörper identifiziert hat, wieder
hinausgelangen können, wenn das Weinen nicht mit kräftiger Nach-
spülung weiterhilft?

Es ist zu unserem Schaden, wenn es uns gelingt, Reingefressenes und Runtergespültes einfach einzulagern. Dann setzt sich alles, was immer wieder oben hereinkommt, unten wie in einem Krautfaß fest und wird vom vorherigen Angegorenen durchsäuert. Dann bestimmen immer nur noch die eingefleischten Gefühle die aktuelle Befindungslage. Wenn wir weiter so mit uns fortfahren, wird es uns nie mehr richtig gutgehen, da es uns immer bitter aufstoßen wird.

Erregungszustände und die Erregung öffentlichen Ärgernisses

Ein ungescholtenes Kind bejaht sich und was aus ihm kommt. Es wird bestrebt sein, in sich Lebendigkeit entfacht zu sehen. Es wird die Erregbarkeit zur Steigerung des Erlebens nutzen und kann sich auch an dem Spannungszustand des Voll- und Prallseins erfreuen. Wenn es lernt innezuhalten, dann geht bald nichts mehr. Das eigentlich spannende Leben wird nach innen verlegt und damit der Öffentlichkeit vorenthalten. Der innere Grund, warum es solches tut, liegt in der Furcht, bei weiterer Entfaltung der Vitalkräfte in der Öffentlichkeit mit seiner Lebendigkeit öffentliches Ärgernis zu erregen.

Für einen vitalen Menschen hat Priorität, sich so zu organisieren, daß ihm nichts und niemand sein frisches Lebensgefühl nehmen kann = savoir vivre, d. .h. mit den gesellschaftlichen Anforderungen zu leben, ohne sich selbst Abbruch zu tun, ohne seiner Lebendigkeit etwas wegzunehmen. Wenn man seinem Leben unter den gegebenen Verhältnissen zum Durchbruch verhelfen will, dann kann man wohl einen kurzen Aufenthalt zur Sammlung seiner Kräfte verkraften. Es muß nicht auf Anhieb alles gelingen, was man sich vorgenommen hat. Eine Zeitlang zum Innehalten gezwungen zu sein, das nimmt einem noch lange nicht die Kraft weg, zu gegebener Zeit seinen Weg fortzusetzen. Die Zeit des aufgezwungenen Aufenthaltes könnte zur Besinnung benutzt werden, wie man beim weiteren Vorgehen mit sich konform gehen kann. Ist man konzentriert und mit sich einverstanden und darüber im klaren, daß man seinen Weg fortsetzen wird, dann verdichtet sich die Kraft. Geschwächt wäre sie nur dann, wenn man aus allzu großer Furcht vor Repressionen seine Vitalität zum Opfer brächte.

Sack zubinden, Öffnungen verschließen

Die Scham setzt bei den Körperöffnungen an. Scham verschließt die Öffnungen. Sie verhindert, daß Bewegungen aus dem Innersten unbedacht und unkontrolliert nach außen gelangen. Die Scham hemmt mit Rücksicht auf die Außenwelt den Ausdruck. Die Schamschwelle verzögert den Prozeß des Aus-sich-heraus-Kommens, so daß man bei sich um innere Erlaubnis nachsucht, ehe man einfach tut, wozu man Lust hat. Die Scham erinnert das Individuum daran, daß bei allen Äußerungen die real gegebenen Verhältnisse mit zu berücksichtigen sind. Sie setzt also mit Vorliebe dort an, wo Spontanes und Unbedachtes nach außen gelangen könnten bzw. wo das wirkliche Empfinden sich verräterisch offen zutage legen möchte.

Die Scham greift mit Vorliebe an den Endstellen des Röhrensystems von Mund, Schlund, Magen und Darm zu. Soll verhindert werden, daß etwas herauskommt, dann eignet sich dazu ein Verschluß. Der Sack wird kurzerhand zugebunden. Wer seinen Mund nicht halten kann, obwohl es geraten scheint, kriegt das mit eingeschnürter Kehle leichter hin. Ist die Verschließung sehr stark, dann braucht man nicht mehr besorgt zu sein, daß man eine unbedachte Äußerung fallenlassen und sich unbeliebt machen könnte. Auch Ekeläußerungen werden in ähnlicher Weise innegehalten.

Da uns mehrere Verschlußmöglichkeiten zur Verfügung stehen, gibt es auch die Möglichkeit der Doppelt- und Dreifachsicherung. Damit ja keine Panne passiert, wird die Öffnung schon sehr früh unter Verschluß genommen. Ein verkrampfter Magen läßt nicht mal mehr einen protestschwangeren Schluckauf hochkommen; statt dessen quält sich die Person und erduldet Magenschmerzen. Ihr bleibt auch nichts anderes mehr übrig, wo sie doch darauf verzichtet hat, sich Luft zu verschaffen. Oder kommt es doch hoch, dann soll es spätestens beim Hals stehenbleiben („Mir steht es bis zum Hals"). Was dessen ungeachtet seinen Weg nach außen sucht, wird abgewürgt und hinuntergeschluckt. Damit wäre alles wieder so, wie es sein soll: Die schlechten Sachen soll man behalten, sie sollen gefälligst im Kröpfchen bleiben.

Oben soll nichts herauskommen und unten auch nichts. Die Öffnungen unten lassen sich oft weniger leicht kontrollieren. Um sie

Öffnungen verschließen, nichts rausflutschen lassen

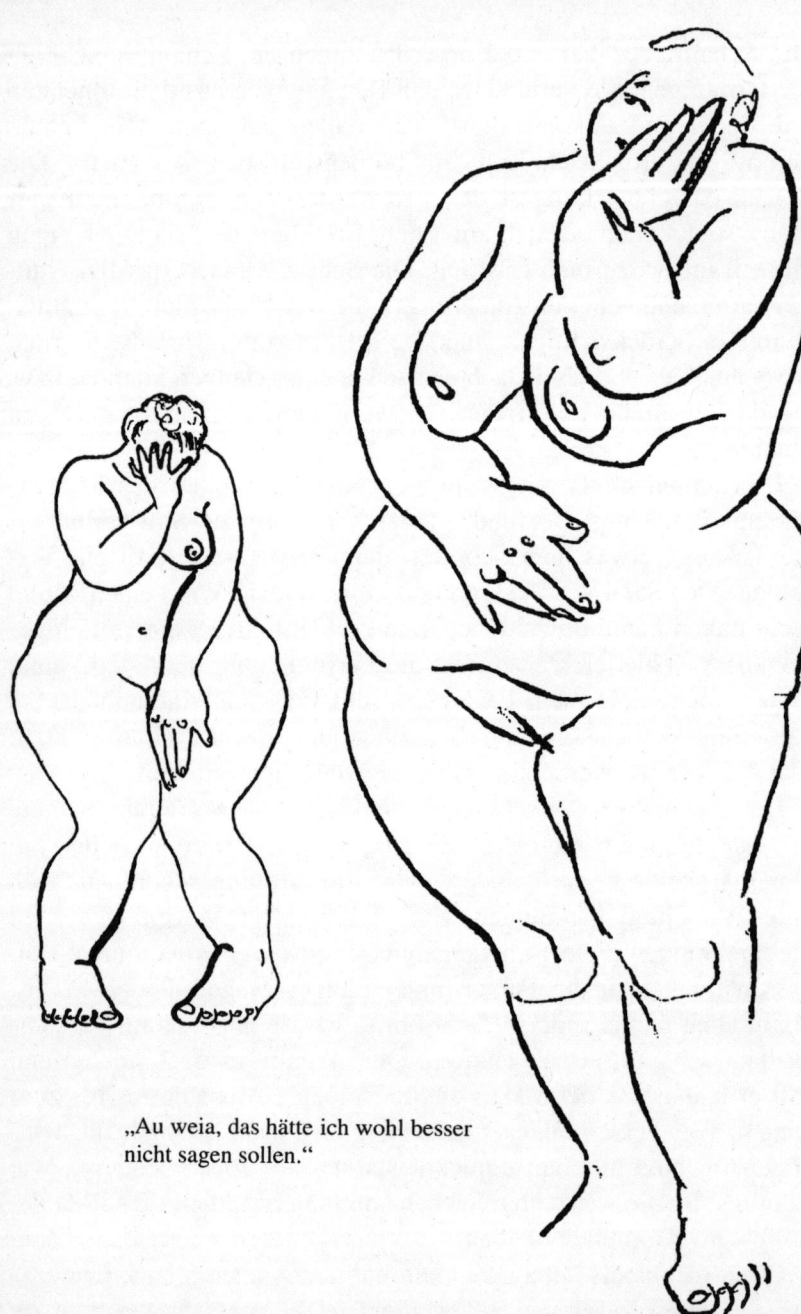

„Au weia, das hätte ich wohl besser
nicht sagen sollen."

Scham und Charme

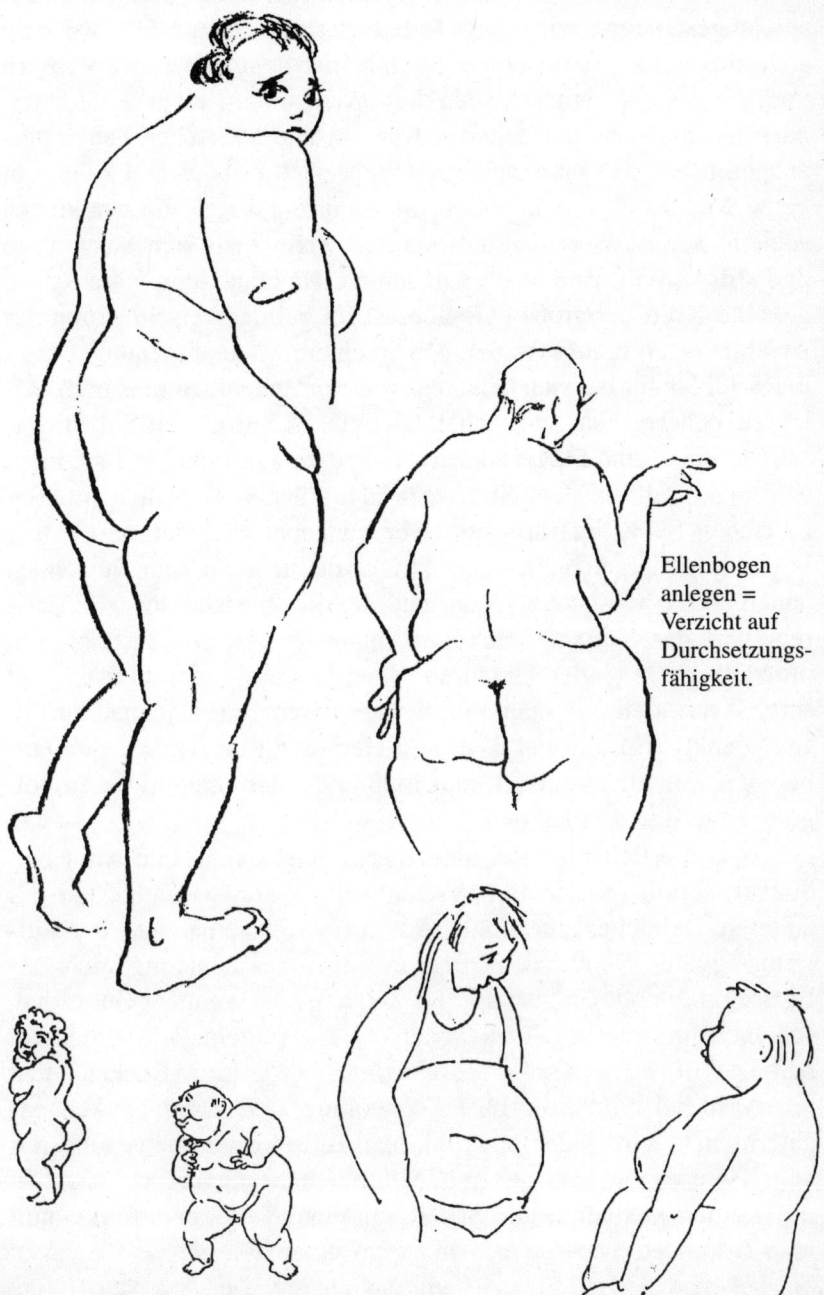

Ellenbogen
anlegen =
Verzicht auf
Durchsetzungs-
fähigkeit.

unter Verschluß zu kriegen, muß bedeutend mehr Aufwand betrieben werden. Eine gute Abdichtung muß her, damit nichts zur Unzeit abgeschieden wird. Die Toilette ist der einzige Ort, wo man sich mit Anstand von seinem Mist, seiner Scheiße, seinen Pupsern und seiner Pisse verabschieden darf. Wenn einem außer der Zeit danach ist, muß das unterbunden werden. Die Menschen haben herausgefunden, daß man sich zusätzlicher Mittel bedienen kann, um keine Malaisen zu bekommen. So kann ein zugekniffener Po bei seinem Bemühen unterstützt werden, wenn man sich ganz ruhig und still verhält. Eine noch wirksamere Unterstützung wäre es, die geballte Kraft der großen Gesäßmuskeln bei der Verschließung des Arschloches mit aufzubieten. Mit so einem Maßnahmebündel kann man viel länger bei sich behalten, was am Ende doch raus muß. Alles zu beherrschen und sich total unter Kontrolle zu haben, das scheint eine feine Sache zu sein. Trotzdem kann und darf sie nicht gelingen, weil sie dem Stoffwechselgeschehen Gewalt antut. Beherrschen heißt unterdrücken. Werden dabei auch lebenswichtige Impulse niedergemacht, dann darf es damit nicht sein Bewenden haben. Dann wird man sehen, daß unbewußt etwas losgeht; dann rebelliert der Körper. Somatiken zeigen es an. Ein Beispiel: Ein plötzlich auftretender Harndrang kann Kampf- oder Fluchtaufruf sein, je nachdem, ob man an „sich-verpissen" oder „jemand anpissen" denkt. Auf alle Fälle ist dem Harndrang der Hinweis zu entnehmen, daß etwas endlich raus muß und einer endgültigen Erledigung zugeführt werden muß.

Das körperlich enge Beisammensein von Sexual- und Ausscheidungsfunktion hat die Beherrschung des einen wie auch die des anderen Bereiches zur Folge. Es dürfte für jemanden, der aufgrund rigider Reinlichkeitsdressur seine Ausscheidung nicht als Entsorgung und Entlastung des Organismus kennengelernt hat, schwer sein, seinem Scheiß oder etwas anderem, was druckvoll heraus will, etwas Gutes abzugewinnen. Wer sein Becken nicht als Ausdrucksfeld von Lust, Zuneigung und Hingabe kennengelernt hat, wird jeder unwillkürlich auftretenden Bewegung aus dem Unterbauch zunächst mit Mißtrauen begegnen. Im Extremfall werden Sexualität und Scheiße in einen Pott geworfen, womit man bekundet, wieviel man mit dem einen wie dem anderen zu tun haben will. Igit das eine wie das andere. Den Sack zubinden, nichts rauslassen, das *schlaucht*. Die Gedärme müssen es ausbaden.

Zum Zwecke der Innehaltung wird die peristatische Funktion als die austreibende Kraft des Bauches beherrscht, aus Scham werden Verschlüsse gebildet. Beides zusammengenommen bedeutet krankmachenden Streß.

10. Schuldgefühle

Schuld lädt man sich auf, wenn man sich einer Aufgabe versagt, der man ohne weiteres nachkommen könnte, da man ihr in jeder Hinsicht gewachsen ist. Schuldgefühle entstehen, wenn man sich für eine Aufgabe verantwortlich gemacht fühlt, ohne es mit ihr aufnehmen zu können. Die Verantwortung ist zudiktiert, ohne daß man imstande wäre, einzuschätzen, was Sache ist. Trotzdem sollte man etwas tun oder getan haben. Die Begrenztheit eigener Kompetenz wird einfach übergangen. Im Schuldgefühl fühlen wir uns dem beliebigen Urteil einer Umgebung ausgesetzt, dem es ohne Rücksicht auf unsere subjektive Befindungslage einfach einfällt, uns etwas zur Last zu legen. Wer nicht auf der Stelle erkennt, wie ihm da geschieht, der findet sich unversehens in der Lage dessen vor, der sich nicht mehr mit einer erbarmungslosen, unmöglichen Umwelt, sondern mit seinen Schuldgefühlen herumzuschlagen hat.

Schuldgefühle bringen für den, der sie hat, viel Leid mit sich. Der so Geplagte wird nie das Gefühl los, eigentlich besser, reifer und erwachsener gewesen sein zu müssen. Er versagt sich die innere Anfrage, was im Bereich des Möglichen gewesen wäre. Die Disposition für Schuldgefühle entwickelt sich im Kindesalter, wenn die Umwelt keinen Respekt vor dem Reifegrad des Kindes hat – ihm im Gegenteil abverlangt, die Werte der Erwachsenen unbesehen und unverdaut für wichtig und gültig zu nehmen, ohne Rücksicht darauf, daß das Kind noch gar kein verantwortungsfähiges Ich-Gefühl ausprägen konnte. Die äußere Welt stellt sich über die Gegebenheiten des Kindes, über seine Gaben, über reale Gegebenheiten. Das Kind, das sich darauf einläßt, wird von einem Gewissen beherrscht, das ihm gegenüber immer besserwisserisch ist, weil es ihm jenseits von Selbsterkenntnis etwas zu wissen vorgibt, ohne daß dem ein organischer Lernprozeß vorangegangen wäre. Das Kind ist und wird immer der Dumme sein, so es in die Verantwortung von Dingen gezogen wird, für die es noch nicht herangewachsen ist.

Schuldgefühle und verbotene Lüste

Fragt man sich, was ein Kind schon Schlimmes getan haben könnte, wofür es zur Rechenschaft gezogen werden dürfte, dann wird einem nicht viel einfallen. Zu den Errungenschaften des Rechtsstaates gehört es, Kinder von der Verurteilung auszunehmen, weil sie noch nicht strafmündig sind. Daß ein Kind ein scheußliches Verbrechen begeht, ist eine große Ausnahme. Es ist eher davon auszugehen, daß das Kind ab und zu im Spiel aus Lust und Laune ausgelassen ist und dabei über die Stränge schlägt und sonstwie Dinge tut, die bei Erwachsenen auf Mißfallen stoßen. Erzieher erdreisten sich, dem Kind Bosheit zu unterstellen, bloß weil es spielerisch spontan war oder einfach nur Lust auf etwas anderes hatte.

Vergnügen nimmt beim Kind einen hohen Rang ein. Die mißvergnügten Erwachsenen unternehmen bei dem Versuch, dem Kind den Ernst des Lebens beizubringen, alle Anstrengungen, ihm gründlich den Spaß am Leben auszutreiben. Der Ernst beginnt. Das Kind wird in Disziplin genommen und gezwungenermaßen lernen, sich nach Regeln zu verhalten. Wer alles immer geregelt kriegen will, für den sprechen Regeln für sich selbst: „Das tut man nicht." „Ein anständiger Mensch..." Aber das Kind ist u. U. einer anderen Ansicht zugeneigt. Dem Kind beliebt anderes. Es will tun, wozu es Lust hat, und nicht unbedingt das, was sich gehört, d. h. was es von außen hört. Ein naives Kind hört auf sich selbst, seine Lust und seine Laune, seine Antriebe und seine Begehren. Eine bourgeoise Gesellschaft bezeichnet es als ungehorsam, weil es nicht das von ihr gewünschte Verhalten an den Tag legt.

Je rigider das System, um so mehr wird alles zum Vergehen, was man für sich tut, auch der Wunsch, für sich sein zu wollen. Das Bestreben, Intimsphäre zu beanspruchen und diese eigens gefühlsmäßig füllen zu wollen, wird als anmaßend empfunden. Der Umstand, daß sich ein Verhalten nicht ein- und unterordnen läßt, stößt bei rigider Umwelt auf helle Empörung. „Wie kann man nur?" So beginnt die Kampfansage an die Lust und den freien Willen. Glaubt man nach langen Auseinandersetzungen der Umwelt mehr als sich selbst und gibt man ihr recht, dann setzt man sich automatisch ins Unrecht, wenn man tut, wozu man Lust hat. Damit ist die tiefste Form des Schuldgefühls geboren. Das Verbrechen besteht fortan alleine darin, seiner Lust nachkommen zu wollen oder ihr nachgegangen zu sein. Lust und vor allem Sexualität gelten mit dem Vorwurf, damit triebhaft zu sein, von vornherein als suspekt. Es ist nicht in Ordnung, sich diesbezüglich auszuleben.

Wenn alle dagegen sprechen, bleibt das nicht ohne Auswirkung auf die Selbstbeurteilung. Sobald sich etwas regt, was mit der Umgebung unabgesprochen ist, haben Hochsensible das Gefühl, sich etwas Unerhörtes herausgenommen zu haben.

Treffe ich auf Sich-schuldig-Fühlende und können sie mir kein gravierendes Vergehen vorweisen, dann steht zu vermuten, daß sie Opfer einer lustfeindlichen Umwelt geworden sind. Weil nunmehr ihre Lust im argen liegt, gibt es für sie keinen unverhohlenen freudigen Ausdruck mehr. Verhaltenskonsequenz: Wenn man sich nichts zuschulden kommen lassen will, tut man am besten gar nichts. Die Null-Bock-Haltung ist geboren. Von der Lust bleibt nur noch ihre Perversion übrig: „Ich hab' keine Lust." Für mich ist diese Haltung die direkte Konsequenz aus einem global gewordenen Schuldgefühl. Man glaubt aus dem Schneider zu sein, indem man nichts tut. Dann kann einem keiner was. Die körperlichen Auswirkungen der Schuldgefühle sind verheerend: Passivität, regungslose Haltung, käsiges Aussehen, klamme Haut, feucht-kalte Hände, dazu eine wimmerige Stimme, die den passenden Sound dazu liefert. Sie werden zur traurigen Bilanz, wenn man sich den spontanen Ausdruck verbieten läßt und die Lust aus seinem emotionalen Repertoire gestrichen hat.

Perfektion und Schuldgefühle

Von einem Menschen kann nur das verlangt werden, was er kann und wieviel er vermag. Nach Können und Vermögen bestimmt sich das rechte menschliche Maß. Es können auch Fehler unterlaufen. Das Wort Fehler deutet an, daß noch etwas fehlen kann. Fehlendes kann immer nachgeholt werden. Das Fehlende hinzuwachsen zu lassen oder einen Fehler der Korrektur zu unterziehen, das ist ein wesentlicher Zug von Entwicklung, ist Entwicklungsaufgabe. Nur wer dem Perfektionswahn verfallen ist, der seinerseits die Ausgeburt eines sträflichen Gewissens ist, der muß alles von vornherein richtig machen. Dem darf nicht mal ein klitzekleiner Fehler unterlaufen. Die Qualen und Schuldgefühle eines Menschen, der ein Engel und Halbgott zu werden versucht und sich immer um unendliche Weiten davon entfernt sieht, sind grenzenlos. Das Streben nach – in langen Fristen zu entwickelnder – Vollkommenheit (Kommen zum Vollen, Kommen zur Fülle) wird leider damit verwechselt, daß man eigentlich immer schon in ihrem Besitz sein müßte.

Schau dir die Perfektionisten an, wie sie bedächtig zu Werke gehen, ohne Schwung, ohne Experimentierfreude und mit wenig Wagemut. Perfektionisten haben ein gestörtes Verhältnis zu ihrem Stuhlgang, zu der Körperstelle, wo er sich sammelt, und zu der Öffnung, wo er herauskommt, zum Arschloch. Wen wundert es, wenn sie verstopft sind, Hämorrhoiden haben oder im Beckenboden verspannt sind. Nur Kranken ist erlaubt, ihrem Stuhlgang Beachtung zu schenken. Eine reinlichkeitsbesessene Zivilisation versteigt sich darin, Dreck für ein Verbrechen zu halten, ungeachtet der Tatsache, daß Dreck eine Begleiterscheinung des Stoffwechsels ist.

Wir müssen achtgeben, daß das immense Ausmaß verrücktmachender Schuldgefühle nicht zu einem Leiden an der menschlichen Natur wird. Schuldgefühle zeigen meßgenau, wie defizitär die „Annahme seiner selbst mit allem Drum-und-Dran" entwickelt ist und wie wir verzweifeln müssen, wenn wir die menschliche Natur überwinden wollen, anstatt ihr mehr Rechnung zu tragen.

Die Angst vor Mißliebigkeit und Gesichtsverlust

Tief im Schuldgefühl lauert eine doppelte Angst: die Angst vor Freiheitsverlust durch Verhaftung und Gefängnis und die Angst vor öffentlicher Bloßstellung sowie dem damit verbundenen Gesichtsverlust. „Wie stehe ich vor den anderen da?" lautet die Frage, die sich neutral anhören könnte, für den Masochisten aber immer mit massiven Befürchtungen einhergeht. Er will es ja den anderen recht machen. Wird seine Absicht in Frage gestellt, dann rechtfertigt er sich unentwegt mit Bemerkungen wie: „Ich habe es doch nur gut gemeint", womit er unablässig bekundet, wie sehr er sein Verhalten auf Sozialverträglichkeit ausgerichtet hat. Die Angst vor mißliebiger Umweltreaktion irritiert ihn so sehr, daß er der Umwelt zuliebe seine ursprünglichen Handlungsimpulse verfälscht. Er tut nicht mehr das Gute, das er will; er „begnügt" sich mit dem Verfälschten, indem er sich in inneren Widerspruch zu seinen eigenen Absichten bringt. Gefühle trocknen immer dann aus, wenn man sich oder anderen etwas beweisen will. Er will sich und der Umwelt beweisen, daß er besser ist als ein schlimmer Ruf, den er sich unbedacht zuziehen könnte. In ständiger Abwehr eines undefinierbaren Images, durch Originalverhalten möglicherweise in den Augen der Welt als verkommenes Subjekt hingestellt werden zu können, vergibt er sich seine inneren Chancen und findet nicht mehr zur Frische des ursprünglichen Fühlens zurück. Er nimmt es nicht mehr mit dem Leben, sondern nur noch mit Meinungen der Umwelt auf. Schuld und Angst verleiten ihn dazu, sich an die Kandare zu nehmen. Diese Selbstkontrolle setzt ihn schlimmer fest, als es das strengste Gefängnis tun könnte. Das sind schlechte Lebensaussichten.

Schuldzuweisung und Selbstbezichtigung

Sind Schuldgefühle überhaupt Gefühle? Strenggenommen verdienen sie diese Bezeichnung nicht, weil sich nicht mehr viel bewegt, so bald sie auf der Bildfläche erscheinen. Von Gefühlen kann nur solange die Rede sein, als es Gestaltungsmöglichkeiten gibt und Lösungen vorangetrieben werden. Der Schuldvorwurf hat es an sich, daß er zunächst einmal apodiktisch einen Prozeß beendet mit der Feststellung, es habe am Beschuldigten gelegen, daß alles so kommen mußte, wie es gekommen ist. Steht die Urteilsverkündigung in einem rechtsstaatlichen Prozeß am Ende eines Verfahrens, dann ist es beim Schuldvorwurf und der Selbstbezichtigung gerade umgekehrt: Das Urteil steht am Anfang, ohne den Sachverhalt genauer zu untersuchen. Gerechtigkeitsfanatiker würden, wenn man ihnen freies Spiel gewährte, einen Verdächtigen sofort in Haft nehmen und ihn nicht eher freilassen, bis alles aufgeklärt wäre. Solange sich etwas nicht klären ließe, würde der Schuldvorwurf aufrechterhalten bleiben. „Man kann doch nicht so tun, als ob nichts geschehen wäre", sagt der Gerechtigkeitsfanatiker, und damit versagt er dem anderen schon bei Verdacht die Möglichkeit, sein Leben eigenbestimmt weiterzuführen. Er möchte den anderen in Handschellen gebunden in U-Haft gebracht sehen, bis alles restlos aufgeklärt ist.

Mit sich selber geht man als radikaler, perfektionierter Rechthaber auch nicht gnädig um. Hat man etwas nicht hundertprozentig erledigen können, dann kann man sich dies so zu Herzen nehmen, daß man annimmt, jede Chance zum Weitermachen verspielt zu haben. Die Devise heißt: entweder richtig oder gar nicht. Der Perfektionsdrang zerstört die Lern- und Erfahrungsansätze eines Anfängers. Alles muß von vornherein klappen – oder es zählt negativ. Für Versuchsspielchen ist kein Raum gegeben. So etwas darf man nicht durchgehen lassen. Im Interesse der Ordnung und exakten Ausführung muß entschieden durchgegriffen werden. Man sieht, es kommt nicht nur darauf an, einen aktuellen Vorgang einmalig zu bereinigen, man verlangt vielmehr, daß er für alle Fälle reguliert wird. Perfektionsdrang will sich und den anderen einen radikalen Lebenswandel vorschreiben. Zur Erreichung dieses Zieles bedient er sich der Mißbilligung, die sich allem gegenüber geltend machen läßt, das dem hohen Leistungsstandard nicht genügt. Mißbilligung ist die Dynamik, die zur Verurteilung hinführt: Bist du falsch oder nicht richtig, und bist du nicht willig, diesen Zustand zu ändern, dann muß man dich zu deinem Heil zwingen. Perfektionisten führen sich der Welt gegenüber wie Lehrmeister und Richter auf. Zwei Voraussetzungen bestimmen den inneren Prozeß eines Menschen, der Schuldgefühlen zuneigt:

1. Erwartungen werden – oft auch latent – an die Person herangetragen. Die Person meint, entsprechen zu sollen. Aus Liebe wird die Anpassungsleistung gebracht und der fremdbestimmte Wunsch

verinnerlicht. Der Außeneinfluß wird durch die Verinnerlichung zum Diktat an sich selbst. Nun trägt man fremdbestimmte Normen mit sich herum und wird von ihnen innerlich weiterhin fremdbestimmt. Man wird zum *Normopathen.*

2. Man hat nicht gelernt, die Urteile der Außenwelt wie diskussionswürdige Meinungsbekundungen zu behandeln. Man nimmt zu schnell einfach so hin, was einem gesagt wird. Den vorgebrachten Überzeugungen der anderen wird der Rang eines nicht mehr revidierbaren Rechtsurteils beigemessen. Was von anderen an Meinungen, Aussagen oder Appellen ausgeht, bekommt zu schnell auch im Inneren einen hohen Verbindlichkeitsgrad. Das Gewissen verliert seine originäre Fähigkeit, Orientierungshilfe zu geben und die Erfahrungen von gestern für ein verbessertes Verhalten von morgen auszuwerten. Es ist nur noch die Instanz, die die Wertvorstellungen der Gesellschaft im Inneren mit Nachdruck vertritt.

Das Ende solcher Beeinflussungen ist dann, daß wir innerlich (er)lahmen. Die Konfusion hat damit keineswegs ihr Ende erreicht. Denn jetzt, wo wir lahm geworden sind, können wir uns noch zusätzlich den Vorwurf der Faulheit, der Initiativlosigkeit und mangelnder Begeisterung einhandeln.

Stillgestanden, keine Bewegung!

Mit dieser Losung können Ordnungskräfte einen auf frischer Tat ertappten Übeltäter dingfest machen, um ihn in Haft zu nehmen. Ich will aufzuzeigen versuchen, daß man gegenüber sich selbst ganz ähnlich verfährt, wenn man sich potentiell für schlecht hält. Bezichtigt man sich, selbst ein Übelwoller, ein Übeltäter oder gar ein Schweinehund zu sein, dann wird man möglicherweise sich selbst gegenüber Methoden praktizieren, wie sie polizeidienstlich gegenüber Strolchen bewährt sind. Wenn man etwa seine Triebe der Umtriebe verdächtigt, dann hat man Grund, bei unangemeldeten Spontanregungen sofort Verdacht zu schöpfen, daß sich etwas anbahnen könnte, dem frühzeitig ein Riegel vorgeschoben werden sollte. Zu einem perfekt funktionierenden Sicherheitssystem in totalitären Regimen gehört, daß man Verdächtige vorsorglich verhaftet, um herauszufinden, ob sich die Lage beruhigt, wenn man die potentiellen Anstifter von Unruhe aus dem Verkehr gezogen hat. Mißtraut man den innerlich wirksamen, meist unbewußten Kräften, dann wird man durch geeignet erscheinende Maßnahmen vorbeugen und so zum frühestmöglichen Zeitpunkt verhindern, daß Regungen oder Erregungen aus dem Körper herausbrechen, die diesem den Ruf einbringen könnten, zu den Hauptverursachern des Übels in der Welt gerechnet werden zu müssen. Welche Maßnahmen könnten dem Übel Einhalt gebieten? Ganz einfach: Es muß eine Möglichkeit geschaffen werden, die potentiellen Unruhestifter sicher zu verwahren. Im Dienste dieses Ziels treibt der Körper einen restriktiven Muskelaufwand und erreicht eine weitgehende Sicherstellung durch Selbsteinschränkungsmaßnahmen. Skrupulöse Menschen vergattern sich. Die äußeren Muskelschichten werden stramm zusammengezogen und mit Kontrollvorrichtungen versehen. Dämme werden gegen überschießenwollende Gefühle errichtet. Durch Sperren wird unwillkürlichen Regungen der Ausgang in die Welt verwehrt. Man schafft innere Haftbedingungen. Im Muskelpanzer hat sich der Masochist einen Sicherheitstrakt gegen alle seine innerlich wirksamen unerwünschten Lebensimpulse errichtet. Die Langzeitwirkung solcher Maßnahmen läßt einen einfühlsamen und ausdrucksbedürftigen Körper zu einem Gefängnis verkommen, in dem dunkle Triebe hausen. Das gilt für den Extremfall. Zu dieser Radikalkur braucht es nicht zu kommen, wenn man sich selber schon vorsorglich einschränkt, wenn man sich manches versagt, wenn man seinen Auslauf verkürzt, wenn man sich selbst schon die Flügel unbändigen Freiheitsdranges stutzt, wenn man seine Triebe beschneidet, wenn man seine Gelüste kappt, wenn man sich Manschetten anlegt – kurzum: wenn man sich „anständig" gibt. Dämpft man sich rechtzeitig, ist die Gefahr, eine vitale Mine loszutreten, relativ gering. Bleibt man auf dem Teppich, versagt man sich einen gewissen Umgang, geht man nicht exzessiv tanzen und macht keine tollkühnen Sprünge, dann versiegelt man sich in einer Bescheidenheit, mit der man gesellschaftlich gut fährt.

Gnade vor Recht ergehen lassen

Gnade vor Recht ergehen zu lassen sollte nicht nur etwas sein, was man von den gesellschaftlichen Instanzen erwartet. Vielmehr sollte man auch intern mit sich nach diesem Grundsatz verfahren. Gnade vor Recht bedeutet, daß man auch innerlich wieder zum Ausdruck in Freiheit zurückgelangt. Unter ständige Anklage gestellt, tut sich die Freiheit schwer, den Anwürfen gegenüber ihren Stand zu wahren. Sie braucht die Gnade als ihren Anwalt. Nur die Gnade garantiert ihr, daß sie unbeschadet bleibt.

11. Ärger und Rechthabereien

Überlegenheitsgefühle und Rechthaberei

Der Masochist leistet Widerstand. Widerstand ist ein Zeichen geringer Dialogbereitschaft. Das beherrschende Kommunikationsmuster ist Angriff und Verteidigung, Anklage und Selbstrechtfertigung. Wenn beide Seiten sich Paroli bieten und niemand nachzugeben bereit ist, bewegt sich nichts vorwärts. Das beherrschende Gefühl, wenn man zum Nachgeben gezwungen worden ist, ist ein nie enden wollendes Gejammere über die Unverschämtheit des Kontrahenten im einzelnen und über die Ungerechtigkeit der Welt ganz allgemein. Allen Erfahrungen zum Trotz beharrt der Masochist darauf: Er muß recht haben oder recht bekommen. Wieso ist ihm das so wichtig, es gibt doch bestimmt Spannenderes zu erleben? Diese Frage kann nur aus der Entwicklungsgeschichte des Masochisten erklärt werden.

Ein unverstandenes Kind verbeißt sich erst einmal darin, daß ihm Gerechtigkeit widerfahren möge. Es mag den Umstand nicht hinnehmen, ohne Berücksichtigung seiner subjektiven Beweggründe einem Klima von vorschnellen Urteilen ausgesetzt zu sein. Das Kind hatte im Eifer des Spiels oder in der Laune des Augenblicks etwas getan, was in den Augen anderer zu Fragen Anlaß gibt. Anstatt es nun wirklich nach seinen Beweggründen zu befragen, wurde nicht nur sein Verhalten, sondern die Person im Ganzen als fragwürdig hingestellt. Die Umgebung urteilte: Mit dem Kind stimmt etwas nicht, es benimmt sich immer daneben.

Niemand kann es auf die Dauer aushalten, immer als der Schuldige hingestellt zu werden, obwohl es sich nach subjektivem Empfinden ganz anders verhielt. In seiner Verzweiflung übernimmt das unverstandene Kind das vorgegebene Verhalten und ist auf Retourkutsche bedacht. Wenn man erst einmal seine Unschuld eingebüßt hat, dann verzichtet man leider auch selbst auf das Wohlwollen: Das Kind beäugt die Umgebung, inwieweit diese sich wirklich besser verhält. Es spürt auf, womit sich andere ins Unrecht setzen. Da braucht es nicht lange zu warten. Einem argwöhnischen Blick geht immer etwas in die Falle. Jetzt heißt es zurückschlagen. Die Schuldzuweisung beruht nun auf Gegenseitigkeit. Wie kommt man da wieder heraus, wenn man sich in diesem Dickicht verstrickt hat?

Das Überlegenheitsgefühl bietet sich dem Masochisten als Ausweg an. Er träumt davon, über den Dingen zu stehen und über alle kleinkarierten Streitigkeiten erhaben zu sein. Die gegenüber den Streitparteien abgehobene Position des Richters ist unangreifbar. In so einer unanfechtbaren Position möchte er sich befinden. Dann könnte ihm niemand mehr einen Strick drehen. Sieht man das Überlegenheitsgefühl in diesem Wirkgeflecht, dann ist es also primär nicht das Bedürfnis, sich über die Schwachheiten anderer lustig zu machen, sondern der verzweifelte Versuch, nicht unterzugehen. Nur als Richter ist man tabu; man ist selbst aus dem Schneider und kann, wann immer man will, unter die ewigen Streitereien einen Schlußstrich ziehen. Wenn der Masochist sein Überlegenheitsgefühl in Anschlag bringt, will er ein letztes Mal kundtun, daß Recht und Gesetz hinter ihm stehen. Was aber steht vor ihm? Menschen, mit denen er sich verständigen müßte, die er aber mit seinem „Ich hab' doch recht, ihr könnt sagen, was ihr wollt" vor den Kopf stößt.

Der Widerspruchsgeist

Ein Mann gebietet seiner Frau, die gerade wieder einmal ein langes Telefongespräch führt: „Telefonier nicht so viel, denk an die Telefonrechnung!" Ergebnis dieser energischen Empfehlung: Die Telefonrechnung stieg sprunghaft an. Das Gebot reizte zum Widerspruch und ließ an der Ausübung des Verhaltens verstärkt festhalten, obwohl durchaus die Einsicht da war, daß frau sich kürzer fassen könnte und daß es nicht gut ist, sein Geld/ihr Geld an die Post zu verschenken. Aber die Intervention mitten ins Gespräch hinein weckte nur Widerspruchsgeist. Sie sagte sich: „Ich laß mir doch nicht vorschreiben, wen ich anrufe und wie lange ich beim Telefonieren zugange bin. Ich mache, was ich will." Wie vom Teufel geritten, legt sie noch einen Zahn zu. Die erhöhte Telefonrechnung beweist, daß es ihr nicht nur um trotzige Selbstbehauptung geht. Der Einwand ihres Mannes provozierte eine andere Frage, die sie sich erst jetzt zu stellen begann: „Bin ich es denn nicht wert? Darf ich nicht auch Kosten verursachen? Was glaubt er denn, mit wem er es zu tun hat?" Die freiheitliche Selbstbestimmung ist angekitzelt worden.

Jähzorn und Tobsucht

Masochisten kommen nicht so recht damit klar, daß es in der Welt auch ungerecht zugeht. Der Masochist in seinem Zorn begnügt sich nicht mit Appellen. Er ist so aufgebracht, daß er am liebsten dreinschlagen möchte. Das tut er als anständiger Mensch natürlich nicht. Statt dessen versucht er zu zwingen, andere in die Knie zu zwingen. Er kennt kein Pardon. Ihm selbst wurde früher auch nie Pardon gegeben, jetzt ist er selber auch schon so weit, daß ihn die freie Willensbestimmung eines anderen Menschen einen feuchten Dreck schert. Er sagt sich und den anderen: „Was sein muß, muß sein, der gerechten Sache wegen." Läuft es dann doch nicht so, wie er will, dann wird er jähzornig. Seine Aggressionen entladen sich völlig willkürlich und ungezielt. Unversehens wird er selbst irgend jemand gegenüber ungerecht. Das bringt das Dampfablassen so mit sich. Wehe dem, der ihm dann unterkommt!

Eine genaue Beobachtung des Körpergeschehens bei Zornesausbrüchen zeigt, daß man sich selbst in etwas hineinzwingt. Man verknotet sich im Bauch. Man pumpt sich ungemein auf. Ein Schrei aus Zorn ist keine Entbindung von Kraft. Die Art, wie jemand sich hineinsteigern kann, zeigt vielmehr, daß man die Wut immer noch mehr in sich hineindrückt. Der Bauch wölbt sich im Geschrei heraus, aber er entleert sich keineswegs. Ich sehe im Zwang einen Vorgang, bei dem man im Bauch ein Paket schnürt. Bleibt man im Zwang, bringt man sich und andere weiterhin in Zwangslagen.

Ärger

Masochisten sind ärgerliche Menschen. Sie ärgern sich über die Widrigkeiten der Welt und vor allem über die immer wieder verpaßten Gelegenheiten. Karl Valentin hat die Situation des Chancen verpassenden Masochisten trefflich beschrieben. Leicht abgewandelt hört sich das so an: „Mögen täten wir schon wollen, aber dürfen hätten wir uns nicht getraut."

Die Wut ist immer auf die Gegenwart bezogen. Mit ihr würde man gegenwärtig etwas machen können. Der Ärger hinkt hinterher. Man bellt den Mond an und bedauert, daß wieder mal der Zug vor der Nase weggefahren ist. Im Ärger werden wir unfruchtbar, weil wir uns umständlich mit dem beschäftigen, was bereits vergangen ist und was sich unserer gegenwärtigen Beeinflussung mittlerweile entzieht. Im Ärger rühren wir nur noch einmal die Scheiße um. Wir walzen die Probleme aus, indem wir sie immer wieder erzählen, u. U. mit dem selbstbezichtigenden Beisatz, wie idiotisch wir uns doch verhalten hätten.

Im Moment der Wut war alles auf Aktion eingestellt. Im Ärger geschieht nichts als Selbstbeklagung. Die Furcht ist größer als der Mut. Das Bedürfnis, es bei dem Bisherigen zu belassen und stillzuhalten, siegt mal wieder über die innovative Kraft der Veränderung. Das Schlimme am Ärger ist der Aktualitätsverlust. Man hat sich so sehr in seine Welt des „Es ginge ja, aber es geht nicht" eingebuddelt und ist ausschließlich in der Erwägung dieser zwei Seiten befangen, daß man überhaupt nicht mehr mitbekommt, welche Chancen sich zwischenzeitlich aufgetan haben. Mit zuviel Ärger wird man zu einem Gestrigen.

Der Ärger als Protest gegen eine Welt, die nicht so ist, wie sie sein sollte

Dem Ärgerlichen paßt die Welt nicht in sein System. Ärgerliche Menschen verlangen von der Welt mehr, als diese zu geben gewillt ist. Adenauer wird der Satz zugeschrieben: „Nimm die Menschen, wie sie sind, es gibt keine anderen." In dieser Einsicht ist angedeutet, daß niemand darum herumkommt, ein Quentchen Leiden an der Andersartigkeit des anderen auf sich zu nehmen. „Ärgerlinge" gehen mit anderen streng um, überfordern ihre Mitwelt und verzweifeln anschließend an ihr. Die Bereitschaft, aus geringfügigem Anlaß sofort einzuschnappen, erweist sich als eine selbstgestellte Falle, die das Wohlwollen von ihrer Seite allzufrüh zu Grabe trägt. Im Ärger halten die Menschen ihre eigene Feindseligkeit versteckt. Sie wird nicht erkannt und deshalb auf den anderen projiziert.

V. Der rigide Charakter
Mit *Hingabe* zurückhalten

Vierphasig ist die Verlaufsgestalt des Lebensprozesses. Nach der Bejahung, Ladung und Spannung steht schließlich die Entladung an. Die wichtigste Funktion in dieser vierten Phase ist das

HINGEBEN.

Mit der Ausgestaltung dieser Funktion ist die Produktivität eines Menschen verbunden, seine Kraft, etwas Substantielles zu schaffen. Geben, sich mitzuteilen, ist ein energetisches Bedürfnis, wenn man genug gekriegt hat und sich sein Teil zu nehmen wußte. Dann steckt man voller Energien. Geben wird zum Selbstausdruck in Hingabe und ist mit einem Gefühl tiefer sozialer Befriedigung verbunden. Der hingebenden Entladung folgt die Entspannung. Ein hingebungsvolles Leben ist garantiert auch ein entspanntes Leben. Wie es weitergeht, kann offengelassen und der Zukunft überlassen werden.

Die Polarität der Geschlechter, das Bezogensein, Sichbezogenhalten und der gelebte Anteil an Intimität stehen im Zielpunkt dieser Entwicklungsstufe. Beide Seiten kommen in direkter und konkreter Kommunikation übereins. Hingabe wird durch das Verlassen vorgängiger Positionen erst möglich gemacht. Das Aufkommen von Gefühlen, die mit dem anderen in engster Verbindung stehen, sowie eine intensive Stimulation der einen Seite zur anderen hin bewirken einen Anstieg des Energieniveaus, bei dem beide Seiten aus dem vollen schöpfen können, soweit sie sich füreinander interessieren und sich mitzuteilen bereit sind.

Ergeben sich in Phase 4 Schwierigkeiten, dann treten die spezifischen Verspannungsmuster auf, die sich aus der Zurückhaltung ergeben. Es entsteht Rigidität aus Angst vor mißlichen Situationen bei der Hingabe. Die Person versteht es, sich Ladung und Erregung zu verschaffen, sie verfügt auch über eine gute Spannkraft, erfüllt also alle Voraussetzungen, sich hingeben zu können. Es sind auch genug Energien da, die in Hingabe entbunden sein möchten. Die Probleme kommen erst auf, wenn die Person sich zur Übergabe ihrer Gefühle anschickt und Wert darauf legt, voll anzukommen. Dann legt sich die Angst vor Zurückweisung hemmend dazwischen.

Der Rigide hat Schadensbegrenzung gelernt, er gibt sich nur noch teilweise hin. Wenn er tiefe Liebe empfindet, wird er davor zurückscheuen, sich auch sexuell hinzugeben. Auf Sexualität kann er sich einlassen, wenn es keine Herzensangelegenheit ist. Aus Furcht vor Gefühlsverletzungen wird immer etwas zurückgenommen, am besten schon vorsorglich zurückgehalten. Das kann mal das Becken sein, mal das Herz, mal der Kopf. Die Zurückhaltung erfolgt aus Angst, sich etwas zu vergeben, und vorbeugend in bezug auf die Peinlichkeit erneuter Abfuhr.

Zurückhaltung, Stolz und Unnahbarkeit sollen vor Verletzlichkeit schützen. Je weiter man sich vorwagt, desto größere Verletzungen kann man sich einhandeln. Die Barrieren liegen nicht bezüglich Reiz- und Energieaufnahme vor, auch besteht kein Normenkonflikt bei hoher Lust zwischen Ich und Gesellschaft. Die Probleme tun sich erst in der Ich-du-Beziehung auf, wenn Hingabe und Sexualität ins Spiel kommen. Die Illustrationen zeigen, wie durch Zurückhaltung dem Intimitätsersuchen Abbruch getan wird. Die Bilder sind in den Text eingestreut.

Zurückhaltung von Spontanität

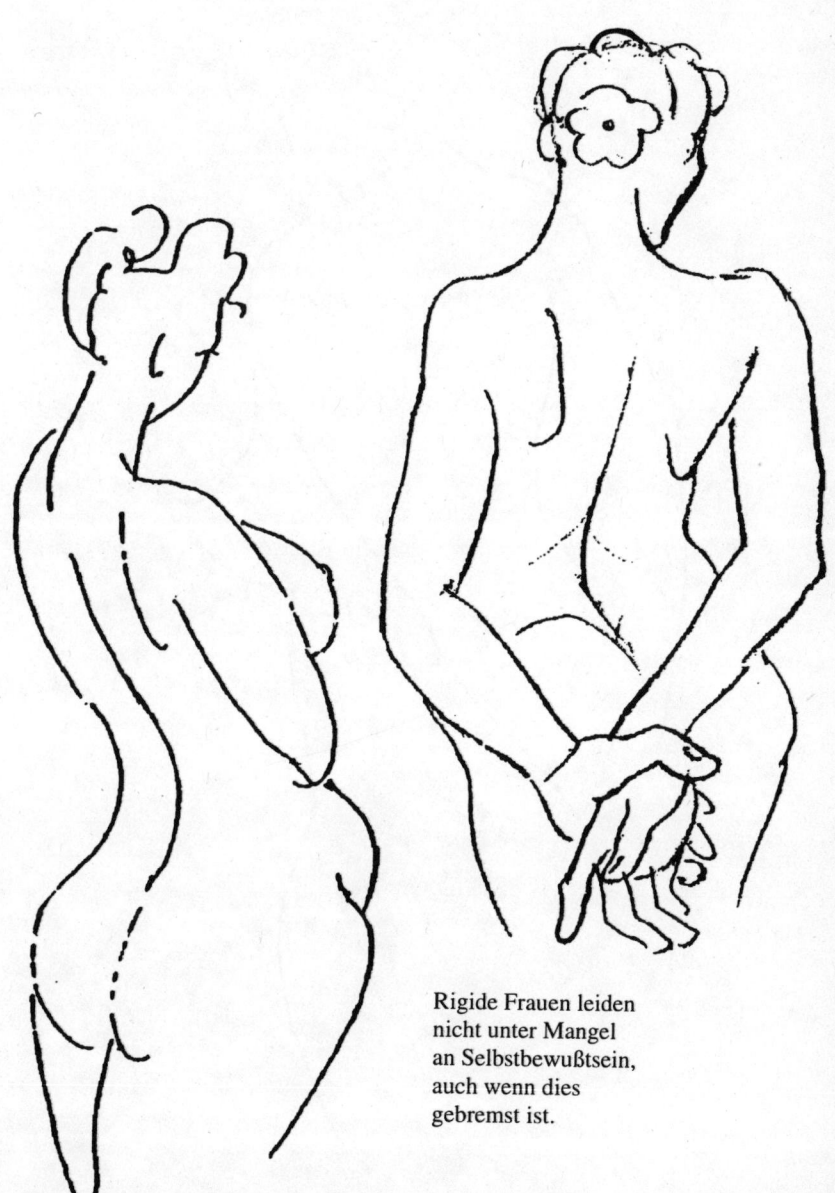

Rigide Frauen leiden
nicht unter Mangel
an Selbstbewußtsein,
auch wenn dies
gebremst ist.

Ausstrahlung von Würde

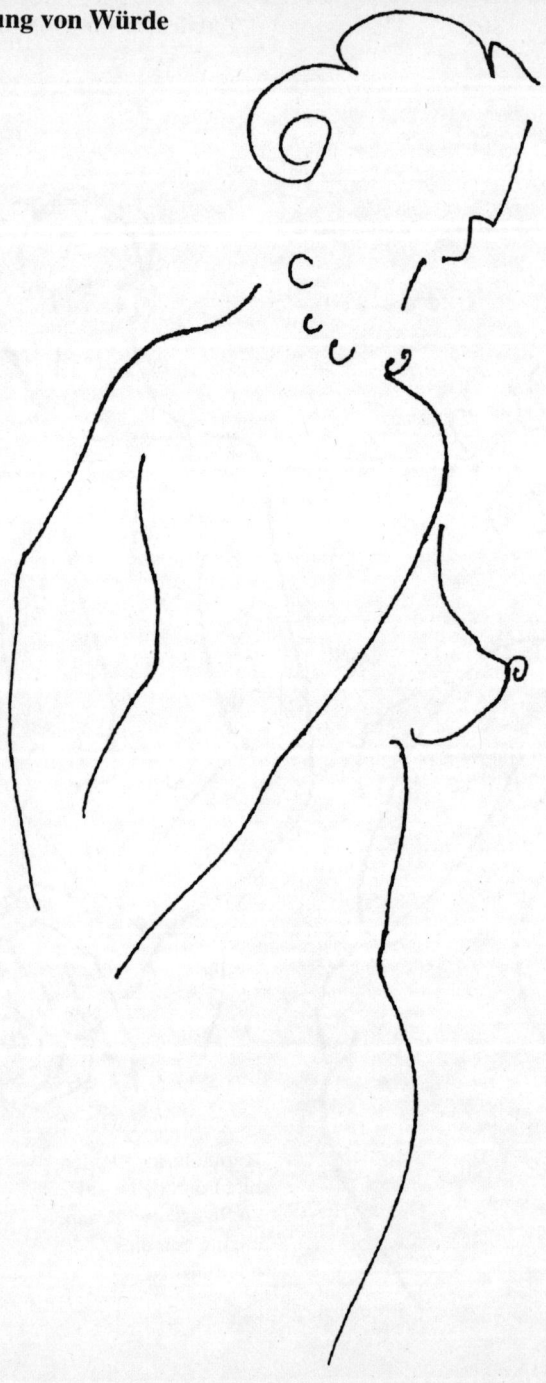

Wachsamkeit im Dienste der Aufmerksamkeit

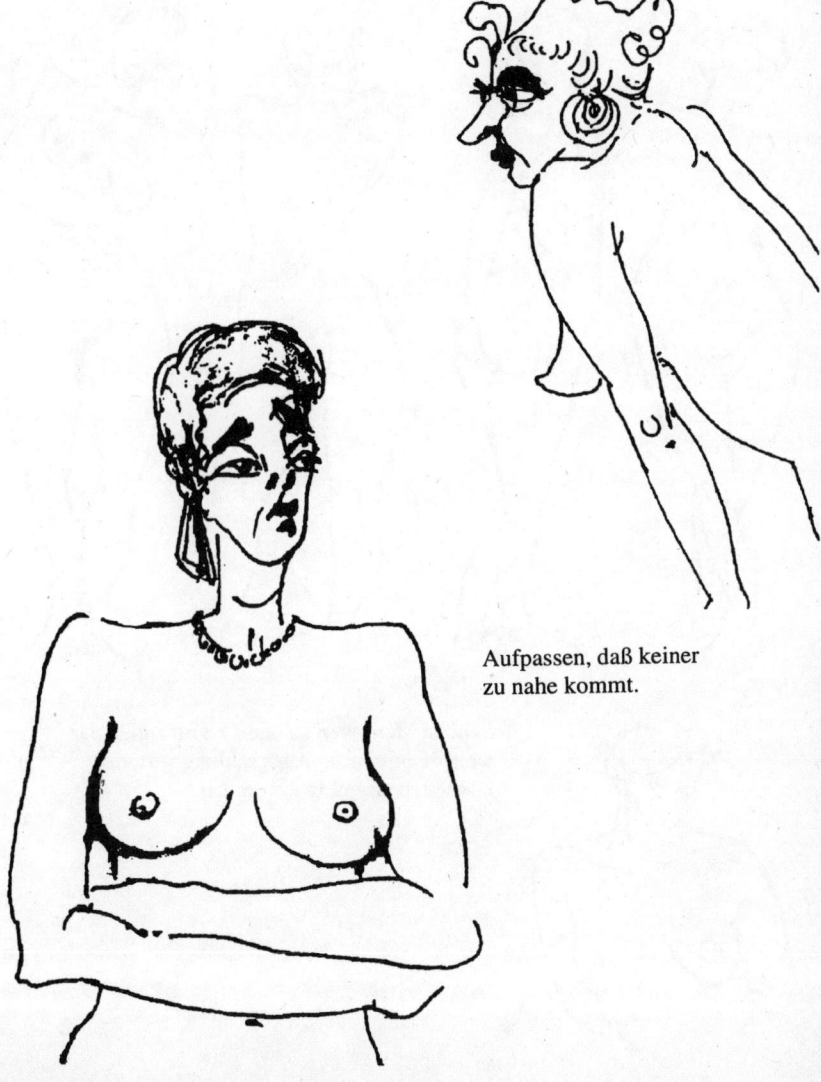

Aufpassen, daß keiner
zu nahe kommt.

Schön streng

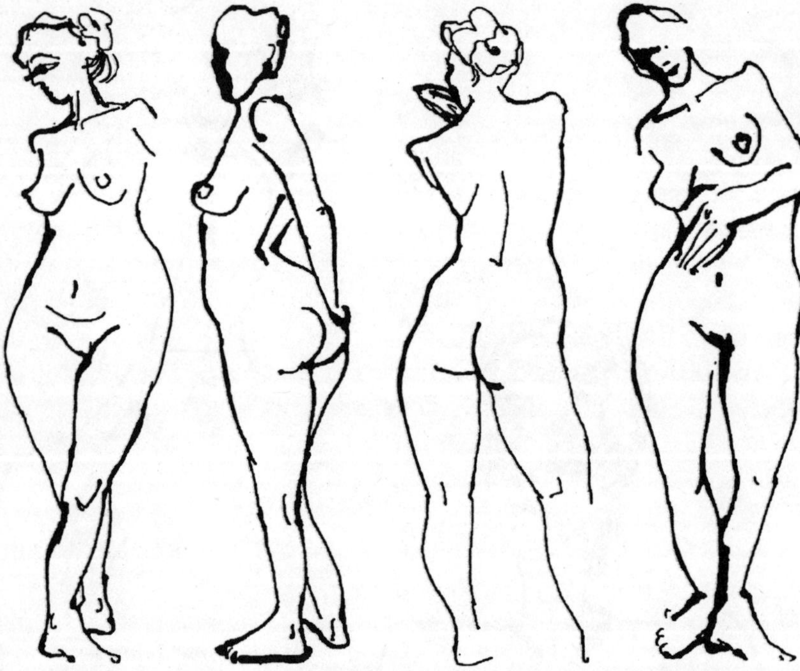

Schöne Menschen stellen sich oft rigide dar,
weil sie mit dieser Ausstrahlung verhindern
können, begrapscht zu werden.

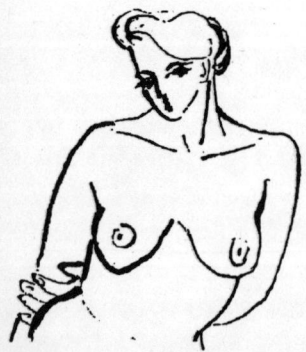

1. Genitalität

Genitale Liebe

Unter Genitalität wird man zunächst einmal Geschlechtsverkehr, Zeugung und Empfängnis verstehen. Mit meinen Ausführungen will ich zu einem energetischen Verständnis dieser Vollzüge beitragen. In der Hingabe kann man zwei Wirkprinzipien am Werk sehen: das Bedürfnis, zur Lebendigkeit des anderen vorzudringen, und das Bedürfnis, mit eigener Lebendigkeit sich dem anderen ganz hinzugeben.

Bevor sich die Triebenergien so klar und eindeutig profilieren, sind sie ungenau und breit angelegt. Das breit angelegte aufkommende Bedürfnis spüren wir als Sehnsucht. In der Sehnsucht wird das Verlangen deutlich, sich liebevoll der Welt zuzuwenden. Zwar ist Sehnsucht mehr als eine Absichtserklärung, aber ihre Wirksamkeit ist so lange geschwächt, wie sie sich als ungerichtete Kraft in diverse Möglichkeiten hineinverliert. „Wem mein Verlangen gilt, könnte die oder eine andere sein. Das weibliche Geschlecht an sich zieht mich an. Ich bin verliebt in die Liebe." So könnte es z. B. aus dem Munde eines Mannes klingen.

Zu einer konkreten Faszination gestaltet sich die Sehnsucht erst in einer Begegnung, in der frei flottierende Liebeskräfte eindeutig eingelöst werden. Bis es dahin kommt, bleibt alles bei einem prägenitalen Geplänkel, einem Flirt. Aber ein bißchen Liebgetue reicht nicht. Ein bißchen spendabel und ein bißchen zugänglich sein bleibt in der Begegnung unzulänglich. Konfus sind die Menschen, die sich mit einem bißchen begnügen, diffus ist ihre Liebesbezeigung. Vieldeutig sehen die Liebesanträge aus, mehrdeutig sind die durchaus liebgemeinten Anspielungen, und vielstimmig hält sich das Gefühl. Auch die Befriedigung läßt zu wünschen übrig. Die enorme Furcht vor präziser Eindeutigkeit verhindert konkrete Einvernehmlichkeit. Will man sich alle Möglichkeiten offenhalten, will man auch im Bedarfsfalle alle Rückzüge antreten können, dann berührt die Sehnsucht nicht mehr; sie streift die geliebte Person nur noch. Die Angst, in einer Vereinigung zu verschmelzen, nimmt die Züge eines hysterischen Manövers an. Es wird nicht

klar, was er will; sie weiß nicht, woran sie mit ihm ist, und umgekehrt.

Hingabe ohne Selbst-Beteiligung gibt es nicht. Weil das Selbst
unteilbar ist, ist es das Selbst, das den Hingabeakt zu einer vollen
runden „Sache" macht. In der genital verstandenen Liebe geht es
um eine ganz klare Ich-du-Bezugnahme. Der Liebende hat seine
Wahl getroffen und steht nun voll dahinter. Sich auf jemanden einlassen bedeutet für die Momente, in denen das geschieht, Beschränkung auf diese *eine* Person. Beschränkung ist die Voraussetzung der
Eindeutigkeit. Das ist so, weil wir als Menschen raum-zeitlich gebunden sind. Wer ein spezielles Verhältnis eingeht, nimmt durch
seine Direktwahl auch eine Einschränkung vor. Von einem anderen
Blickwinkel aus gesehen, ließe sich sagen: Wer ein spezielles Verhältnis eingeht, greift eine Möglichkeit unter vielen auf, um diese
der Verwirklichung zuzuführen. Er geht sozusagen einen Schritt
weiter. So ist es immer im Leben: Wer ein Ziel vor Augen hat und
diesem zustrebt, läßt anderes hinter sich. Viele können sich aus dem
Bereich vielfältiger Möglichkeiten nicht verabschieden, weil sie
von der Vorstellung besessen sind, sich offenhalten zu müssen, um
all die vielen Möglichkeiten irgendwann einmal wieder aufgreifen
zu können oder um erst zukünftig, wenn ihnen danach ist, die best-
mögliche Wahl treffen zu können. Das hört sich gut an. Zu gut. Es
hört sich sogar progressiv an und ist dennoch regressiv, weil nichts
gewagt und nichts gewonnen wird und weil der Schritt in konkrete
Verwirklichung lange, noch ganz lange auf sich warten läßt. Daß
uns nicht unbegrenzte Zeit zur Verfügung steht und daß alles seine
Zeit hat und deshalb alles – manchmal Gott sei Dank, manchmal
leider – nicht von Dauer ist, das ist es ja gerade, was uns drängt, Gelegenheiten beim Schopfe zu packen und den nächsten Schritt zu
tun.

Emotionen drängen immer nach Vollzug, sie wollen voll zum
Zug kommen. Wer dies aus Hemmungsgründen nicht tut, verfälscht
seine Handlungen, macht sie seelenlos, halbherzig oder zeigt sonstwie ein Bild von gebremstem Schaum. Ist die Spontaneität einmal
wirksam unterbunden, dann lassen es fast alle gefühlsbetonten
Handlungen am rechten Schwung fehlen. In diversen Symptomen
meldet sich der Druck ungelebten Lebens als Mangel an Hingabe
zu Wort. Der Druck, sich emotionell im Ausdruck zu verwirkli-

chen, sollte an Intensität dem Druck ungestillter Bedürfnisse nicht nachstehen. Auch Hingabe ist ein Bedürfnis, zumal weil wir nur in der Hingabe von unserem kleinen Ich loskommen und innerlich für neues Erleben frei werden.

Das hört sich so gut an, daß man meinen könnte, man könnte nicht genug davon vollziehen, nicht genug davon kriegen. Ziehen wir eine Verbindung von Hingabe zur Genitalität, dann finden wir zum menschlichen Maß zurück. Genitalität zeigt auf, daß wir zu intensiver Form von Liebe nur für Momente fähig sind. Der Wunsch, es öfter können zu wollen, stellt sich als ein Potenzgebaren dar. Mit jeder Hingabe ist ein Kraftverlust verbunden, der insofern nicht tragisch ist, als sich die Kräfte mit der Zeit wieder regenerieren. Solange die Regenerationsphase andauert, steht normalerweise der Sinn nicht auf sofortige Wiederholung. Dies zu verkennen hieße, sich nur selbst zu beweisen, wieviel man draufhat, was wiederum den Schluß zuläßt, daß man beim vorangegangenen Hingabeakt ganz viel in der Reserve gehalten hat. Beliebige Wiederholungen und das Aufzählen der Nummern, die man gemacht hat oder zu machen gedenkt, gehören zum pornographischen, nicht zum realistischen Verständnis der Wirklichkeit. Ich meine, Anläufe kann man beliebige viele nehmen. Das sollte man aber beim besten Willen nicht für Hingabe halten.

Genitale Liebe findet statt, wenn zwei Menschen zueinander passen. Das meine ich wörtlich. Eindringlichkeit und Offenheit werden zur Korrespondenz, was wörtlich genommen heißt: Hier wird auf alles, was vom anderen ausgeht, eine Antwort gegeben; das wiederum ist die Voraussetzung für verantwortlichen Umgang miteinander. Diese Kombination ist das Kernstück der Hingabe. Das äußere Verhalten kann aufgrund der Organbeschaffenheit den Sexualakt zu einem Vorgang wechselseitiger Einbeziehung werden lassen. Wird die Penetration nicht isoliert betrachtet, sondern als eindeutige Ansage gesehen, zu Besuch zu kommen, dann verliert das Wort seinen schrecklichen Beiklang.

Penetrant zu sein ist natürlich nicht nur Männersache. Man darf solche Worte nicht so eng sehen. Energetisch geschieht bei der Frau dasselbe, wenn sie ihrem Trieb und ihrem Verlangen eine klare Zielrichtung gibt. Das heiße Gefühl wird zur Stichflamme, die in den anderen übergreift und dort ein Feuer entfacht. Sensibel sein, offen, empfängnisbereit – das alles sind Umschreibungen einer Empfindlichkeit, in der alle Vorkehrungen getroffen werden, daß ankommende Impulse auf fruchtbaren Boden fallen. Diese einladende Grundhaltung schafft die Bedingung der Möglichkeit, sexuelles Strömungspotential in zugespitzter Form zu höchster Eindringlichkeit zu bringen. Manchem Manne gelänge es leichter, zu seinem erigierten Glied zu stehen, wenn er darin den unverfälschten Fingerzeig erkennen könnte, der seiner Geliebten zu bedeuten gibt: Nur du bist gemeint. Der Mann sagt sich zum Besuch an und hat sich nicht gelegentlich-verlegentlich zufällig eingefunden, schon gar nicht in der Tür geirrt.

Sein Ich hinter sich lassen in (Ich-)Entäußerungen

Wer sich begrenzt hingibt, obwohl er aufgrund seiner Entwicklung zu mehr in der Lage wäre, der handelt rigide. Energetisch in der Lage, sich hinzugeben, ist nur, wer soweit zu sich gefunden hat, daß er in etwa weiß, wer er ist und was in ihm vorgeht. Fühlt man sich noch nicht soweit, dann benötigt man erst noch einige Erfahrungen. Das eine sollte klar sein: Man muß erst ein Ich geworden sein, will man es geben können. Die Hingabe leitet ihren Wert davon ab, daß das Ich im Vergleich zu der Fülle des Erlebbaren immer viel zu klein ist und es von daher gesehen nötig hat, sich aufzugeben, um sich auf erweiterter Basis neu wiederzufinden. Wer sein Leben gewinnen will, muß es verlieren, sonst bleibt er stets der Alte.

Gefühle sind im allgemeinen gut kanalisiert. Sie verlaufen in wohlgeordneten Bahnen. Die Situation ist eine andere, wenn der energetische Pegel beim Anwachsen einer Erregung ins Unermeßliche steigt. Dann kann das Gefühl zur Flut werden, die keine Grenzen mehr respektiert. Nimmt das flutende Gefühl in seinem mitreißenden Verlauf auch alle Schranken mit, die das Ich sich zum eigenen Schutz aufgebaut hat, dann gibt es eine Zeitlang keine Ichversicherung mehr. Dann wäre es angebracht, sich einfach treiben zu lassen. Kommt allerdings Angst vor Ich-Verlust auf, dann wird das Ich sich verzweifelten Bemühungen hingeben, sich wieder auf die Reihe zu bekommen; es wird ihm aber nicht sofort gelingen. Eine Zeitlang müßte es sich schon mit der Situation abfinden, aus dem Ruder zu sein, was weiter zu verfolgen auch mal eine Neugierde wert wäre. Mit sexuellen Gefühlen überschreiten wir oft Grenzen. Wir transzendieren unseren Ich-Horizont. Das Ich wird zur variablen Größe. Wenn die Liebe ihm die Chance gibt, ein höheres Niveau zu beziehen, sollte es nicht ängstlich zurückschauen, sondern zu diesem Wagnis bereit sein. Selbstverwirklichung darf nicht mit Ich-Erhalt und Ich-Vollzug verwechselt werden. Das Ich hat sich auf dem Wege zu sich selbst immer wieder zurückzulassen, um von größeren Möglichkeiten befruchtet werden zu können. „Fasziniert-vom-anderen" wird das „Weggerissensein-von-sich" wenn überhaupt nur vorübergehend als Verlust empfunden.

Genitalität im produktiven Schaffen

„Ich hab' so tolle Ideen, aber ich mußte zu der Meinung kommen, daß ich letztlich nichts verändern kann." So ist es, wenn die Ideen nicht vom Gefühl getragen und nicht vom Gefühl in die gelebte Wirklichkeit transferiert werden. Dann bleibt jegliche Wirkung aus. Wer nur nach äußerer Anerkennung schielt und diese mit innerer Wirksamkeit gleichsetzt, irrt. Wenn du fühlst, dann bist du immer wirksam. Du setzt deine „Gefühls"-Kinder in die Welt, und da sind sie und wirken im verborgenen oder ganz offensichtlich.

Um Anerkennung feilschen ist nicht genital. Das bringt dir keinen Zuwachs. Du bist wer, wenn du dich freimütig gibst. Wenn du von etwas überzeugt bist, dann geh einfach los. Unternimm einen Vorstoß, einen Vor-Stoß. Versuche deine Anliegen durchzusetzen. Wenn eine Idee in dir ausgereift ist und du voll hinter ihr stehst, dann bist du es dir und deiner Lebendigkeit schuldig, das zu tun, wozu du fähig und lustig bist.

Alle Produktivität ist aus Empfänglichkeit und viel Arbeit hervorgegangen. Empfangend sich hervorzubringen kennzeichnet menschliche Möglichkeiten im Gegensatz zu göttlichen. Es ist ein Gebot der Selbstentfaltung, das von sich auch zu geben, was man in sich zur Ausreifung bringen konnte. Genital ist, wer seinen Drang, etwas zu tun, von nichts anderem abhängig macht als von sich selbst, seinem inneren Selbst. Genitalität ist Selbstausdruck und Hingabe an andere, an eine Aufgabe und an sich selbst.

2. Wenn Hingabe zurückgewiesen wird

Geben ist ein energetisches Bedürfnis, wenn man voller Energien steckt. Frei flottierende Energien lassen sich so gut wie nicht aufhalten, es sei denn, man wäre in Zurückhaltung geübt. Dann würde reservierte Haltung trotz hoher Ladung die Entladung verhindern. Hat das Kind über den Mund aufgenommen, was und soviel es braucht, dann ist es oral gesättigt und verschließt seinen Mund. In der oralen Phase lernt man, seinen Mund bei Hunger verlangend zu öffnen und im Moment des Sattseins zu schließen. Das Kind lernt in der analen Phase, bei Druck zu entleeren und nach der Entleerung zu schließen. Das Kind findet heraus, wann was an der Zeit ist. Es vermag das eine zu tun, während es das andere läßt. Wenn das Kind in seiner Entwicklung so weit ist, legt es von sich aus Wert darauf, sich mit den real gegebenen Verhältnissen in Übereinstimmung zu bringen.

Für die obere Öffnung gilt: Hunger macht auf, Sattsein macht zu. Für die unteren Öffnungen gilt das Gegenteil: Druck macht auf, Leere macht zu. Beides spielt aufeinander aufbauend ineinander und entwickelt sich störungsfrei, wenn das Kind nur seinem Entwicklungsstand entsprechend gefordert wird. Es fragt sich, ob die Öffnungen einen Gebrauch darüber hinaus erlauben. Ja. Oral gesättigt und anal gut selbstreguliert, will das Kind in der genitalen Phase seine Öffnungen gebrauchen, um sich in Liebe vielfältig herauszubringen. Es will küssen, herzen und sich mit allem, was ihm zu Gebote steht, heranmachen und herandrücken an die geliebte Person des anderen Geschlechts. Das wird meist Vater bzw. Mutter sein, es sei denn, andere Bezugspersonen hätten sich mit größerer Verbindlichkeit empfohlen. Nun steht das Kind mit seinen Liebesgefühlen und aufkommenden sexuellen Impulsen da und möchte sie an den Mann bzw. an die Frau bringen. Für das Kind in seinem vollen Gefühl ist es das Selbstverständlichste von der Welt, sich mit Leib und Seele ganz und gar einzubringen. Wer damit nicht zurechtkommt, sind meist die Eltern bzw. Bezugspersonen. Sie erachten das kindliche Triebverhalten und sein Herausdrängen als etwas Ungeheuerliches, das auf jeden Fall unterbunden werden muß. Sie meinen, Einhalt zu gebieten läge im „öffentlichen Interesse". Wie peinlich, wenn die Öffentlichkeit etwas davon mitbekäme! Wie würde man dann dastehen?! Wie einer, der seinem Kind keinen Anstand beizubringen wußte. So geraten Erwachsene in Panik, wenn sie der werdenden Sexualität bei ihren Kindern ins Auge sehen. Sie haben nur noch eine Idee: Wie kann dieser Entwicklung vorgebaut werden und beginnen zu bremsen.

Ein Kind fühlt sich tiefer verletzt, wenn es zurückgewiesen wird, weil es sich gibt, wie ihm zumute ist, als wenn es zurückgewiesen wird, weil es etwas kriegen möchte; dann ist es zwar frustriert, kann sich aber auf seine Wut besinnen. Wenn es aber beim Geben zurückgewiesen wird, dann fühlt es sich verprellt, verschmäht, verstoßen und kann dies mit Stolz und Würde beantworten oder darauf empfindlich getroffen reagieren. Das Kind wird daraus eine Lehre ziehen und in Zukunft direkte Selbstäußerungen der Hingabe vermeiden, um nicht immer wieder durch Zurückweisung verletzt zu werden. Es wird sich auf andere Manöver besinnen. Es wird Weisen der Annäherung wählen, die sozial mehr anerkannt sind. Es wird sich z. B. nicht mehr als Sexualpartner, sondern als fürsorglicher Wohltäter der Nähe empfehlen! Das Mädchen wird sich vielleicht burschikos geben aus Angst, mit einem fraulichen Auftritt unangenehm aufzufallen. Die Folge sozialer Zurückweisung ist meist, daß man sich sozialer Kreativität enthebt und seine Zuflucht zu gesellschaftlich gebilligten, aber langweiligen Formen des Kontaktes nimmt.

Der Konflikt zwischen Triebstruktur und Gesellschaft

Wenn die Sexualität bejaht ist, wenn man sie hochkommen läßt und wenn man mit ihr Spannkraft entwickelt, dann kommt irgendwann einmal der Moment, in dem das Zuviel an Energie überfließt oder überschießt. Das Ende der frühen Kindheit und die Pubertät, diese beiden Entwicklungsabschnitte, sind Epochen, die von überschießenden Energien gekennzeichnet sind. Die überschüssige Kraft macht einer Gesellschaft zu schaffen, die sich an ein wenig herausforderndes Verhalten gewöhnt hatte. Sie bezeichnet solche Entwicklungsabschnitte gerne als schwieriges Alter, weil sie selbst mit der Sexualität Schwierigkeiten hat. Sie versteht nicht, daß es darauf ankäme, dem Kind respektvoll gegenüberzutreten und den Entwicklungstendenzen des Kindes die Zustimmung nicht zu versagen. So aber kommt es zu einem Konflikt zwischen Triebstruktur und Gesellschaft, wobei sich die Gesellschaft gerne einredet, daß sie die Kanalisierung dieser Energien vornehmen müsse, als ob dies nicht schon von selbst durch den Trieb erfolgen könnte. Die Aufbruchstimmung frühlingshaft zur Entfaltung drängender Gefühle erfährt von seiten der Gesellschaft eine allzu frühe Beschneidung, bloß weil Wildwuchs befürchtet wird. Die Öffentlichkeit befürchtet, das Subjekt könne in seinem Drang zu weit gehen.

Die Gesellschaft könnte diesem Gefühlstransfer in soziale Aktivität durchaus toleranter gegenüberstehen, denn kein Trieb hat grenzenlose Ausdehnungsmöglichkeiten. Es gibt eigentlich keinen Grund zur Panikmache. Vielmehr regelt sich vieles von selbst, wenn Kindern und Jugendlichen während der Entwicklung etwas Zeit zugestanden wird, um sich mit diesen Kräften vertraut zu machen und um im Laufe der Entwicklung imstande zu sein, mit ihnen sinnentsprechend umgehen zu können. Dieser Lernvorgang ist die ureigenste Aufgabe des Subjekts. Der junge Mensch bedarf dabei wohl einiger Unterstützung, aber keiner inhaltlicher Vorgaben, sonst wird er nicht beziehungsfähig.

Gebremste Hingabe

Es entwickelt sich Stolz, wenn das Kind sich künftig mit der Hingabe vorsieht. Die stolze Haltung ist der Garant dafür, daß es nicht unter seiner Würde behandelt wird. Das Kind hat viel angeboten, seine reifer gewordene Liebe, sich selbst und seine innigsten Gefühle.

All dies fand nicht nur keine Gegenliebe, es wurde nicht einmal als Ausdruck des Kindes befürwortet. Das Kind muß den Eindruck gewinnen, daß die Eltern an allem möglichen, nur nicht an seiner Liebe interessiert sind. Sie sind sogar bereit, gegen die Liebe des Kindes öffentlich Stellung zu nehmen. Sie scheuen dabei nicht davor zurück, ihr Kind zu schmähen, ihm Unsittliches anzudichten und es der Lächerlichkeit preiszugeben. Weil das so überaus weh

Mit Förmlichkeit auf Abstand halten

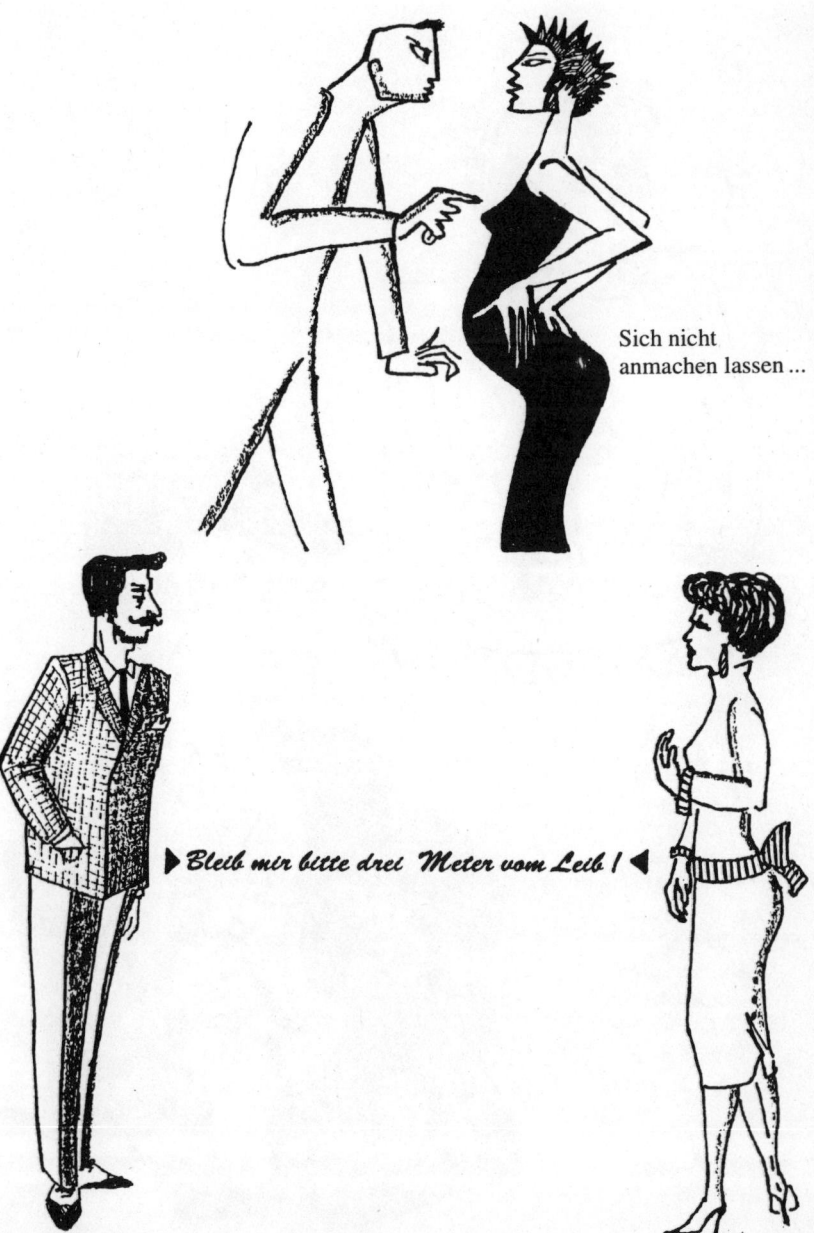

Auf Distanz gehen

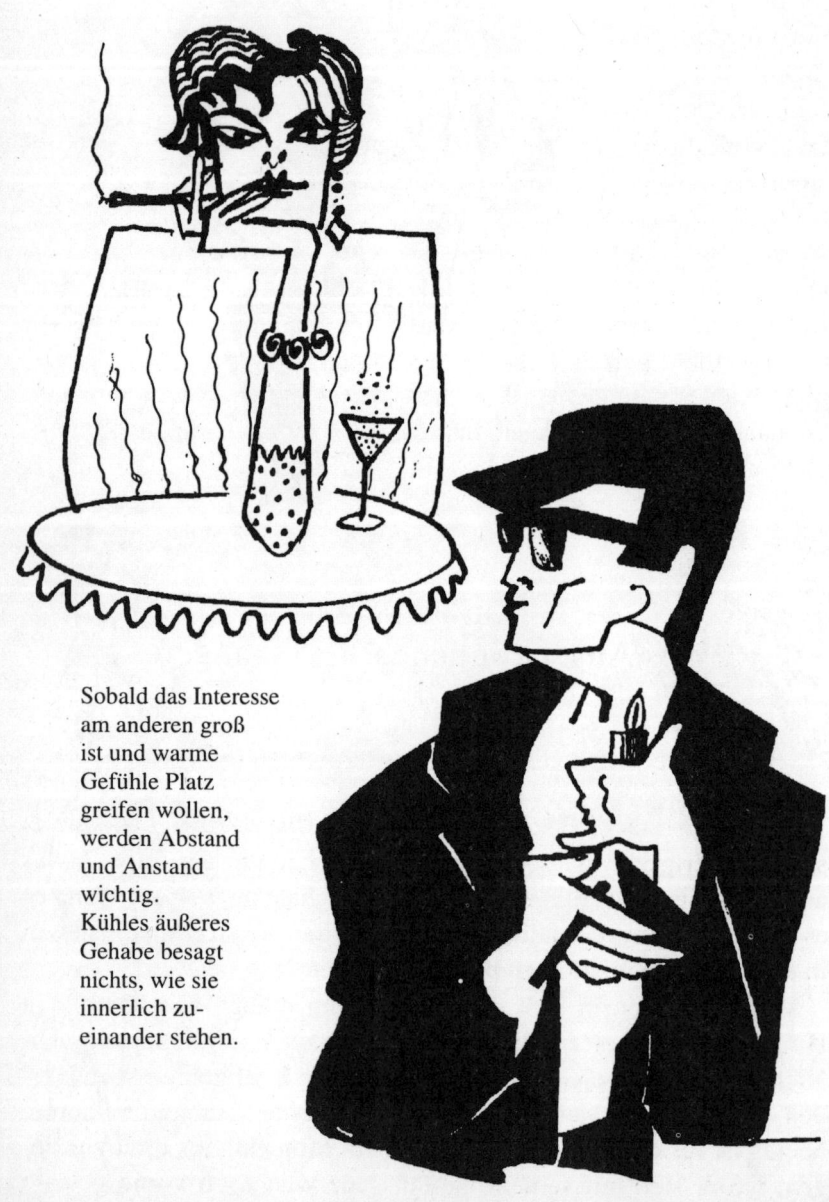

Sobald das Interesse
am anderen groß
ist und warme
Gefühle Platz
greifen wollen,
werden Abstand
und Anstand
wichtig.
Kühles äußeres
Gehabe besagt
nichts, wie sie
innerlich zu-
einander stehen.

tut, will es fortan allen nach außen drängenden Impulsen Zügel anlegen. In Vorwegnahme des Schmerzes, der aufgrund schmachvoller Verletzung hervorgerufen werden könnte, baut sich das Kind selbst eine Bremse ein. Die Bremse heißt Zurückhaltung, sich ja nichts vergeben infolge unbedachter, unkontrollierter Gefühlsäußerungen. Selbstauferlegte Zurückhaltung soll vor verletzender Zurückweisung sowie dem damit verbundenen entwürdigenden Gefühl schützen. Zurückhaltung und eine Attitüde stolzer Unnahbarkeit sind die beiden hochwirksamen Maßnahmen, um sich im späteren Leben vor solch unerfreulichen Erfahrungen zu bewahren. Diese Reaktion zeigt den hohen Entwicklungsstand des Lebewesens an. Es ist nicht so total geschockt, daß es mit der Welt uneins wäre, es ist auch nicht eingeknickt, nein, es hat bei vollem Bewußtsein erleben müssen, daß seine tiefen hingebungsvollen Gefühle nicht gefragt sind. Es hat sich geschworen, daß ihm das nicht wieder passieren soll. Es kennt zwar immer noch den mächtig nach vorne drängenden Impuls, aber es wird ihm in Zukunft nicht einfach nachgeben.

3. Zurückhaltung
aus Angst vor neuen Verletzungen

Die Angst vor einem Frosteinbruch im Mai

Wer rigide ist, tut sich schwer mit der Hingabe. Der Rigide ist, was seine bisherige Entwicklung anlangt, durchaus in der Lage, etwas auf die Beine zu stellen und in die Waagschale zu werfen. Wenn er es nicht tut, dann deshalb, weil er sich ohne Vorsichtsmaßnahmen in eine leidige Situation zu bringen fürchtet.

Wenn er Liebe in sich fühlt und es ihn drängt, sein Gefühl in Hingabe zu übersetzen, dann mischt sich eine enorme Scheu unter. Nichts ist für ihn beleidigender als in vollem Lauf gebremst zu werden oder bei seiner geliebten Person gegen eine Mauer aufzulaufen. Nichts ist für ihn irritierender als in dem Moment eins draufzukriegen, wo er sich mit seinem Gefühl ganz weit nach vorne gewagt

Schmerzen in den Lenden

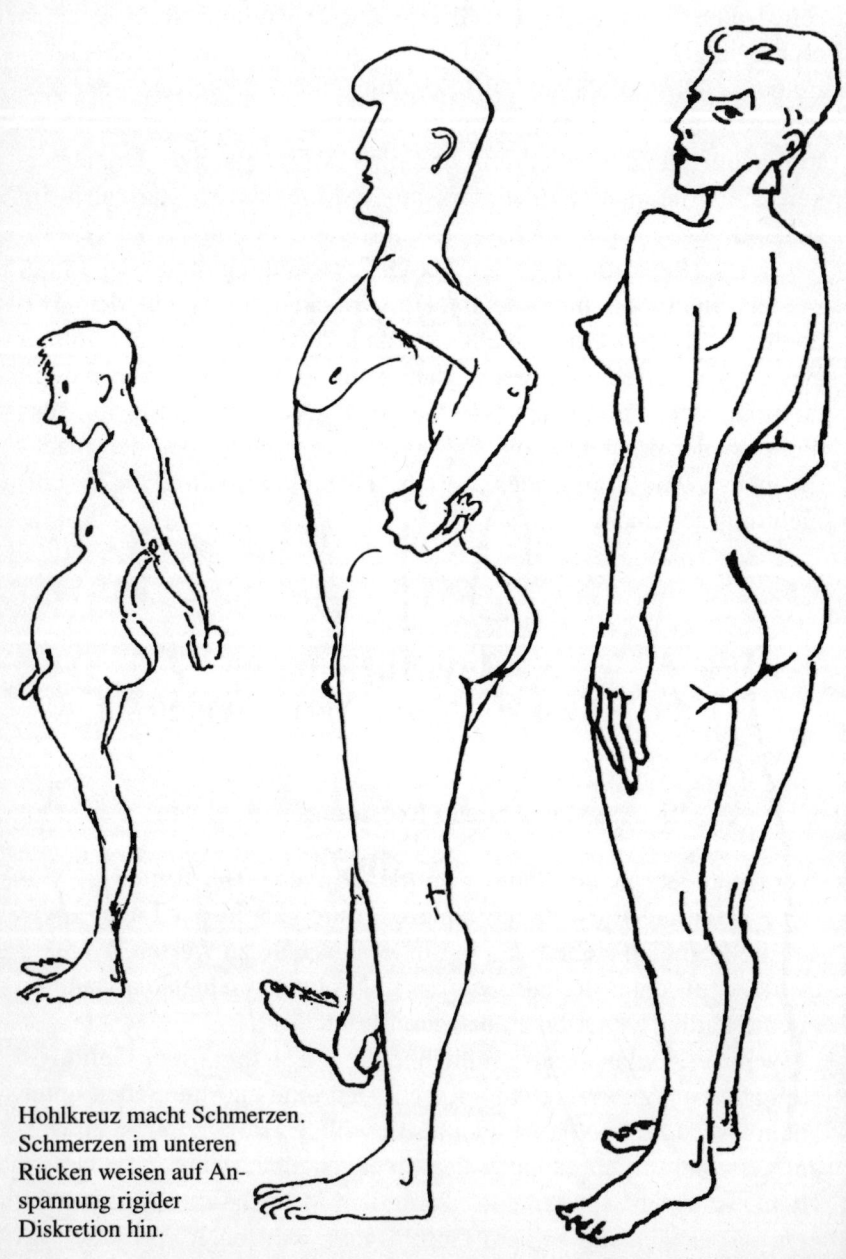

Hohlkreuz macht Schmerzen.
Schmerzen im unteren
Rücken weisen auf An-
spannung rigider
Diskretion hin.

Rückenversteifung

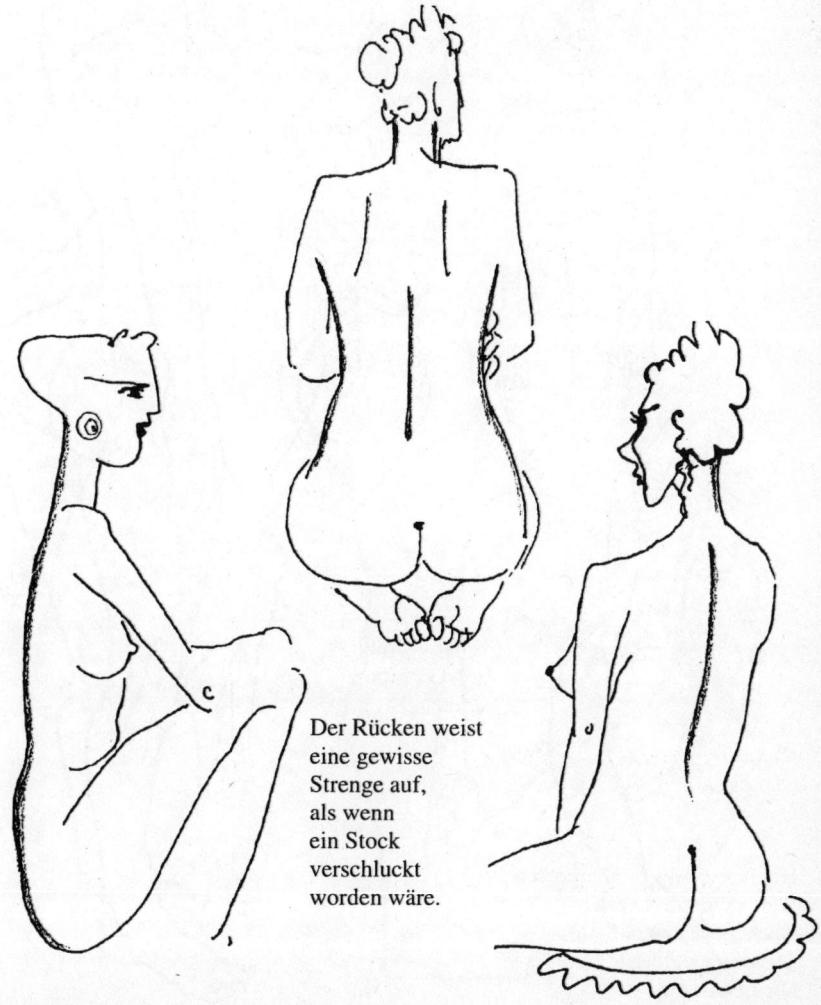

Der Rücken weist
eine gewisse
Strenge auf,
als wenn
ein Stock
verschluckt
worden wäre.

Zuviel Zurückhaltung wirkt arrogant

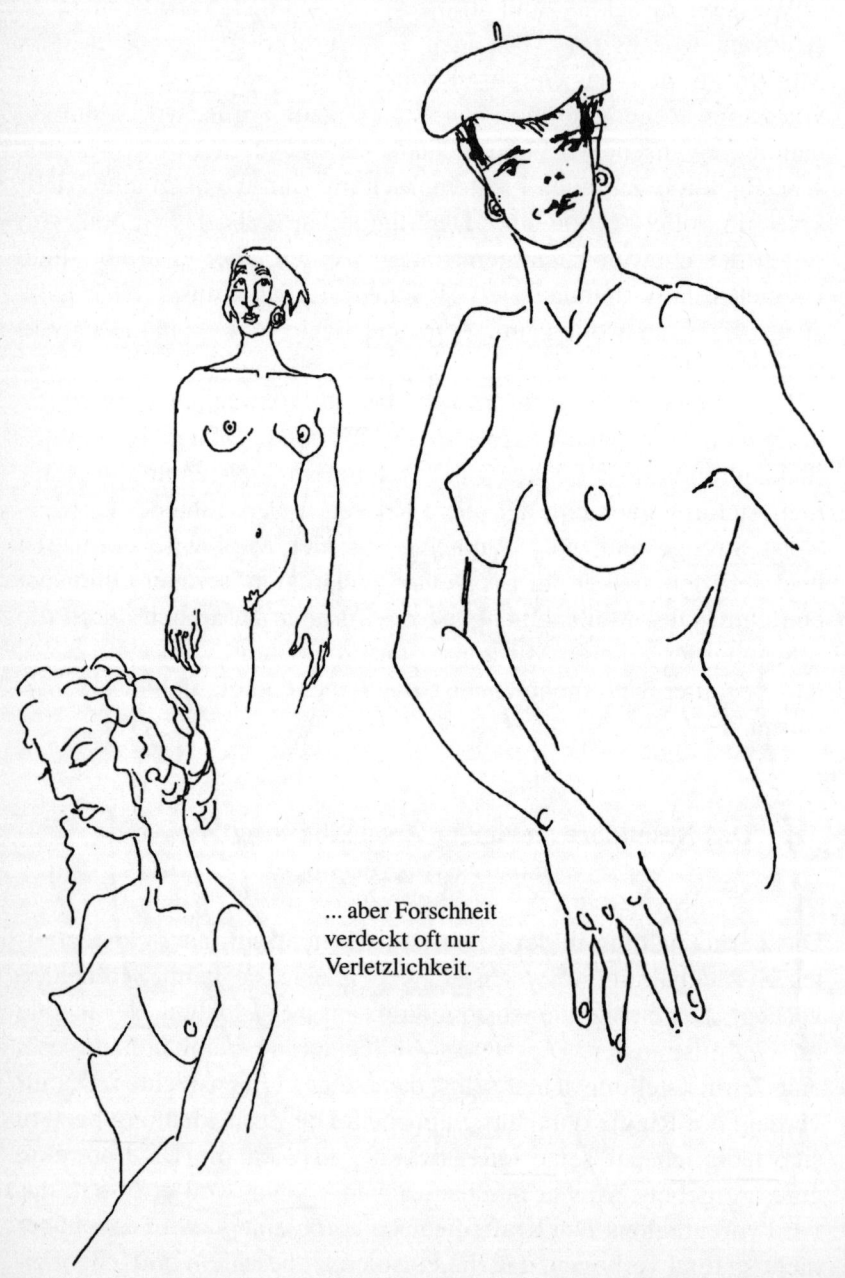

... aber Forschheit
verdeckt oft nur
Verletzlichkeit.

hat. Was könnte mehr weh tun als ein abgeschlagenes Begehren oder ein abgeschlagener Trieb in voller Aktion.

Wer sich zurückhält und auf Passivität schaltet, vermag nicht zu ermessen, wie es ist, wenn man eins draufkriegt, gerade in dem Moment, in dem das Gefühl in voller Blüte steht, ganz durchwirkt von zarten Regungen und hochsensibel ganz vorne, wo Fühlungsnahme gewünscht wird und nichts sonst. Rigidität ist die dramatische Reaktion auf einen Frosteinbruch im Mai, wo noch alle Triebkräfte in voller Aktion sind. Der Rigide hat nicht das Gefühl, von seiten der Umwelt kaputtgemacht zu werden, aber er erlebt seine Umwelt relativ uninteressiert an seinem tiefen Wunsch, sich ganz austauschen zu wollen, mit Leib und Seele, mit Kopf, Herz und Genital.

Der Rigide hält es für ratsam, die aufkommende, dynamisch nach vorn drängende Energie zunächst einmal vorsichtshalber zurückzupfeifen. Das Becken wird nach hinten gezogen und in Hohlkreuzstellung gebracht; der obere Rücken in der Höhe des Herzens weist Strenge und viel Akuratesse aus; der Kopf wird dermaßen hochgehalten, daß er nur noch einer gemäßigten Neugier Offensive einräumt. Dies Maßnahmenbündel wird noch zusätzlich durch die Straffung der äußeren Muskulatur gestützt. Damit wird vermieden, daß bei aller Unternehmenslust die Lebendigkeit unbedacht losstürmt.

Das Besondere an rigider Zurückhaltung: die Angst, sich etwas zu vergeben

Die Zurückhaltung in der Rigidität darf nicht mit einer existentiellen Zurückhaltung verwechselt werden, wie sie beim Schizoiden vorliegt. Der Schizoide ist im Gefühlsansatz gespalten, der Rigide im Gefühlstransfer. Die rigide Zurückhaltung beinhaltet niemals eine Zurückstellung seiner selbst oder seines Lebensrechtes. Darauf vermag der Rigide durchaus zu pochen. Die Zurückhaltung bezieht sich lediglich auf seine Offensivkraft, also auf die Unterbreitung eines Angebots. Was er durchaus geben könnte, weil er es hat, das wird vorenthalten. Die Kraft, die nach vorne drängt, wird dabei aber nicht so total verbogen, daß die Person jetzt bei allem und jedem einen Rückwärtsgang einlegen würde. Die Kraft wird nach hinten genommen und steht in Reserve immerzu bereit. Dies macht den lebendigen Eindruck verständlich. Da ist jemand, der dir etwas geben könnte, es aber nicht tut. Da wird dir etwas vorenthalten. Jetzt wissen wir: Die Person will sich nur nichts vergeben. Sie nimmt eine Schadensbegrenzung ihrer Zuneigung vor. Eine rigide Person hat wenig Furcht vor Integritätsverletzungen. Sie reagiert aber äußerst empfindlich, wenn sie aufgrund starker Gefühle geneigt ist, sich hochprozentig einzubringen. Sie fürchtet sich vor Kränkungen, die sich auf ihr Engagement beziehen. Sie leidet darunter, mit ihren inniglichsten Gefühlen nicht willkommen zu sein. Die Tatsache, daß die Sexualität die Antriebsenergie par excellence ist, macht klar, welche Angst diesbezüglich folgt: für sein offensives Vorgehen, für sein Intimitätsersuchen, für seine Lust eins draufzukriegen.

Während der Rigide Probleme mit dem *Geben* hat, steht ein Oraler unter Druck, etwas zu *bekommen*. Bekommt er es nicht, dann leidet er Mangel. Der Orale fürchtet, leer auszugehen oder mitten im Bedürfnis hängengelassen zu werden. Er hat wenig aufgenommen und deshalb nicht viel zu bieten. Soweit er sich entlädt, steht ihm nur das bißchen Energie zur Verfügung, das er sich aufgebaut hat. Um mehr in die Waagschale zu legen, muß er seinen Willen aufbieten. Was dabei herauskommt, ist die entsprechende Mixtur von schwachem Können und viel mehr Wollen. Der Rigide hingegen steht nicht unter dem Bedürfnisdruck unbedingten Kriegenwollens. Er hat bekommen und verfügt über ein gewisses Potential an Substanz. Sein Bedürfnis besteht darin, von seinem Reichtum abzugeben.

Die rigide Struktur soll nochmals in aller Deutlichkeit gegen die anderen Strukturen herausgearbeitet werden. Ein Psychopath bringt sich selten mit Herz und Seele ein. Sein Wagnis ist oft auf Effekt bedacht. Sagt er tolle Dinge, dann sind sie doch aus der Nähe besehen leere Versprechungen, nur Tast- und Testversuche, ob solcherart Vorgehen auf der anderen Seite von Erfolg gekrönt sein könnte. Der Masochist verfügt über ein gutes Energiepotential. Es ist sogar so viel vorhanden, daß er unter Triebdruck steht. Er könnte sich hingeben, aber er traut sich nicht, oder er wüßte nicht mit wem. All diese Fragen deuten an, daß er in einem *Normen-Konflikt* zwischen sich und der Gesellschaft steht. Wer sagt ihm, was er darf? Von

Selbstzweifeln umgetrieben, verschließt er sich weiterer Erregungs-
aufnahme, um nicht noch mehr unter Druck zu geraten. Zugleich
verschließt er die Öffnungen zur Energieabgabe, um nicht unangenehm aufzufallen.

Alle früheren Störungen blockieren die emotionale und energetische Entwicklung, bevor die Hingabe an das Du ansteht. Nur der
Rigide steht im geschlechtsbestimmten Spannungsfeld zwischen
Ich und Du. Rigide Kränkung ist nur dann recht zu verstehen, wenn
die Eigeninitiative außer Frage steht. Der Rigide gibt die Regie
über sich nicht ab. Die Art des Oralen, das Gegenüber zu aktivieren
und selbst nichts zu tun, ist ihm fremd. Er wird sich in seinem Handeln vor allem vom eigenen Herzen leiten lassen und nicht wie der
Masochist von äußeren Normen oder von Machtfragen wie der Psychopath. Ein Rigider wird immer aktiv und progressiv sein, es sei
denn, es ginge um intime Bedürfnisse. Nur wenn es um die Ver-
mittlung zum Gegengeschlecht geht, dann gestaltet sich die Lage
schwierig. Wenn Intimitätsbedürfnisse anzubringen sind, dann erst
stehen die rigiden Kränkungen wie das im Im-Stich-gelassen-Wer-
den zu befürchten.

Rigide Verhaltensmuster im Umgang mit einer Person des anderen Geschlechts

Wer einer Person des anderen Geschlechts gegenüber sehr schnell
auf eine ziemliche Distanz geht, handelt rigide. Wer sich partiell
hingibt und sehr viel von sich vorenthält, auch der handelt rigide.
Das, was wir zurückhalten, fehlt der Hingabe im Ganzen. Hingabe
wird auf den drei Ebenen von Kopf, Herz und Genital zum Vollzug gebracht. Wäre man auf allen drei Ebenen total engagiert und
auch noch integriert, dann wäre man bei der Liebe voll bei der
„Sache".

1. Die Kopfebene und die spezifische Verweigerung der Hingabe
ins Gefühl: Der Kopf bleibt immer etwas kühl. Er gibt sich nie
ganz ans Gefühl auf. Die Person bleibt selbst im innigsten Kontakt
noch immer auf der Hut. Sie wahrt in Gedanken Abstand, indem
sie gedanklich gut vorsortiert, wieweit sie zu gehen gedenkt, z. B.

ob eine nähere Beziehung wünschenswert ist oder nicht. Der Kopf mit seinem Bedenken darf nicht einer Bedenkenlosigkeit ichvergessenen Fühlens Platz freigeben. Gerade bei und in Intimitäten soll er die Übersicht über das, was passieren könnte, nie bis zur Gänze einbüßen. Die Neugier, wie es mit einem wäre, würde man sich restlos einlassen und sich in äußerster Intensität der geliebten Person zuwenden, wird in Grenzen gehalten.

Diese Maßnahmen zusammengenommen begründen eine Haltung des Stolzes. Die Würde, die von Stolzen ausgeht, verleitet dazu, sie bei vordergründiger Betrachtung als unnahbar anzusehen. Unnahbar sind sie aber, genau besehen, gar nicht. Stolze Rigide sind nicht defensiv in dem Sinne, daß sie es nötig hätten, sich bei jedem Annäherungsversuch zur Wehr zu setzen. Stolze zeigen, genau betrachtet, nur wenig eigene aktive Annäherungsbereitschaft. Die Verletzungsangst der Rigiden entsteht, wenn sie ganz aus sich herausgehen, wenn die Gefühle sich ganz weit, ja bis zum Äußersten herauswagen, wenn das Innerste an Empfinden ganz nach außen gekehrt wird, wenn man mit seinen Liebesgefühlen an die vorderste Front geht und fürchten muß, dort böse aufzulaufen. Rigide sehen Probleme, wenn es gilt, mit dem besten, was sie zu bieten haben, beim anderen anzukommen, vor allem mit den offensiv vorgebrachten Gefühlen einer ganz tief empfundenen Liebe, die den Wunsch nach Verschmelzung und Vereinigung in sich birgt. Wie komme ich in Liebe und mit meiner Liebe an – das ist das Hauptproblem. Sich die Nase neugierigen Interesses anzustoßen, sich Triebverletzungen beim Vorwärtsstürmen einzuhandeln und mit dem Wunsch nach Vereinigung abgeschmettert zu werden – das ist es, was die spezifische Verletzungsangst des Rigiden ausmacht.

Die logische Konsequenz aus solcher Erfahrung ist: Gib dich nicht total liebevoll, nicht voller Liebe, nicht ganz und gar, sondern verhalte dich reserviert. Der kühle Kopf sorgt dafür, daß man sich nicht im Sinnesrausch und durch Selbstvergessenheit in böse Überraschungen bringt. Man bremst entschieden ab, wenn Gefahr droht, außer sich zu geraten, in solchen Momenten stoppt die Vernunft das waghalsige und halsbrecherische Manöver ab und sorgt dafür, daß man nicht in Peinlichkeiten hineingezogen wird. Der Stolz läßt einen auf Würde bedacht sein. Das Schlimmste, was einem passieren könnte, wäre, wenn man von sich selbst den Eindruck gewinnen müßte, sich billig gemacht zu haben. Der Selbstrespekt gebietet, sich im richtigen Augenblick die nötige Zurückhaltung aufzuerlegen.

2. Reserviertheit, was Herzlichkeit angeht. Auch in punkto Herzlichkeit schützt sich der Rigide vor Übertreibung. Auch hier geht es nicht um *defensive* Abwehrmaßnahmen, z. B. gegen den Zugriff vereinnahmender Personen, die etwas von einem wollen. Das rigide Muster besteht darin, daß man seinem eigenen Drängen rechtzeitig einen Riegel vorschiebt, damit es niemals zu mehr an Intimität kommt als dem Quantum, das man glaubt ohne Verletzungen, ohne Beleidigungen und ohne Abbrüche zu überstehen. Das kann sich schon bei Umarmungen zeigen. Nichts da. Von wegen sich heranziehen lassen oder gar sich ranschmeißen. Abstand muß sein. Zwischen Brust und Brust von Ich und Du muß ein beträchtlicher Abstand eingehalten werden. Dies ist ein untrügliches Zeichen dafür, daß man nicht bereit ist, sich zur Brust nehmen zu lassen oder den anderen in die letzte Herzlichkeit einzubeziehen. Rigide werden sich in ihrem Mögen bremsen, wenn sie zugleich sexuell angemacht sind: Dann droht nämlich der Ich-Verlust, in den man durch eigene Unbedachtheit hineinschlittern könnte, bloß weil man seinem eigenen Verlangen und sehnsüchtigen Drängen zu sehr nachgeben würde.

„Sein Herz geben" kann nur gutgehen, wenn man sich in einer beständigen Beziehung weiß, in der Vertrautheit aufkommt, weil man in unablässigem Gefühlsaustausch steht und Gefühle beidseitig zirkulieren. Aber kann man heutzutage noch darauf hoffen, an so jemanden zu geraten? Der Zweifel hat sich ins Herz geschlichen. Distanz wird zur Vorbeugemaßnahme. Man gibt sich von vornherein einen klaren Rahmen vor. Zärtlichkeit ja, Sexualität nein. Rigide tun sich schwer, ein Beziehungsangebot aus starken Gefühlen heraus zu unterbreiten. Die schmachvolle Erinnerung an abgewiesene Liebesgefühle bleibt immer frisch und bedingt eine zögerliche Einstellung.

3. Zurückgestelltes Becken als Ausdruck sexueller Zurückhaltung: Vordergründig betrachtet sieht ein zurückgestelltes Becken, ein Hohlkreuz, wie eine defensive Maßnahme aus. Sie ist es auch, soweit sie Anzüglichkeiten vermeiden hilft. Durch die Zurückstel-

Zurückhaltung im Herzen

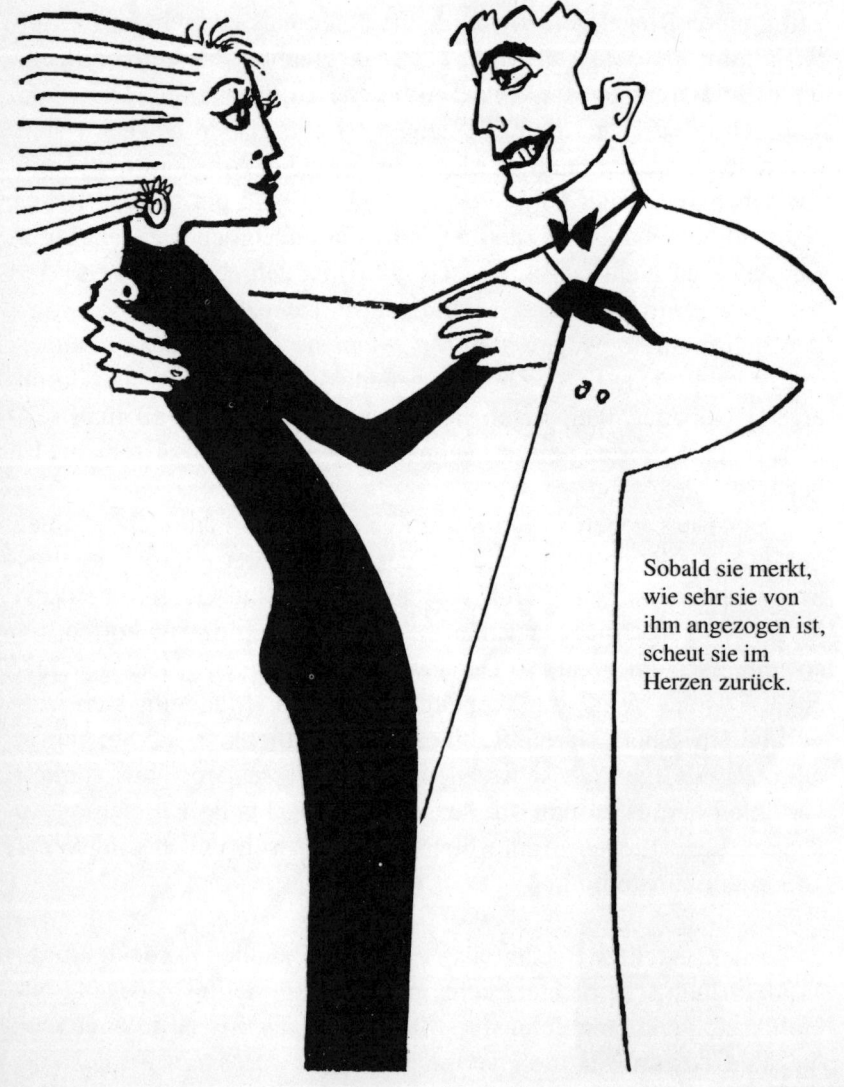

Sobald sie merkt,
wie sehr sie von
ihm angezogen ist,
scheut sie im
Herzen zurück.

Zurückhaltung im Becken

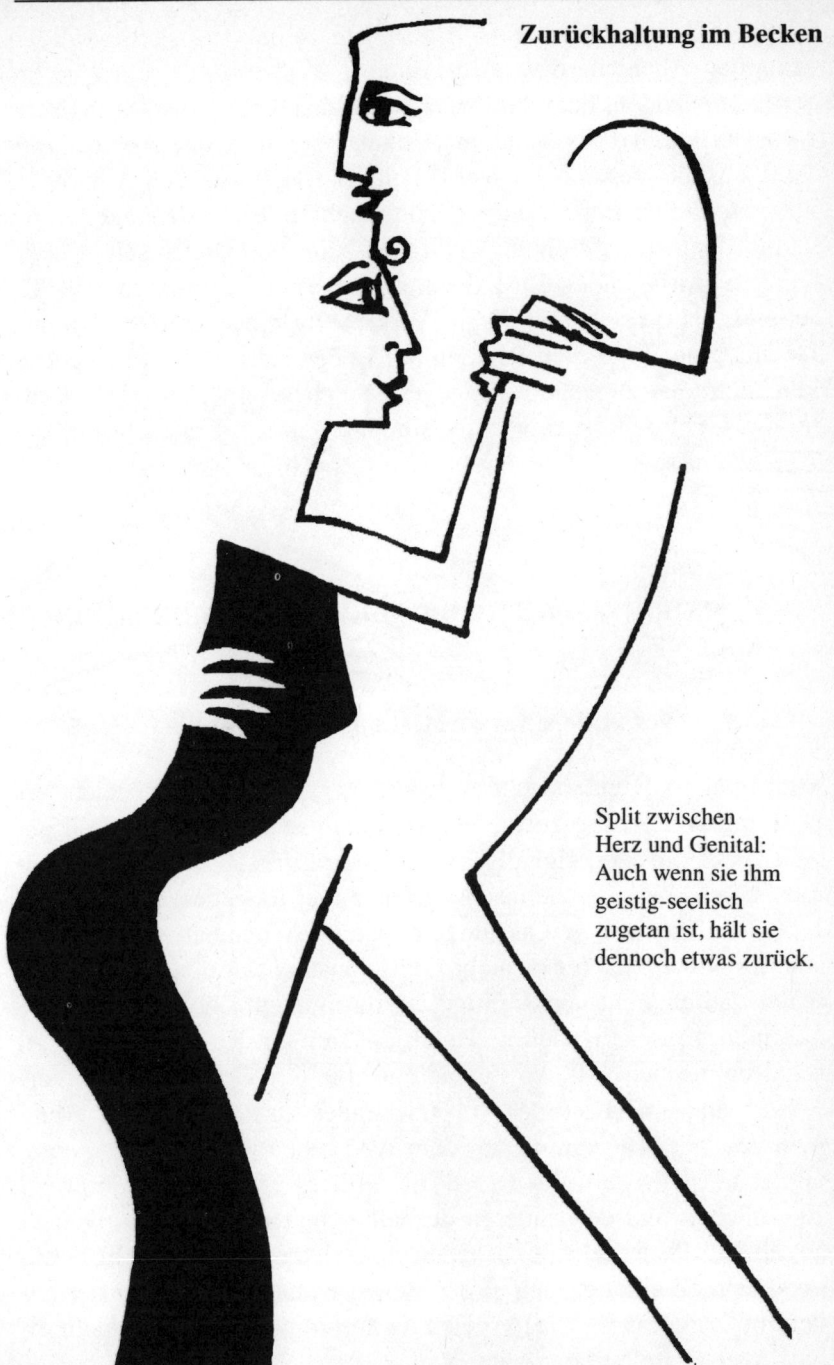

Split zwischen
Herz und Genital:
Auch wenn sie ihm
geistig-seelisch
zugetan ist, hält sie
dennoch etwas zurück.

lung des Beckens wird aufs wirksamste vermieden, sich in wilden sexuellen Abenteuern wiederzufinden. Wird so die Bremse rechtzeitig angezogen, dann läßt sich vermeiden, beim Ausflug in erotische Gefilde, wo das Neue und Unbekannte die große Anziehungskraft ausübt, gestutzt zu werden und verletzt aus den Manövern abenteuerlicher Begegnungen heimzukehren. Eine Abschmetterung ist nur dann zu befürchten, wenn man beim Vorbringen seiner waghalsig vordringenden Lust die nötige Sorgfalt vermissen ließ. Es scheint, als ob selbstauferlegte Vorsicht dagegen schützen könnte. Dennoch dürfte es dem Rigiden nur in den seltensten Fällen gelingen, sich total zu sichern. Dagegen sprechen seine (An-)Triebkräfte, die viel zu stark entwickelt sind, so daß sie sich nicht einfach stillegen lassen.

4. Sexuell verwirrt sein und Verwirrung stiften

Wer andere verwirrt, erspart es sich selbst

Weil man als Rigider nicht aufdringlich werden und sich nicht erneut eine Verletzung zuziehen will, begibt man sich, äußerlich gesehen, auf die Hut, signalisiert Null-Bereitschaft, innerlich vergilt man einem beliebig herausgegriffenen Vertreter des anderen Geschlechts, was man an Quittungen noch ausstehen hat. Man läßt ihn ständig wissen, daß er es nicht richtig anstellt mit einem und überhaupt daß er nicht der Richtige ist, da müßten schon ganz andere kommen. Eine anbandelnde Hand, die sich am Knie einer Frau zu schaffen machen will, wird gebieterisch in ihre Grenzen zurückverwiesen und aufs Bein des Vorpirschenden zurücküberstellt. Wenn man liebender Begegnung aus dem Weg gehen will, dann ist die geeignetste Methode immer noch die, Stilfragen in den Vordergrund zu schieben und den anderen deshalb scheitern zu lassen, weil er angeblich die Regeln des Anstandes verletzt hat bzw. nicht genügend Vornehmheit an den Tag zu legen wußte. Was immer der andere unternimmt, es wird kritisch daraufhin untersucht, ob nicht eine Unverschämtheit darin steckt.

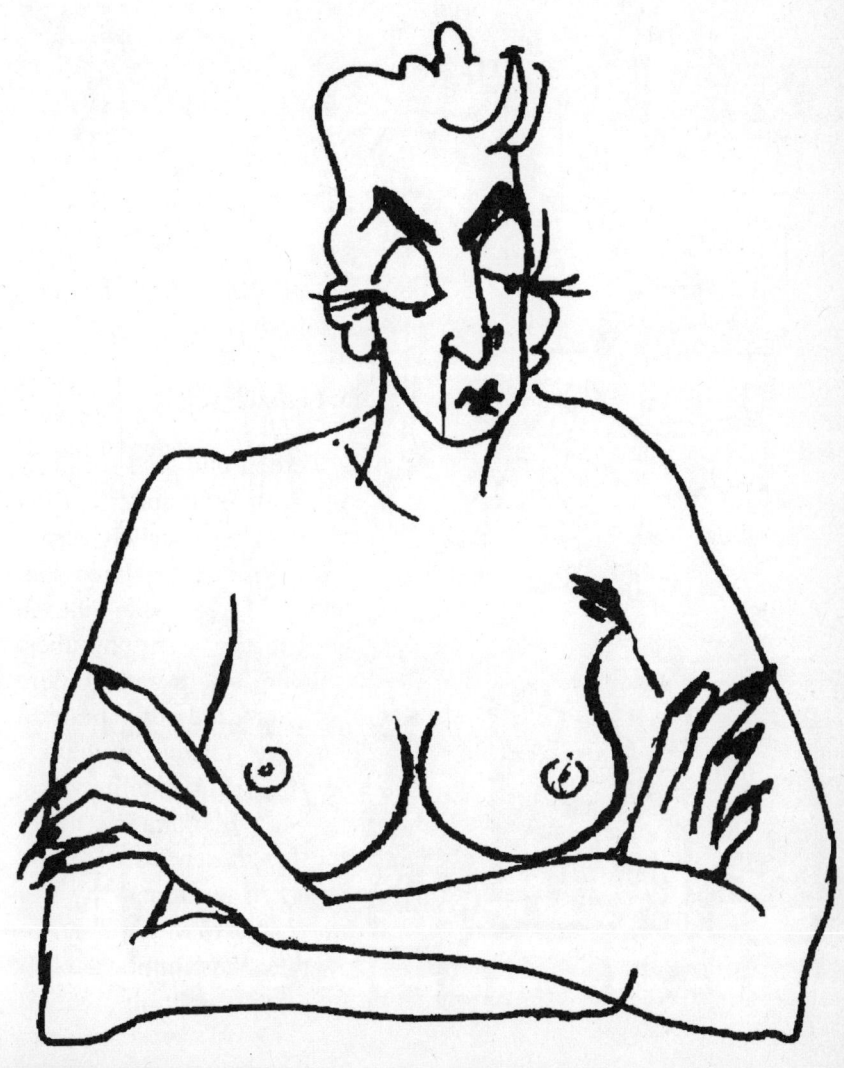

Eine vornehme Gesellschaft

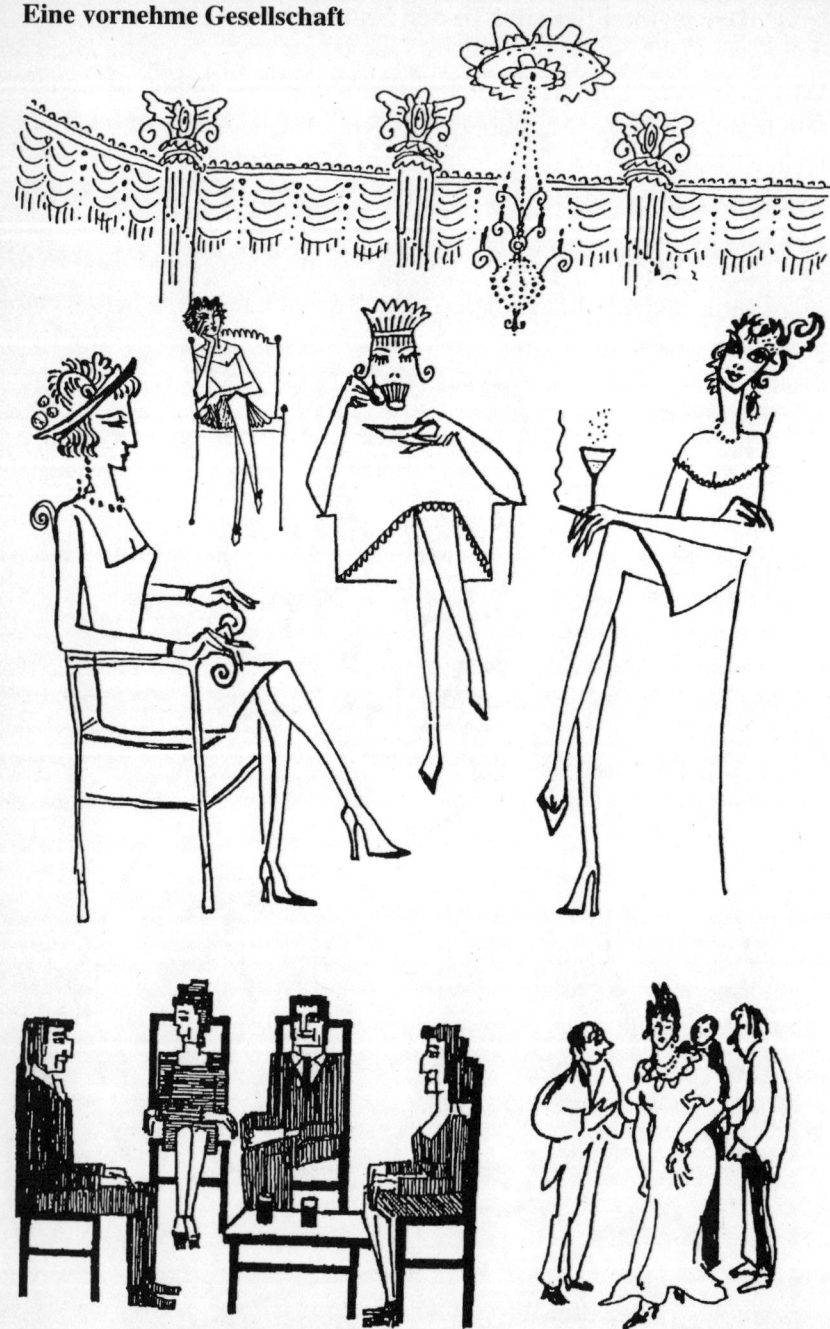

Steif geht's her...

obwohl's auch lässig ginge.

Der rigide Flirt oder In der Nähe geht der Ofen aus

Will man dem Flirt Vorspielcharakter zubilligen, dann ist er ein Sondieren der Lage. Man überprüft sich, ob man bereit ist, sich für weitere Entwicklungen offenzuhalten. Man kann allerdings auch von einer rigiden Position aus zu einem Flirt bereit sein. Der Rigide will möglichst schnell herausfinden, woran er mit dem anderen ist. Die Frage „Könnte mir diese Person gefährlich werden, wenn ich es zu Intimitäten kommen ließe?" würde ihm bange machen, wenn sie ungeklärt bliebe. Um sich ein klares Bild vom Ausmaß der Bedrohung zu schaffen, wird der Rigide hergehen und aus gesicherter Distanz den anderen erst einmal ausreizen, die Situation testen. Solange die Distanz genug Schutz bietet und zugleich davor bewahrt, „Butter bei die Fische zu geben", so lange kann der Rigide am Verlockspiel durchaus Gefallen finden. Mit dem Aufkommen einer Intimspannung und sobald der andere Schritte unternimmt, näherzukommen, tritt die Notwendigkeit hinzu, Farbe zu bekennen oder abzubremsen, zumindest die Wogen animierter Leidenschaft zu glätten und sich auf Zurückhaltung zu besinnen. Auf die Ferne liebäugeln oder gedanklich etwas durchspielen, das geht. Aber zweierlei Schuh sind es, in der Nähe zur Einlösung zu schreiten. Das ist typisch für den Rigiden: Die Flamme geht mehr und mehr aus, je mehr ihm Entgegenkommen gezeigt wird. Aus der Ferne besehen, sah alles ganz feurig und vielversprechend aus, in der Nähe geht der Ofen aus. Die Distanz wird auf die eine oder andere Art wiederhergestellt: entweder den anderen sich drei Meter vom Leibe auf Abstand zu halten – oder sich selbst auf die feine englische Art zurückzuziehen. Jedenfalls wird dem anderen bedeutet, wie er sich von nun an gefälligst zu verhalten habe. Anstürmen oder Besitz ergreifen wollen oder auch zur „Sache" gehen „ist nicht".

Sexuelles Verwirrspiel

Die Verleugnung des Hingabebedürfnisses und die Verdrängung sexueller Triebregungen führen zu einem sexuellen Verwirrspiel. Dieses stützt sich auf drei Wirkfaktoren: 1. das Begehren wird als nicht vordringlich beiseite geschoben aus Angst, damit aufdringlich zu

Galant, charmant, delikat, akkurat

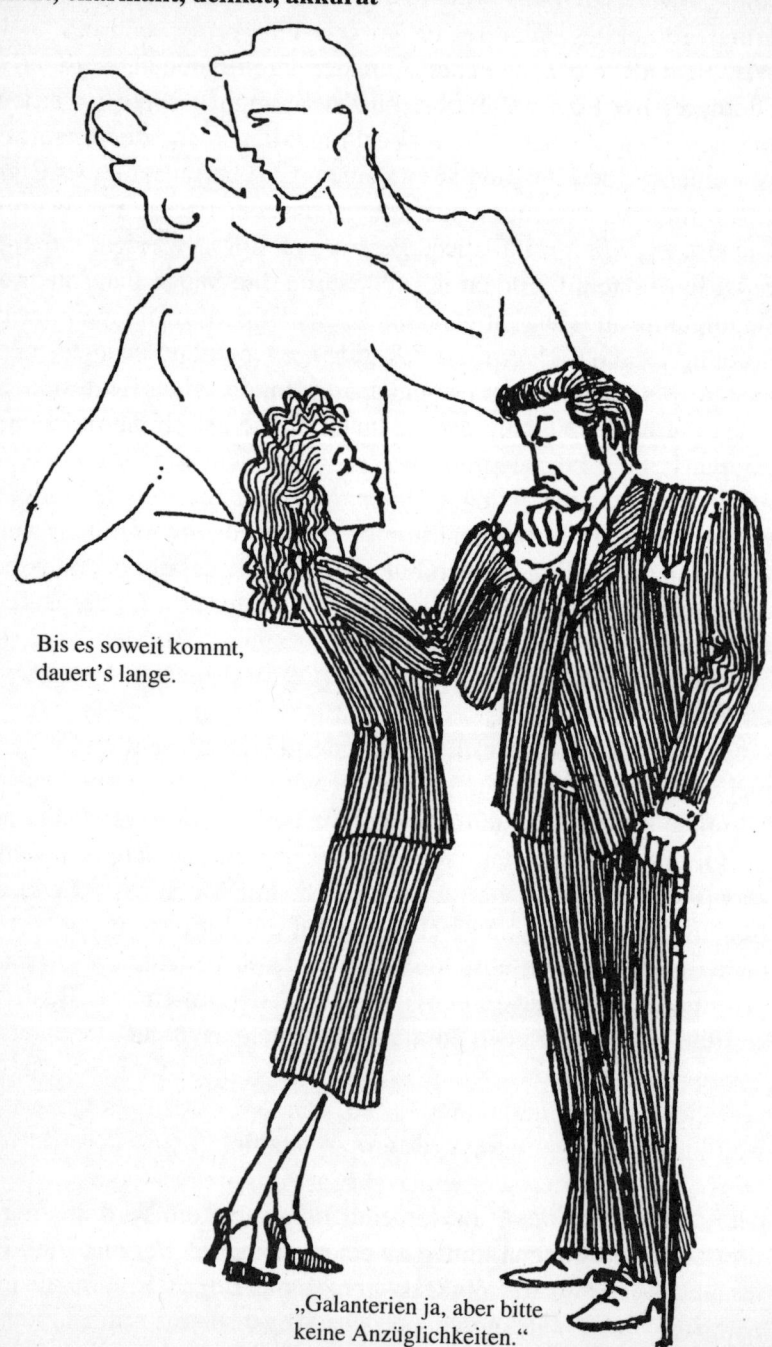

Bis es soweit kommt,
dauert's lange.

„Galanterien ja, aber bitte
keine Anzüglichkeiten."

sein. 2. Verletzbarkeit wird mit der tatsächlichen Verletzung aufgrund zurückliegender realer Vorkommnisse verwechselt. 3. Direktheit wird in der liebenden Annäherung vermieden, wodurch die eigenen Absichten im Angesicht des anderen vernebelt werden – mit der Folge, daß die allein überzeugende Kraft eines klaren Gefühlsausdrucks sich in diversen Manövern verzettelt.

Ich möchte ausdrücklich betonen, daß der Rigide bei Wahrung der Distanz durchaus realistisch sein und auch angemessen reagieren kann. Kommt jedoch ein Schuß Hysterie dazu, dann kann die Begegnung an Theatralik nichts zu wünschen übriglassen. Kaum daß ein attraktiver Vertreter des anderen Geschlechts auf den Plan tritt, setzt folgender Mechanismus ein: Einerseits tut man so, als ob man sich den anderen traumhaft herwünscht, andererseits gerät man aus dem Häuschen und verliert jedwedes Gefühl. Die Person, eben noch realistisch und klar, ist wie ausgewechselt. Die Stimme nimmt einen anderen, leicht lüsternen oder verruchten Klang an. Es ist zum Lachen, man kichert auch viel. Die Emotionen brechen aus dem Bann der Zurückhaltung aus. Man könnte meinen, die Balz habe begonnen.

Ödipale Fixierungen

Wenn das Kind im ausufernden Gefühl überströmender Liebe entdeckt, daß ihm das Wunschziel seiner Zuneigung nicht oder nicht voll zur Verfügung steht, weil eine andere unverbrüchliche Beziehung bereits vorhanden ist, die auch noch Exklusivität beansprucht, dann entsteht der ödipale Konflikt. Die verschenkten und nunmehr andrängenden Energien laufen am Widerstand der Realität auf. Sie werden zurückgeworfen. Sind die Eltern liebevoll auf das Kind bezogen, dann kann das Kind, mit der Zeit reifend, begreifen lernen, daß dieser Frust unumgänglich ist. Dann vermag es im Laufe der Zeit diesen Fakt zu verkraften und diese Realität zu akzeptieren. Es wird sich nicht ausschließlich verraten fühlen, sondern sich den Menschen zuwenden, die für eine intime Beziehung frei sind. Ist das Kind unsensibel und barsch zurückgewiesen worden, dann lernt es nicht, mit seiner Entwicklung voranzuschreiten und sich nach anderen, besser geeigneten Liebesobjekten umzusehen, sondern verbeißt und versteift sich im Frust auf eine trotzige Haltung, die trotz Vergeblichkeit, niemals freiwillig aufgibt, ihre einzige Hoffnung justament auf die Person zu setzen, die sich diesbezüglich entzieht. Eingefangen von seinem Konflikt, bleibt das Kind darin stekken. Denn nichts bindet so sehr wie der unverdaute und unverarbeitete Frust.

Ödipale Fixierungen lassen die Partnerwahl zum Wiederholungsspiel werden. So wie man sich damals in einer Dreierbeziehung vorfand, so verhält man sich heute. Man sieht in der Auswahl seiner Liebespartner davon ab, ob sie frei sind, man bevorzugt es, sich als Dritter dazuzugesellen. Beziehungen dieser Art sind von einem ständigen Kampf gezeichnet. Das geliebte Wesen wird kämpfend eingefordert, mehr Zeit zu erübrigen. Der Rivale/die Rivalin werden stets und ständig kontrolliert. Die Kontrolle kann über Eifersüchteleien laufen, über Falschmeldungen, über Tricksereien. Man kann sich ins Vertrauen schleichen und dann auszustechen versuchen. Man kann den Zugang zum anderen dadurch blockieren, daß man immer etwas in den Weg legt oder sich querstellt. Man kann dafür sorgen, daß nur ungefährliche Konkurrenz Zutritt zum Partner gewinnt, und geschickt den Korridor besetzt halten. Man kann Rollendominanz ausspielen, so man sie hat. Man kann sich unentwegt in den Mittelpunkt spielen oder Überzeugungsarbeit leisten, indem man in dem Bestreben nie nachläßt, sich selbst immer wieder als die wichtigste Person zu empfehlen. Man kann Dramen produzieren, so daß niemand zu etwas kommt.

Alles dies kann in der Liebe vorkommen, wenn sie aus ödipaler Verklammerung geschieht und wenn man sich mit jemandem teilen muß, obwohl man das nicht will. Wenn man einen Menschen ganz für sich haben will, aber notgedrungen teilen soll, dann ist das eine beständige Frustrierung, aus der viel Unzufriedenheit resultiert. Die Unzufriedenheit führt zum eigenen Leidwesen nicht dazu, daß man seiner Wege geht und sich anderweitig umguckt. Vielmehr verbiestert man sich und versteift sich darauf, doch noch zum Ziel zu kommen. Dramatische Folge: Die Rigiden stürmen gegen etwas an, anstatt sich auf freie „Wild"-bahn zu begeben. Sie beweiden eine Wiese, die zur Hälfte schon abgegrast ist.

5. Hysterie

Der unverstandene Versuch, seine Hingabe wenigstens über den Körper zum Ausdruck zu bringen

Man unterstellt, daß jemand nicht viel zu bieten hat, der sich in den Mittelpunkt schiebt. Man findet es unverschämt, daß gleichwohl diese sich so auffällig machende Person für das wenige auch noch viel Aufmerksamkeit einsammelt. Ich denke nicht so. Der Hysteriker hat oft mehr zu bieten, als ihm wegen der anderen recht sein kann. Sein Überangebot ist es, das ihn mit sich selbst und vor den Augen der anderen in arge Bedrängnis bringt. Auch er ist, wie jeder von uns, von dem tiefsten Wunsch beseelt, sich mit großer Hingabe einzubringen. Wenn der Hysteriker sich aber demonstrativ darstellt, dann deshalb, weil seine inneren Vorgänge noch nicht so integriert sind, daß sie spruchreif wären. Bewußt ist er mitten im unwillkürlichen Ausdruck noch immer bemüht, kein Intimitätsersuchen zu zeigen. Diese innere Zwiespältigkeit läßt ihn dann komisch werden, so daß er sich nur noch absurd darstellt. Die Darstellung wird zum hilflosen Versuch und zum Manöver, wenigstens indirekt Entgegenkommen zu finden.

Es ist reizvoll und schön, unter Menschen zu sein und ein Bad in der Menge zu nehmen. Das ist die Situation, in der etwas Unerledigtes ausgereizt werden kann. Ankündigen tut es sich meist so: Man fühlt sich angeregt, aber man könnte von sich nicht behaupten, man wäre aufs angenehmste angeregt, weil man sich zugleich seltsam angespannt und aufgewühlt fühlt. Man weiß nicht, warum es so ist, und man weiß auch nichts Rechtes damit anzufangen. Liegt es an der Luft, oder brodelt es aus einem unerfindlichen Grund nur einfach so im Inneren? Diese Stimmung kann die Geburtsstunde von Kräften ankündigen, die, einmal angeregt, nicht mehr so schnell zur Seite zu schaffen sind. Jetzt kommt es nur noch darauf an, ob diese Kräfte genug Eigendynamik entwickeln und sich ihren Weg ins Freie bahnen. Eines ist klar: Was lebendig ist und groß genug geworden ist, möchte herauskommen ans Licht. Es kann ein Leidensweg werden, wenn das Bewußtsein dagegen ist. Rigide praktizieren dann Abweisung. Sie lassen den Aspiranten abblitzen, nicht aus Überheblichkeit, sondern weil in ihnen tatsächlich nichts mehr – von Gefühlsbelang – zu gehen scheint.

„Nichts geht mehr." Dieses Selbsturteil hat noch gefehlt, um die schwierige Situation ausweglos zu machen. Mit dieser kategorischen Feststellung wird die weitere Suche nach einem Weg, mit seinen inneren Antrieben herauszukommen und in Kontakt zu kommen, eingestellt. Die Welt wird nicht mehr aufmerksam nach Möglichkeiten abgetastet. Die Person dispensiert die Sinne gerade in einer brenzligen Situation, in der sie eigentlich verstärkt der Orientierung wegen in Anspruch genommen werden müßten.

Dennoch wird sich der Körper nicht von seiner Aufgabe abbringen lassen, Sachwalter der inneren Lebendigkeit zu sein. Der Körper wird die mißliche Lage nutzen und das Beste daraus machen, indem wenigstens er tut, was ansteht. So wird er, wenn die innere Bedrängnis zu groß ist, eine Entladung herbeiführen. Das Bewußtsein wird dagegenzuhalten versuchen, weil alle vorliegenden Annäherungsversuche eine blamable Bilanz ausweisen. Gleichwohl mißlingt der Versuch, weil sich die Natur als stärker erweist, worüber sie sich nicht zu freuen vermag. Wenn sich Hingabe nicht gegenüber einem empfangsbereiten Du ausbreiten kann und dennoch vom Stapel geht, dann ist das eine absurde Verhaltensweise. Die Absurdität erreicht Spitzenwerte, wenn die lustvollen Energien da sind und an den Mann/an die Frau gebracht werden wollen, aber der Glaube fehlt, daß sich jemand für die Annahme dieser Gefühle bereithält. Die Umgebung, die Oberflächliches mitbekommt, stellt dann fest, daß jemand eine große Show abzieht, obwohl der Hysteriker selbst nicht weiß, wie ihm geschieht. Die Umgebung sieht darin Theater und nichts sonst. Das stimmt nur teilweise. Aus der ungeschickten Inszenesetzung eines ungesteuerten Ablaufes mag man Theatralisches herauslesen. Das Bedürfnis, sich hinzugeben, ist dagegen nichts Künstliches, sondern eine elementare Komponente menschlichen Lebens. Es ist nur seltsam, wie sie zum Zuge kommt. An dem schüchternen und eingeschüchterten Ich mit seinem fehlenden Bewußtsein, daß überhaupt jemand für einen da ist, liegt es, daß die Botschaft nicht klar und vernehmlich zum Ausdruck kommt. Daß dennoch überhaupt etwas zum Ausdruck gelangt, liegt an der Unbezähmbarkeit des Inneren. Der hysterische Ausdruck ist ein wenig gelungener Kompromiß, der das Feld für sporadisch auftretende ekstatische Ausbrüche freigibt. Der Ausdruck der Persönlichkeit ist so verzwistet, wie es die prägenden Beziehungen waren, und läßt doppelte Botschaften ergehen: Wenn es „Komm!" tönt, mischt sich ein „Geh weg!" unter. Wenn der Adressat sich auf die Hingabebotschaft zubewegt, schlägt die Botschaft in eine Verweigerung um. Es ist eine Situation, die es beiden Seiten nicht leicht macht.

Hysterische Inszenierungen: scheinbar nur spielen wollen, weiter nichts

Am Beispiel einer Frau (in der Folge mit *Sie* benannt) will ich ein Verhaltensmuster deutlich machen, das man als Manöver bezeichnen könnte. Im Unterschied zur manipulativen Handhabung einer Situation geht es im Manöver um die beste Art des Durchkommens, also um eine bestimmte Vorgehensweise, die sich schadlos hält und sich in der Erwartung brenzliger Vorkommnisse über die Distanz rettet. Mit der Kurzbezeichnung *Sie* und *Er* möchte ich Sie an einem Drama Anteil nehmen lassen. Nehmen Sie immer die Position ein, von der gerade die Rede ist, dann verstehen Sie nebenbei, welche Umständlichkeiten zu wesentlichen Teilen zur Komplizierung des Frau-Mann-Verhältnisses beitragen.

Sie hat sich einen Mann ausgeguckt, *sie* betreibt, daß es zu ersten Zusammenkünften kommt, *sie* treibt das Verhältnis voran, ja man kann sagen, *sie* legt es darauf an, daß Intimitäten ins *beidseitige* Blickfeld kommen. Obwohl allen Beteiligten klar ist, worauf alles hinausläuft, kommt dennoch das nicht zustande, was zum Greifen nahe scheint. Plötzlich steht etwas dazwischen, was die Sache vermasselt und beide um den Genuß der Erfüllung eines Erlebnisses bringt. Es liegt nicht an *ihm*. Er will durchaus gemeinsame Sache machen. Aber das ist es ja gerade, was *sie* stört. Unausgelöscht sind die Erlebnisse, wo *sie* sich verprellt vorkam. Die Erinnerung – aufgrund von verletzender Zurückweisung –, sich miese Gefühle eingehandelt zu haben, wird in dem Moment wach, wo *ihre* Gefühle wie damals zu brennen beginnen und aufgrund *seiner* Einwilligung ein heißbegehrter Abschluß in körperlich-seelischer Vereinigung bevorsteht. *Sie* reagiert wie ein gebranntes Kind, das sich angesichts einer Flamme gewarnt sieht. *Sie* wählt nicht die

Methode, *ihm* Einhalt zu gebieten oder *ihn* in Schach zu halten; *sie* zieht es vor, sich selber aus dem Spiel zu nehmen, ehe es bitter ernst werden kann. *Ihre* urplötzlich auftretende Zurückhaltung und *ihr* Getue, als ob nichts wäre oder er *ihr* gleichgültig wäre, werden verständlicher, wenn man sie als diejenige sieht, die bei voller Fahrt gerade noch den Absprung zu schaffen versucht. Als *sie* sich mit ihren innigen Gefühlen vorbrachte, ging *ihr* Entschluß, „sich nicht mehr miese Gefühle durch Zurückweisung einzuhandeln", mit an den Start. Ihre Grundentscheidung holt sie genau zu dem Zeitpunkt ein, wo man meint, jetzt müßte es funken. Die Vorahnung, bei *ihm* total gut anzukommen, macht *sie* unfähig, weil das, was danach kommen kann, nur noch als etwas ungeheuer Schreckliches phantasiert ist.

Gehört *er* zu den Männern, die nicht so leicht aufgeben, dann bringt gerade *seine* Gefühlsbeständigkeit *sie* vollends in die Bredouille. Wo Einlenken anstünde, fällt *ihr* nur noch ein, ihn abblitzen zu lassen. *Sie* sucht nach einer Ausflucht, die ihn vor dem schont, was *sie* selbst befürchtet. „Ich fühl mich gar nicht gemeint", hält sie *ihm* entgegen. Das sieht so aus, als ob *sie ihn* ausheben wollte. Tiefer gesehen, bedient *sie* sich der letzten noch verfügbaren Notbremse, um mit einer Ausrede zu entkommen. *Sie* stellt noch einmal alles in Frage, was bisher bei *ihr* gelaufen ist, und unterstellt ihm desgleichen. Würde *sie* fühlen, was *ihr* wirklich entgegengebracht ist, dann würde *sie* in helles Entzücken ausbrechen, da es genau das ist, was *sie* sich immer schon ganz heiß gewünscht hat. *Ihre* Begriffsstutzigkeit ist das Resultat der Abkehr von jeglichem Gefühl. In *ihr* spricht sich *ihre* Hoffnungslosigkeit aus. *Sie* glaubt nicht mehr, daß es jemals anders gehen könnte. Haben sich dermaßen einschneidende Bedenken im Bewußtsein etabliert, dann verliert das Gefühl seine Durchschlagskraft. Für *ihn* ist der plötzliche Gesinnungswandel schwer verdaulich. Normalerweise würde *er* an dieser Stelle das Verhältnis beendet sein lassen. Daß das nicht passiert, dafür legt *sie* sich ab sofort ins Zeug. *Sie* kriegt mit, daß sie durch ihr Verhalten einige Chancen verspielt hat. *Sie* sieht, wie verdattert *er* ist. Das bringt *ihr* Unbewußtes auf den Plan, das auf keinen Fall den Abbruch einer bislang so gut verlaufenen Beziehung riskieren will. Merkt *sie,* daß *ihre* Abweisung Wirkung zeigt, und wendet *er* sich enttäuscht ab, dann hinterläßt es bei *ihr* große Betroffenheit. Wenn *ihr* das dämmert, dann überkommt *sie* Traurigkeit, deren Abzeichnung in einem bedeppert dreinschauenden Gesicht *ihm* wiederum so zu Herzen gehen kann, daß *er* gerührt ist und sich als Unmensch vorkäme, würde *er* aufgrund der zuletzt dargestellten Gefühlslage die Beziehung verlassen.

Die hysterische Inszenierung sieht, oberflächlich betrachtet, danach aus, als ob *sie* das Verhältnis auf die Spitze treibt, um *ihm* auf dem Höhepunkt einen Knacks zu verpassen. Die Inszenierung installiert ein Scheitern an dem Punkt, an dem es eigentlich erst richtig interessant zu werden beginnt. Zeigt *er* zu großes Entgegenkommen und signalisiert *er*, daß *er* zu allem bereit ist, dann treibt *sie* *ihr* Unbewußtes an, der Sache eine Schieflage zu verpassen. In allen Beziehungen gibt es ein Hin und Her. Das ist nicht von Nachteil, solange die Beziehung an Intensität zunimmt und der Vereinigungswunsch die Partner in einer auszuhaltenden Spannung hält. Von Nachteil ist die Angst vor empfindlicher Verletzung beim Herauskommen mit Liebesgefühlen. Sie legt sich dazwischen und verhindert den gelungenen Abschluß einer guten Beziehung. Hingabeangst wird zum festen Bestandteil eines Verhaltens, das die offene Erfahrung scheut und im ekstatischen Moment noch auf Nummer sicher zu gehen versucht, obwohl es günstig wäre, in Liebe zu verschmelzen und sein bedenkenvolles Ich weit hinter sich zu lassen.

Der Körper ist dem kleinmütigen Bewußtsein voraus

Wir sehen, daß ein schüchternes Ich sich schnell in Ausweglosigkeiten vorfinden kann, selbst dann, wenn alles zum nächsten Schritt drängt. Das kleingebliebene Bewußtsein kann Spannungen, die sich aufgebaut haben, nicht einer angemessenen Lösung zuführen, weil es den Glauben an die liebende Zugänglichkeit eines Du verloren hat. Das Ich und das Bewußtsein haben sich im Laufe der Entwicklung nicht synchron erweitert, so daß sie der maßgeblichen Rolle der Sexualität und dem orgastischen Bedürfnis entsprechen könnten. Der Triebdynamik bleibt nichts anderes übrig, als sich gegen ein Stop gebietendes Ich selbständig zu machen. Das Bewußtsein, das nicht mitzieht, wird kurzerhand überschwemmt. Der Hysteriker steht unangenehm berührt da, bloß weil so viel in ihm los ist; er kann nicht mehr zum Ausdruck bringen, als was er sich zu eigen gemacht hat. Der hysterische Anfall bringt mehr zum Ausdruck, als man sich bewußt zu eigen gemacht hat. In ihrer Darstellung drücken die Hysteriker etwas aus, was ihr Fassungsvermögen übersteigt. Verschämtheit greift um sich, wenn die innere Natur das Sagen übernommen hat und sich nun ausagiert. Das ist schade, denn die Gelegenheit, seine Zuneigung auszudrücken, ist nie günstiger als dann, wenn alles im Inneren danach drängt. Befreit sich jedoch die sexuelle Energie aus den Fesseln überstrenger Kontrolle in der eben beschriebenen Weise, dann wird die Person zwar ausflippen, aber ohne das Mitgehen des Bewußtseins wird kein Hingabeakt daraus. Kostbare Energien werden verplempert.

Die Spannung zwischen den Geschlechtern und das unaufhaltbare Streben nach einer innigen Verbindung werden im Alter von vier bis sechs Jahren schon vorrangiges Thema der Entwicklung der Persönlichkeit. Wer in dieser Zeit mit seinem Anliegen nicht zu Streich gekommen ist, der hat die Aufgabe, sich damit zu befassen, noch vor sich. Ein wichtiger Entwicklungsschritt steht noch immer aus.

Was wir mit dem anderen Geschlecht anfangen, wie wir mit ihm umgehen, wie tief wir uns mit ihm einlassen und wie total wir uns hingeben – das ist die Schicksalsfrage persönlicher Reifung; jede gute Entwicklung läuft darauf hinaus. Ist die vorherige Entwicklung gut verlaufen und konnte sich die Persönlichkeit gut entwikkeln, dann wird sie vom Reiz des anderen Geschlechts auf hohem Energieniveau getroffen. Je höher das Energieniveau ist, desto klarer vermag man sich zum Ausdruck zu bringen. Bei günstiger Lebensentfaltung verfügt die Person über ein gutes Selbstvertrauen, über Beziehungskraft und Sozialbezug, über eine gute Versorgungslage und auch über ein gerütteltes Maß an Spannkraft aufgrund zugewachsener Stärke. Diese Faktoren sind wie Triebwerke, zu denen jetzt noch der Hingabeakt hinzutritt. Die in den Vorstufen zusammengelaufenen Energien finden im Hingabeakt ihren natürlichen und entspannenden Abschluß.

Hinweise, um die Thematik zu vertiefen – durch Lesen, durch Selbsterfahrung, durch Therapie

Vertiefen durch Lesen

Reich, Wilhelm: Charakteranalyse, Frankfurt/M 1975. Wilhelm Reich, der 1997 100 Jahre alt geworden wäre, ist der Urvater der Bioenergetik und war mit seinem Buch richtungsweisend.
Lowen, Alexander: Körperausdruck und Persönlichkeit, München 1981. Alexander Lowen ist der Vater der Bioenergetik. Er hat mein Verständnis vom Charakter am tiefgreifendsten beeinflußt. Hinweise auf den Charakter können Sie in allen Büchern von A. Lowen finden.

Vertiefung durch Selbsterfahrung

Kurse, in denen bioenergetische Selbsterfahrung gemacht werden kann, finden im Jugendhof Vlotho in 32602 Vlotho statt. Die Charakteranalyse steht im Mittelpunkt einer „Qualifizierten Fortbildung (Laufzeit 4 Jahre) für Drogen- und Suchtberater/innen, Jugendberater/innen und Mitarbeiter/innen für Krisen- und Konfliktberatung". Im Januar eines jeden Jahres findet ein Auswahlseminar zu Beginn der 4jährigen Fortbildung statt, die sich in erster Linie an Multiplikatoren der Jugendarbeit wendet. Durch unsere Arbeit, insbesondere durch die Teilnehmer/innen ist es gelungen, die Charakterarbeit über den Therapiebereich hinaus auch für den pädagogischen Sektor und die Beratungsarbeit fruchtbar werden zu lassen. Der *Jugendhof Vlotho* bietet auf bioenergetischer Basis noch Trainings mit anderen Themen an:
– *Sexualität und Liebe,*
– *Aggression und Gewalt,*
– *Wohlbefinden und Gesundheit.*
Die Charakteranalyse ist Bestandteil jedes dieser Seminare, auch wenn dies im Titel nicht explizit zum Ausdruck kommt.

Vertiefung durch Therapie

Therapeutenlisten sind über das Norddeutsche Institut für Bioenergetische Analyse, Postfach 1422, 32602 Vlotho zu beziehen. Das Norddeutsche Institut ist Ausbildungsinstitut für Ärzte und Psychologen zum/r Bioenergetischen Analytiker/in.

Andere Ausbildungsinstitute, über die Therapeutenlisten zu beziehen sind:

Gesellschaft für bioenergetische Analyse, Metzerstraße 1, 33607 Bielefeld.

Münchner Gesellschaft für bioenergetische Analyse, Adelgundenstraße 11, 80809 München.

Stuttgarter Gesellschaft für bioenergetische Analyse, Postfach 1204, 69216 Dossenheim.

Institut für bioenergetische Analyse Rheinland, Postfach 612, 52076 Aachen.

Schweizerische Gesellschaft für bioenergetische Analyse und Therapie, Albert Schnyder 4, CH-2800 Delemont.

Entspannung kann man lernen:

Das Wohlbefinden vieler Menschen ist gestört, ohne daß sie ernstlich krank wären: Sie leiden unter Streß – in Beziehung und Beruf. Die Anleitungen des erfahrenen Therapeuten Bernhard Geue zum Autogenen Training und zur Muskelentspannung zeigen den Weg zur natürlichen Entspannung. Die Cassetten erleichtern den Einstieg in die Entspannung und helfen dabei, im Training zu bleiben.

Bernhard Geue
Autogenes Training / Muskelentspannung

Cassette 1	**Cassette 2**
Das »Autogene Training«	Die »Muskelentspannung«
Seite 1:	Seite 1:
Einführung in das Programm	Praktische Anleitung
und seine Wirkung	(Beginn mit den Händen)
Seite 2:	Seite 2:
Praktische Anleitung mit	Praktische Anleitung
allen Übungen	(Beginn mit den Füßen)

Auf Phantasiereisen Energie tanken:

Vier Phantasiereisen ins Innere der Seele helfen psychische Blockaden zu lösen und seelische Energien freizusetzen. Dieses Kassettenprogramm hilft dabei, starke Kräfte für die persönliche Weiterentwicklung freizusetzen. Es ist für jeden zu empfehlen, der seine Erfahrungen mit Entspannungsmethoden wirkungsvoll vertiefen will. Auch dem Neuling auf diesem Gebiet bietet sich hier ein guter Einstieg in das Erlebnis »Entspannung«.

Doch die einzelnen Phantasiereisen führen noch weiter. Denn sie wirken wie »Hörspiele für die Seele«, ganz in der Tradition der alten Märchen und Mythen. Beim Zuhören können innere Blockaden und alte Widerstände überwunden, aber auch neue Kräfte geweckt und vorhandene Reserven belebt werden – um danach die eigenen Lebensziele mit wachem Selbstvertrauen und gebündelter Energie neu gestärkt zu verwirklichen.

Bernhard Geue
Phantasiereisen
Entspannen - erholen –
neue Kräfte schöpfen
2 Ton-Kassetten in Duo-Box

KREUZ: Was Menschen bewegt.

Herz, was sagst du mir?

Mit zwei besprochenen Kassetten führt Klaus Lange uns in unsere innere Welt – zu einer neuen, tiefen und stärkenden Erfahrung:

Klaus Lange zu dieser Kassette:

»In einer inneren Reise brauchst Du nur wahrzunehmen, was mit Dir geschieht. Ich werde Anregungen geben, Dich durch Deine Erfahrungen führen oder begleiten, Fragen an Dich richten, Dich ermutigen. Du kannst Dich spüren, und wenn Du möchtest, Dich innerlich ansprechen.

Ich lasse Pausen, in denen Du Dich wahrnehmen und Deine Geschichte sich entwickeln lassen kannst. Wenn Du merkst, daß eine Pause zu kurz ist, kannst Du in Deiner Wahrnehmung bleiben – oder mir wieder folgen.

Du hast die Möglichkeit, später allein mit Dir in die Erfahrung zurückzugehen. Du wirst in jedem Fall vertrauter mit Dir selbst.

Du kannst die Reise ab und zu wiederholen, um einen Eindruck zu vertiefen oder um ganz neue Erfahrungen zum selben Thema zu machen. Du machst Erfahrungen nicht nur durch innere Bilder, sondern genauso durch Empfindungen, Gedanken und Vorstellungen.«

Cassette 1:
Seite A – Reise zum
eigenen Herzen
Seite B – Reise zu einem
geliebten Menschen

Cassette 2:
Seite A – Reise zu einem
schwierigen Menschen
Seite B – Reise zur Angst

Zusammen mit den Kassetten ist auch ein Buch von Klaus Lange erschienen:
Das Gespräch mit sich selbst ist das Thema dieses ermutigenden Buches. Der Autor regt an zur Kontaktaufnahme mit den eigenen Organen, Gefühlen und Phantasien.

Klaus Lange
Herz, was sagst du mir?
Selbstvertrauen durch
innere Erfahrungen
256 Seiten, Hardcover
mit Schutzumschlag

KREUZ: Was Menschen bewegt.

Schluß mit dem Beziehungskrampf:

Lieben Männer zu wenig, Frauen zu sehr? Warum fühlen sich Männer in der Liebe oft eingeengt, warum fühlen sich Frauen oftmals vernachlässigt? Mary räumt auf mit den Schuldzuweisungen. Er stellt die Aussagen beider Partner nebeneinander und zeigt Wege aus dem Beziehungs-Dilemma zwischen Freiheitsdrang und Liebeszwang.

Michael Mary
Schluß mit dem Beziehungskrampf
Wie sich die Frau
nicht mehr vernachlässigt
und der Mann
nicht mehr eingeengt fühlt.
256 Seiten, Paperback

Zum Buch sind Kassetten unter dem gleichen Titel erschienen. Vier von Mary gesprochene Übungen bieten Orientierungs- und Klärungshilfen im Dickicht des Beziehungsalltages. Sie ermöglichen tiefere persönliche Erfahrungen, als ein Buch oder ein Gespräch mit Freunden das kann. Trotzdem werden durch sie weder Partnerseminare noch Partnerberatung überflüssig.

Schluß mit dem Beziehungskrampf
Wie sich die Frau nicht mehr vernachlässigt
und der Mann nicht mehr eingeengt fühlt.

Kassette 1:
A: Übung 1: Verhaltens-Alternativen finden
B: Übung 2: Bedürfnisse konkretisieren

Kassette 2:
A: Übung 3: Gefühle annehmen
B: Übung 4: Der Zustand der Beziehung
Jede Übung dauert ca. 30 Minuten.

KREUZ: Was Menschen bewegt.